全国中医药行业高等职业教育"十二五"规划教材

病原生物与免疫学基础

（供中医学、临床医学、针灸推拿、中医骨伤、护理、
中医康复技术、中医养生保健、康复治疗技术专业用）

主　编　郑剑玲（辽宁医药职业学院）
副主编　荆雪宁（山东中医药高等专科学校）
　　　　周　密（长春医学高等专科学校）
　　　　周　宏（长春中医药大学）
　　　　韩妮萍（云南中医学院）
　　　　周润生（渭南职业技术学院）
主　审　吕昌龙（中国医科大学）

U0346183

中国中医药出版社
·北　京·

图书在版编目（CIP）数据

病原生物与免疫学基础/郑剑玲主编 . —北京：中国中医药出版社，2016.2（2021.1重印）
全国中医药行业高等职业教育"十二五"规划教材
ISBN 978 - 7 -5132 -3011 -7

Ⅰ.①病… Ⅱ.①郑… Ⅲ.①病原微生物 –高等职业教育 –教材②医学 –免疫学 –
高等职业教育 –教材 Ⅳ.①R37②R392

中国版本图书馆 CIP 数据核字（2015）第 298494 号

中 国 中 医 药 出 版 社 出 版
北京经济技术开发区科创十三街 31 号院二区 8 号楼
邮政编码 100176
传真 010 64405721
廊坊市晶艺印务有限公司印刷
各地新华书店经销

*

开本 787×1092 1/16 印张 14.25 字数 315 千字
2016 年 2 月第 1 版 2021 年 1 月第 6 次印刷
书 号 ISBN 978 - 7 -5132 -3011 -7

*

定价 49.00 元
网址 www.cptcm.com

张美林（成都中医药大学附属医院针灸学校党委书记、副校长）

张登山（邢台医学高等专科学校教授）

张震云（山西药科职业学院副院长）

陈　燕（湖南中医药大学护理学院院长）

陈玉奇（沈阳市中医药学校校长）

陈令轩（国家中医药管理局人事教育司综合协调处副主任科员）

周忠民（渭南职业技术学院党委副书记）

胡志方（江西中医药高等专科学校校长）

徐家正（海口市中医药学校校长）

凌　娅（江苏康缘药业股份有限公司副董事长）

郭争鸣（湖南中医药高等专科学校校长）

郭桂明（北京中医医院药学部主任）

唐家奇（湛江中医学校校长、党委书记）

曹世奎（长春中医药大学职业技术学院院长）

龚晋文（山西职工医学院/山西省中医学校党委副书记）

董维春（北京卫生职业学院党委书记、副院长）

谭　工（重庆三峡医药高等专科学校副校长）

潘年松（遵义医药高等专科学校副校长）

秘　书　长　周景玉（国家中医药管理局人事教育司综合协调处副处长）

全国中医药行业高等职业教育"十二五"规划教材

《病原生物与免疫学基础》 编委会

前　言

中医药职业教育是我国现代职业教育体系的重要组成部分，肩负着培养中医药多样化人才、传承中医药技术技能、促进中医药就业创业的重要职责。教育要发展，教材是根本，在人才培养上具有举足轻重的作用。为贯彻落实习近平总书记关于加快发展现代职业教育的重要指示精神和《国家中长期教育改革和发展规划纲要（2010—2020 年）》，国家中医药管理局教材办公室、全国中医药职业教育教学指导委员会紧密结合中医药职业教育特点，充分发挥中医药高等职业教育的引领作用，满足中医药事业发展对于高素质技术技能中医药人才的需求，突出中医药高等职业教育的特色，组织完成了"全国中医药行业高等职业教育'十二五'规划教材"建设工作。

作为全国唯一的中医药行业高等职业教育规划教材，本版教材按照"政府指导、学会主办、院校联办、出版社协办"的运作机制，于2013年启动了教材建设工作。通过广泛调研、全国范围遴选主编，又先后经过主编会议、编委会议、定稿会议等研究论证，在千余位编者的共同努力下，历时一年半时间，完成了84种规划教材的编写工作。

"全国中医药行业高等职业教育'十二五'规划教材"，由70余所开展中医药高等职业教育的院校及相关医院、医药企业等单位联合编写，中国中医药出版社出版，供高等职业教育院校中医学、针灸推拿、中医骨伤、临床医学、护理、药学、中药学、药品质量与安全、药品生产技术、中草药栽培与加工、中药生产与加工、药品经营与管理、药品服务与管理、中医康复技术、中医养生保健、康复治疗技术、医学美容技术等17个专业使用。

本套教材具有以下特点：

1. 坚持以学生为中心，强调以就业为导向、以能力为本位、以岗位需求为标准的原则，按照高素质技术技能人才的培养目标进行编写，体现"工学结合""知行合一"的人才培养模式。

2. 注重体现中医药高等职业教育的特点，以教育部新的教学指导意见为纲领，注重针对性、适用性及实用性，贴近学生、贴近岗位、贴近社会，符合中医药高等职业教育教学实际。

3. 注重强化质量意识、精品意识，从教材内容结构、知识点、规范化、标准化、编写技巧、语言文字等方面加以改革，具备"精品教材"特质。

4. 注重教材内容与教学大纲的统一，教材内容涵盖资格考试全部内容及所有考试要求的知识点，满足学生获得"双证书"及相关工作岗位需求，有利于促进学生就业。

5. 注重创新教材呈现形式，版式设计新颖、活泼，图文并茂，配有网络教学大纲指导教与学（相关内容可在中国中医药出版社网站 www.cptcm.com 下载），符合职业院校学生认知规律及特点，以利于增强学生的学习兴趣。

在"全国中医药行业高等职业教育'十二五'规划教材"的组织编写过程中，得到了国家中医药管理局的精心指导，全国高等中医药职业教育院校的大力支持，相关专家和各门教材主编、副主编及参编人员的辛勤努力，保证了教材质量，在此表示诚挚的谢意！

我们衷心希望本套规划教材能在相关课程的教学中发挥积极的作用，通过教学实践的检验不断改进和完善。敬请各教学单位、教学人员及广大学生多提宝贵意见，以便再版时予以修正，提升教材质量。

国家中医药管理局教材办公室
全国中医药职业教育教学指导委员会
中国中医药出版社
2015 年 5 月

编写说明

《病原生物与免疫学基础》是全国中医药行业高等职业教育"十二五"规划教材之一。本教材是依据习近平总书记关于加快发展现代职业教育的重要指示和《国家中长期教育改革和发展规划纲要（2010—2020 年)》精神，为充分发挥中医药高等职业教育的引领作用，满足中医药事业发展对于高素质技术技能中医药人才的需求，由全国中医药职业教育教学指导委员会、国家中医药管理局教材办公室统一规划、宏观指导，中国中医药出版社具体组织，全国中医药高等职业教育院校联合编写，供中医药高等职业教育中医学、临床医学、针灸推拿、中医骨伤、护理、中医康复技术、中医养生保健、康复治疗技术专业教学使用的教材。

病原生物与免疫学基础是高等职业教育中医药类专业的一门医学基础课程。在教材编写过程中，编者紧紧围绕高等职业教育面向基层培养实用技能型人才的培养目标，在加强基本知识、基本理论和基本技能的同时，注重理论联系实践，以为后继临床课程打下牢固的基础。免疫学基础部分的编写上，对上版教材内容进行了结构性调整，将原有的"免疫球蛋白""补体系统""主要组织相容性复合体"和"细胞因子"四章的内容整合为"免疫分子"一章，进而将免疫器官、免疫细胞、免疫分子三个层次的免疫系统组成分三章介绍；将原有的"抗原"一章增加了非特异性免疫细胞激活物内容，整合形成了"免疫细胞激活物"一章，更全面地反映了以抗原为主的免疫应答的启动物质。本教材在注重内容的系统性、完整性的同时，兼顾学科发展迅速的特点，增加了免疫学发展的新知识和新发传染性疾病病原微生物的介绍，以及病原微生物实验室生物安全的内容；同时对免疫病理、自身免疫性疾病和一些不常见微生物和寄生虫的内容进行了相应的精简。此外，增加了能启发创新思维的学科重要事件的介绍，以拓展阅读的方式呈现给读者；同时链接有案例解析，以及执业医师和职业护师的考题考点。

本教材由上篇、下篇构成，共分为十六章，上篇免疫学基础包括第一至七章，下篇病原生物学包括第八至十六章。每章设有学习目标、正文、复习思考题，其中穿插图表和链接。全书力求简明扼要、突出重点、通俗易懂，便于学生对内容的整体理解和要点掌握。

感谢编委会全体参编教师的辛苦付出，同时也感谢他们所在院校对本书编写工作的理解和大力支持，还要感谢教材编写中给予各种支持的前辈们，王易、袁嘉丽老师在插图制作方面给予了热情帮助，张建老师在指导修订中提供了宝贵意见。在此，特别感谢中国医科大学的资深免疫与微生物学专家吕昌龙教授担任本教材的主审。

鉴于我们水平所限，本教材不足之处在所难免。欢迎各院校师生在使用过程中提出宝贵意见和建议，以便再版时修订提高。

《病原生物与免疫学基础》编委会
2015 年 9 月

目　录

上篇　免疫学基础

第一章　免疫学绪论

 学习目标

掌握　免疫的基本概念；免疫的功能；免疫应答的类型。
熟悉　机体免疫系统的组成及功能。
了解　免疫学的发展概况。

免疫学起源于人类对传染性疾病的抵抗能力。早期的免疫学属于微生物学的一个分支学科，目前已发展成为一门独立的学科，研究范畴早已突破了抗感染免疫。医学免疫学是研究机体免疫系统结构和功能的学科，内容包括免疫应答、免疫耐受、免疫调节等发生的机制，免疫机制在相关疾病发生发展中的作用，以及免疫学理论与技术在临床疾病的诊断、治疗与预防中的应用等。

第一节　基本概念

现代免疫是指机体识别并排除抗原性异物，维持自身生理平衡和稳定的功能。正常情况下，免疫是一种对机体有利的保护性反应；但在某些情况下，免疫也可造成生理功能紊乱或组织损伤。

一、免疫的功能

免疫的功能是指机体的免疫系统在识别和排除抗原异物过程中所发挥的作用，可概括为三个方面（表 1 – 1）。

1. 免疫防御 是机体抵抗病原体入侵或清除已入侵的病原体及其有害代谢产物的能力，即抗感染的作用。

2. 免疫稳定 是清除体内损伤、衰老、死亡的细胞，以维持机体生理平衡稳定的功能。

3. 免疫监视 是免疫系统识别、杀伤及清除体内突变或异常的细胞，防止肿瘤发生的功能。

表 1 – 1　免疫功能的正常与异常表现

功能	正常表现（生理性）	异常表现（病理性）
免疫防御	清除病原微生物	超敏反应、免疫缺陷病
免疫稳定	清除损伤、衰老、死亡的细胞	自身免疫性疾病
免疫监视	清除突变细胞	发生肿瘤

二、免疫应答的类型

根据发生机制，免疫应答可分为固有免疫和适应性免疫。

根据发生的次数，免疫应答可分为初次应答和再次应答。

根据结果，免疫应答可分为正免疫应答和负免疫应答。

（一）固有免疫

固有免疫（innate immunity）又称先天免疫或非特异性免疫，是机体的第一道免疫防线。其主要特点是：

1. 先天具有 初次接触抗原性物质即能发挥作用。

2. 无特异性 作用广泛，即不针对某一种特定抗原性异物。

3. 无记忆性 不因多次接触相同的抗原性物质而增强。

4. 作用迅速 在感染早期即可发挥作用。

固有免疫的组成包括：①皮肤、黏膜的屏障作用，完整的皮肤、黏膜具有物理屏障作用，其附属结构分泌的杀菌及抑菌物质还具有化学屏障作用；②体内非特异性免疫细胞的防御作用，如吞噬细胞对病原体的吞噬及杀伤作用，自然杀伤细胞对靶细胞的杀伤作用等；③体液中非特异性免疫分子的作用，如补体成分、细胞因子、体液中的杀菌物质等。

（二）适应性免疫

适应性免疫（adaptive immunity）又称获得性免疫或特异性免疫，是机体接受特定抗原刺激而建立起来的特异性免疫防御机制。其特点是：

1. 特异性 特异性的免疫细胞克隆仅能识别与之相应的抗原，产生免疫效应。

2. 记忆性和放大性 免疫系统初次接触某种抗原物质后，机体能够产生特异性的记忆细胞，再次受到相同抗原刺激后，记忆细胞被迅速激活，少量抗原即可引起强烈的免疫应答。

3. MHC 限制性　免疫细胞间的相互作用受主要组织相容性复合体（MHC）分子约束，即具有相同 MHC 分子表型的免疫细胞间才能有效相互作用。

执行特异性免疫功能的两类主要淋巴细胞（B 细胞和 T 细胞），分别介导了两种不同的适应性免疫类型：①体液免疫：B 淋巴细胞被抗原激活后，最终分化为浆细胞，浆细胞合成、分泌能特异性中和、清除抗原物质的免疫分子，即抗体。由于抗体多存在于体液中发挥免疫效力，故称体液免疫。②细胞免疫：T 淋巴细胞被抗原激活后，分化为具有免疫效应的 T 细胞，可直接杀伤带有特异性抗原的靶细胞或产生细胞因子诱导炎症反应，最终清除抗原。

第二节　免疫系统的组成

免疫系统（immune system）是执行机体免疫功能的生理结构。免疫系统由免疫器官、免疫细胞及免疫分子组成，见表 1 - 2。本节主要介绍免疫器官，免疫细胞详见第四章，免疫分子详见第三章。

表 1 - 2　免疫系统的组成

免疫器官		免疫细胞	免疫分子	
中枢	外周		膜型分子	分泌型分子
骨髓	脾	干细胞系	T 细胞抗原识别受体（TCR）	抗体
胸腺	淋巴结	淋巴细胞	B 细胞抗原识别受体（BCR）	补体分子
法氏囊	黏膜相关淋巴组织	（B 细胞、T 细胞、NK 细胞）	白细胞分化抗原（CD 分子）	细胞因子
（禽类）		单核吞噬细胞系	MHC 分子	
		树突状细胞	其他受体分子	
		其他免疫细胞		
		（粒细胞、肥大细胞、血小板、		
		红细胞等）		

免疫器官按功能分为中枢免疫器官和外周免疫器官，是执行免疫功能的组织和器官。中枢免疫器官是各种免疫细胞发生、分化及成熟的场所；外周免疫器官是免疫细胞定居，接受抗原刺激产生免疫应答的场所。

一、中枢免疫器官

中枢免疫器官（central immune organ）又称初级淋巴器官，在人类与哺乳动物中，包括骨髓与胸腺。

1. 骨髓（bone marrow）　骨髓是各种血细胞和免疫细胞发生的场所。骨髓造血干细胞称为多能造血干细胞，在骨髓微环境中首先分化为髓样前体细胞和淋巴样前体细胞。髓样前体细胞最终分化为粒细胞、单核细胞、巨噬细胞、红细胞及血小板，淋巴样前体细胞分化为 B 淋巴细胞（简称 B 细胞）、T 淋巴细胞（简称 T 细胞）及自然杀伤细胞（NK 细胞）。

骨髓也是人类 B 细胞和 NK 细胞分化成熟的场所。骨髓中产生的淋巴样前体细胞中，一部分经血液迁移入胸腺，发育为成熟的 T 细胞；另一部分则在骨髓继续分化为成熟 B 细胞和成熟 NK 细胞，随血循环迁移并最终定居于外周免疫器官。

骨髓还是 B 细胞应答的场所，外周免疫器官中的记忆性 B 细胞受到抗原刺激被活化，经淋巴液和血液进入骨髓后分化为浆细胞，可产生大量抗体并释放至血液循环，发挥免疫效力。

2. 胸腺（thymus） 胸腺位于胸腔前纵隔的上部，胸骨后方。人的胸腺随年龄不同而有明显差别，新生期 15～20g，以后逐渐增大，青春期可达 30～40g，老年期胸腺明显缩小。

胸腺是 T 淋巴细胞分化、发育、成熟的场所。胸腺的功能状态直接决定机体的细胞免疫功能，并间接影响体液免疫功能。

来自骨髓的淋巴样前体细胞（前 T 细胞）经血流进入胸腺并发育成胸腺细胞。胸腺基质细胞包括胸腺上皮细胞、巨噬细胞、树突状细胞及成纤维细胞等。胸腺基质细胞提供了胸腺细胞发育的微环境，包括由胸腺基质细胞分泌的细胞因子和胸腺素等肽类分子的作用，以及胸腺细胞与胸腺基质细胞间的相互接触等。胸腺细胞在胸腺独特的微环境的作用下，最后分化发育成能够识别自身细胞表面的主要组织相容性抗原分子，而对自身抗原具有耐受性的成熟 T 细胞，输出胸腺，定位于外周免疫器官与组织。

二、外周免疫器官

外周免疫器官（peripheral immune organ）包括脾脏、淋巴结、扁桃体、阑尾等，是免疫细胞定居和免疫应答发生的场所。这些器官中含有大量的巨噬细胞和树突状细胞，可以捕获、处理和递呈抗原；含有 T 细胞和 B 细胞，可以介导特异性免疫反应。

1. 淋巴结（lymph node） 淋巴结广泛分布于全身的淋巴通道上。淋巴结实质分为皮质和髓质两部分（图 1-1）。

皮质又分为浅皮质区与深皮质区。浅皮质区（非胸腺依赖区）中分布许多由 B 细胞聚集而成的淋巴滤泡（又称淋巴小结）。其中未接受抗原刺激的淋巴滤泡不含生发中心，为初级淋巴滤泡，主要含有静止的成熟 B 细胞；接受抗原刺激的淋巴滤泡含有生发中心，称次级淋巴滤泡，含有大量快速分裂增殖的 B 淋巴母细胞，此细胞转移入髓质即可转化为浆细胞。深皮质区（胸腺依赖区）是 T 细胞定居的地方，其中有许多毛细血管后小静脉，血流中的淋巴细胞由此进入淋巴结。

髓质区由髓索和髓窦组成。髓索中主要含有 B 细胞和浆细胞，髓窦中含有巨噬细胞，可吞噬清除流经窦内的异物，有较强的过滤作用。

淋巴结的免疫功能：①成熟的 T、B 细胞定居的场所。T 细胞约占淋巴结中淋巴细胞总数的 75%，B 细胞占 25%。②免疫应答发生的场所。抗原递呈细胞携带抗原进入淋巴结，通过抗原递呈，使 B 细胞活化、增殖并分化为浆细胞，产生抗体，介导体液免疫应答；T 细胞分化为效应性 T 细胞，介导细胞免疫应答，辅助体液免疫应答。③过滤

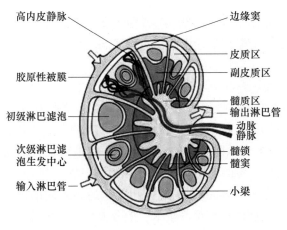
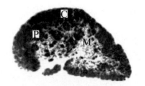
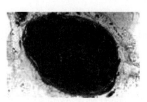

淋巴结切面
C 皮质区；
P 副皮质区；
M 髓质；

图 1-1　淋巴结结构模式图

淋巴液。组织中的病原微生物等抗原性异物在淋巴结中被巨噬细胞吞噬清除，或者通过其他免疫应答机制被清除，因而具有重要的过滤作用。④参与淋巴细胞再循环。淋巴细胞（主要是 T 细胞）在淋巴组织和血液中反复循环交换，传递抗原信息。

2. 脾脏（spleen）　脾脏是人体最大的免疫器官。脾脏的实质由白髓和红髓两部分组成。白髓中小动脉周围淋巴鞘是 T 细胞定居区。淋巴鞘的旁侧有淋巴滤泡，为 B 细胞定居区。脾脏的红髓中主要含有 B 细胞、巨噬细胞和树突状细胞。

脾脏的免疫功能：①成熟的 T、B 细胞定居的场所。B 细胞约占脾脏中淋巴细胞总数的 60%，T 细胞占 40%。②接受抗原刺激发生免疫应答的场所。与淋巴结的区别在于，脾脏是针对血源性抗原产生应答的主要场所。③滤过作用。清除血液中的病原体、自身衰老死亡的细胞及免疫复合物等，使血液得到净化。

3. 皮肤、黏膜相关淋巴组织　皮肤、黏膜相关淋巴组织构成了机体的第一道免疫防线，在皮肤、黏膜局部抗感染中起重要作用。

皮肤淋巴组织是由表皮、真皮中分布的免疫细胞组成，如存在于表皮中的朗汉细胞，存在于真皮结缔组织中的 T 细胞、巨噬细胞及肥大细胞。

黏膜相关淋巴组织（mucosal - associated lymphoid tissue，MALT）是广泛分布于呼吸道、消化道及泌尿生殖道黏膜下的淋巴组织，包括扁桃体、阑尾、肠黏膜集合淋巴结、肺部支气管上皮下的淋巴组织等，是执行局部特异性免疫功能的主要部位。

第三节　免疫学的历史与发展

免疫学作为一门古老的学科，在人类与疾病的抗争中不断得到发展，为治疗和预防传染性疾病、感染、肿瘤等人类重大疾病做出了卓越的贡献。免疫学作为一门新兴的交叉学科，也是生命科学中发展最具活力的前沿学科和支柱学科之一。新型免疫技术不断涌现并应用于免疫学基础与临床研究，同时，免疫学与其他生命科学的交叉也有力地推动了免疫学理论与技术在疾病预防、诊断和治疗中的快速发展和应用。

一、免疫学的历史

早在 11 世纪，我国已开始用人痘苗接种预防天花。18 世纪末，英国医生爱德华·琴纳（Edward Jenner）发现了挤牛奶的工人接触牛痘后不再患天花的事实，并通过反复实验于 1798 年成功地创造了用接种牛痘预防天花的方法，称为牛痘苗接种，这是世界上第一例成功的疫苗。人们通常把免疫学的诞生归功于牛痘苗的发明。

19 世纪，法国科学家巴斯德（Louis Pasteur）首次提出了病原菌致病的概念。德国科学家科赫（Robert Koch）建立了细菌的分离培养技术，他分离出了结核分枝杆菌等病原菌，为疫苗的制备奠定了基础。巴斯德证明了实验室培养的炭疽杆菌能使动物致病，他于研制出炭疽杆菌减毒疫苗和狂犬病病毒减毒疫苗，用于预防牲畜及人的传染病。至此，人们认识到病原菌可以引起疾病，对某种病原体的免疫力不仅可通过感染获得，而且可以通过免疫接种，即人工主动免疫的方法获得。

19 世纪后期发现：白喉杆菌分泌的毒素是引起白喉的致病物质，病后恢复者血清中含有白喉抗毒素。1890 德国学者贝林（Behring）用含白喉抗毒素的免疫血清治疗白喉病人，开创了人工被动免疫的先例。自此，逐步形成了抗原与抗体的概念，人们把抗毒素物质称为抗体，而把能够诱导机体产生抗体的物质称为抗原。

进入 20 世纪以后，细胞学、遗传学，特别是分子生物学等生命科学的迅速发展极大地推动了免疫学的发展。因免疫学成就而成为诺贝尔奖获得者的研究成果见证了免疫学的发展历程（表 1 - 3）。

表 1 - 3　历届在免疫学领域获诺贝尔生理学或医学奖的科学家及其成就

年份	获奖科学家	成就
1901	Emil Adolf von Behring	开创免疫血清疗法，在治疗白喉上做出贡献
1908	Ilya Ilyich Mechnikov Paul Ehrlich	对巨噬细胞的研究和开创细胞免疫学说 提出抗体生成的"侧链学说"，开创体液免疫学说
1912	Alexis Carrel	对血管结构和血管与器官移植的研究
1913	Charles Robert Richet	对过敏反应的研究
1919	Jules Bordet	发现补体
1930	Karl Landsteiner	发现人类血型
1960	Sir Frank Macfarlane Burnet Peter Brian Medawar	对免疫耐受的研究，Burnet 提出抗体生成的克隆选择学说
1972	Gerald M. Edelman Rodney R. Porter	发现抗体的化学结构
1977	Rosalyn Yalow	开创"针对多肽类激素放射性免疫分析法"
1980	Baruj Benacerraf Jean Dausset George D. Snell	发现控制免疫反应、遗传的细胞表面结构及其基因复合体（即 MHC）

续表

年份	获奖科学家	成就
1984	Niels K. Jerne Georges J. F. Köhler César Milstein	关于免疫系统的发育和控制特异性的理论，以及发现单克隆抗体产生的原理
1987	Susumu Tonegawa	发现抗体生成多样性的遗传学原理
1990	Joseph E. Murray E. Donnall Thomas	发明应用于人类疾病治疗的器官和细胞移植术
1996	Peter C. Doherty Rolf M. Zinkernagel	揭示特异性免疫防御过程中细胞相互作用（MHC 限制性）
2011	Bruce A. Beutler Jules A. Hoffmann	发现固有免疫细胞的识别与活化机制
	Ralph M. Steinman	发现树突状细胞及其在适应性免疫中的作用

注：本表内容自诺贝尔奖官网 http://www.nobelprize.org 转载和翻译。

二、免疫学的研究进展及相关产业

（一）免疫学的研究进展

20 世纪后期，随着生物学技术的发展，免疫学与细胞工程技术、分子生物学技术结合，免疫学的研究和应用得到迅速的发展。

1. 基础免疫学的研究从原来的细胞水平深入到分子和基因水平，使基础免疫学研究更加深入和广泛。

2. 应用免疫学技术研究和治疗疾病越来越受到重视。临床免疫学已经渗透到临床的各个角落，涉及内容广泛，包括肿瘤、感染、移植排斥、超敏反应性疾病、自身免疫性疾病等的发病机理和特异性防治。

3. 在免疫诊断技术方面，传统的抗原抗体反应与荧光抗体技术、放射免疫分析、酶免疫技术、胶体金技术等结合，衍生出了各种免疫标记技术，提高了免疫诊断的敏感性；单克隆抗体技术的应用极大地提高诊断的特异性。此外，PCR 技术、流式细胞技术、DNA 和蛋白质芯片技术等的应用都是免疫学诊断技术的新发展。近年来，我国科学家研制出了多种可用于免疫学检测的生物芯片，如 HLA 基因芯片、抗核抗体检测芯片。

（二）免疫学的相关产业

免疫学技术的发展与应用不仅促进了基础免疫学理论的研究，也极大地推动了生命科学、生物技术及其产业化的发展，特别是新型疫苗、单克隆抗体、基因工程细胞因子、免疫细胞治疗等的发展与应用，为生命科学和人类健康做出了巨大贡献，也催生了具有巨大市场效益的生物技术产业。

1. 疫苗 疫苗的历史从牛痘预防天花开始，已由传统疫苗（灭活、减毒疫苗）发展至第二代疫苗（亚单位疫苗、重组蛋白疫苗），第三代疫苗的代表是基因疫苗。随着美国食品药品监督管理局（FDA）批准首个治疗性疫苗（用于前列腺肿瘤）的上市，实现了治疗性肿瘤疫苗零的突破。将有越来越多的新型疫苗种类用于多种新发传染病及肿瘤的预防和治疗。

2. 抗体 抗体产品不仅是生命科学研究的重要工具，更是生物技术药物的主打产品。2012 年抗体药物全球年销售额达 570 亿美元以上，在生物制药中所占份额已超过 1/3。截至 2014 年 8 月，美国 FDA 和中国国家食品药品监督管理总局（CFDA）批准上市的抗体药物分别为 49 种和 21 种。处于临床阶段的抗体新药有近 400 种，临床适应症涵盖了肿瘤、炎症、自身免疫病、高胆固醇症、骨质疏松症、阿尔茨海默病及感染性疾病。

3. 细胞因子 利用基因工程技术制备的基因重组细胞因子已广泛应用于临床。如人重组红细胞生成素（EPO）及粒细胞集落刺激因子（G–CSF）等，临床效果显著，经济效益巨大。

4. 免疫细胞治疗 近年来体外大量扩增免疫细胞技术的日趋成熟，使过继性回输自体免疫细胞的临床应用日益增多。如 DC 细胞、LAK 细胞等免疫细胞治疗技术已进入临床应用，成为肿瘤治疗中继化学疗法、手术疗法、放射疗法之后的又一重要疗法。

复习思考题

1. 什么是免疫？免疫的功能表现在哪些方面？
2. 为什么说免疫对机体有利也可能有损害？
3. 试述人体免疫系统的组成，中枢免疫器官及外周免疫器官的组成和功能。
4. 机体的固有免疫和适应性免疫的主要特点是什么？

第二章　免疫细胞激活物

 学习目标

掌握　抗原、完全抗原、半抗原、抗原决定基、共同抗原和交叉反应的概念。

熟悉　影响抗原免疫原性的因素。

了解　抗原和非特异性免疫细胞激活物的种类。

免疫细胞激活物是指可特异性或非特异性地激活免疫细胞并促进其增殖的物质，是启动机体免疫系统发生免疫应答的物质。

第一节　抗　　原

抗原（antigen，Ag）是一类能刺激机体免疫系统使之产生适应性免疫应答，并能与相应免疫效应物质（抗体或致敏淋巴细胞）在体内外发生特异性结合，发挥免疫效应的物质。

抗原一般具备两个重要特性：免疫原性和免疫反应性。免疫原性是指抗原刺激特异性免疫细胞，使之活化、增殖、分化，最终产生抗体或致敏淋巴细胞的特性。免疫反应性（即抗原性）是指抗原与相应的免疫效应物质即抗体或致敏淋巴细胞在体内外发生特异性结合的特性。

同时具有免疫原性和免疫反应性的物质称为完全抗原。只有免疫反应性而无免疫原性的物质称为半抗原。大多数蛋白质、细菌、病毒等抗原是完全抗原。某些小分子化合物及药物单独作用时无免疫原性，当其与蛋白质载体结合后可具有免疫原性，称为半抗原。如青霉素降解产物青霉烯酸，本身无免疫原性，一旦与血清蛋白结合可成为完全抗原，诱导机体产生 IgE 并介导速发型超敏反应（青霉素过敏反应）。

一、影响免疫原性的因素

免疫原性是判断一种物质是否为抗原的关键。抗原的免疫原性主要取决于物质本身的性质及宿主的应答性。

（一）异物性

异物性是抗原具有免疫原性的前提条件。凡是胚胎期与免疫细胞未接触过的物质，均视为异物。抗原与机体之间的亲缘关系越远，组织结构差异越大，异物性越强，免疫原性就越强。

1. 异种物质　不同种属之间的抗原异物性很强，如细菌、病毒等病原体及其代谢产物对人体免疫原性强。

2. 同种异体物质　同一种属不同个体之间也存在异物性，如红细胞血型抗原。

3. 改变或隐蔽性自身物质　因外伤、感染、电离辐射等因素导致自身成分改变，或隐蔽性物质暴露成为抗原，如眼晶状体蛋白因外伤溢出接触淋巴细胞，引起交感性眼炎。

（二）理化特性

1. 物理性质　分子量大的物质具有较多的抗原决定基，而且不易被破坏和清除，能更有效地刺激免疫系统引起免疫应答。抗原物质的分子量通常在 10kD 以上。聚合状态的蛋白质较其单体免疫原性强，颗粒性抗原较可溶性抗原免疫原性强。将免疫原性弱的物质吸附在颗粒物质表面或组装为颗粒状物质，可显著增强其免疫原性。

2. 化学结构　结构越复杂，其免疫原性越强。

大分子有机物和蛋白质免疫原性较强，多糖、脂多糖也有免疫原性，核酸通常无免疫原性。蛋白质和多糖抗原中结构复杂者免疫原性强，反之则较弱。抗原分子结构的复杂性是由氨基酸和单糖的类型及空间构型等决定，例如芳香族氨基酸含量较高的蛋白质具有较强的免疫原性。

（三）宿主因素

1. 遗传因素　机体对抗原的应答能力受多种遗传因素特别是主要组织相容性复合体（MHC）基因的控制。不同个体对同一抗原的免疫应答存在个体差异。

2. 年龄、性别与健康状态　青壮年个体通常比婴幼儿和老年个体的应答能力强；新生动物或婴儿对多糖类抗原不应答，故易引起细菌感染。雌性比雄性动物抗体生成高，但怀孕个体的应答能力受到显著抑制。感染或免疫抑制剂都能干扰和抑制免疫应答。

（四）抗原进入机体的方式

抗原进入机体的剂量适中可诱导免疫应答，而过低和过高剂量可诱导免疫耐受。同一物质进入机体的途径不同，产生免疫应答的强度依次为：皮内＞皮下＞肌肉＞腹腔（仅限于动物）＞静脉，口服免疫则容易诱导耐受。适当间隔可诱导较好的免疫应答，频繁注射抗原则可能诱导免疫耐受。

二、抗原的特异性

特异性即专一性。抗原的特异性表现在两个方面：①免疫原性方面，即某一特定抗原只能刺激机体产生特定的免疫应答，产生针对该抗原的特异性抗体或效应 T 细胞。②免疫反应性方面，即某一特定抗原只能与其相应的抗体或效应 T 细胞特异性结合。

　　抗原的特异性是免疫应答的重要特性，也是免疫诊断和免疫防治的理论基础。决定抗原特异性的物质基础是抗原分子中的抗原决定基。

（一）抗原决定基

　　抗原决定基（antigenic determinant，AD）又称抗原决定簇或表位，是抗原分子中决定抗原特异性的特殊化学基团。抗原通过抗原决定基与 T/B 细胞表面受体结合，激活淋巴细胞，引起免疫应答；抗原也借抗原决定基与抗体或致敏淋巴细胞发生特异性结合进而发挥免疫效应。抗原决定基一般由 5～15 个氨基酸残基组成，也可由 5～7 个糖基或 6～8 个核苷酸残基组成。抗原决定基的性质、数目和空间构型决定了抗原的特异性。

　　根据抗原决定基中氨基酸的空间结构特点，可将其分为顺序表位和构象表位两类：①顺序表位（即连续性表位）由连续性、线性排列的短肽构成，主要存在于抗原分子内；②构象表位（即非连续性表位）由序列上不连续排列，但空间结构上相互邻近的氨基酸或多糖构成（图 2-1）。

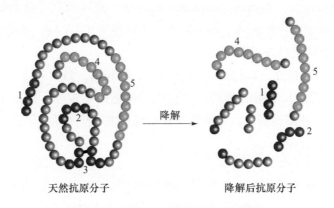

天然抗原分子　　　　　　　　　降解后抗原分子

图 2-1　顺序表位和构象表位示意图

1、4、5 顺序表位；3 构象表位；2 隐蔽性表位

　　T 细胞仅识别由抗原递呈细胞加工、处理的顺序表位（T 细胞表位），B 细胞可识别的表位（B 细胞表位）有顺序表位和构象性表位。天然蛋白抗原同时存在 T 细胞表位和 B 细胞表位，可分别激活 T 细胞和 B 细胞。

（二）共同抗原与交叉反应

　　不同抗原之间可能含有相同或相似的抗原决定基，称为共同抗原。该抗原决定基虽来源于不同的抗原，但刺激免疫系统产生的抗体或致敏淋巴细胞的特异性相同。天然抗原往往带有多种不同的抗原决定基，因此两种抗原携带某个相同抗原决定基的现象较为常见。某些抗原诱生的特异性抗体或淋巴细胞，不仅与自身抗原决定基特异性结合，还可与其他抗原中相同或相似的抗原决定基反应，称为交叉反应（图 2-2）。

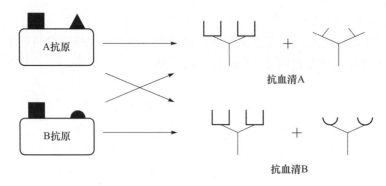

图 2-2 交叉反应

三、抗原的种类

抗原种类繁多，可根据不同原则进行分类。

（一）根据诱生抗体是否需要 Th 细胞辅助分类

1. 胸腺依赖性抗原（thymus dependent antigen，TD-Ag） 此类抗原需在 Th 细胞参与下才能激活 B 细胞产生抗体。大多数蛋白质抗原为 TD-Ag，如病原微生物、细菌外毒素、血清来源的蛋白分子等。

2. 胸腺非依赖性抗原（thymus independent antigen，TI-Ag） 某些抗原刺激 B 细胞产生抗体时无需 Th 细胞的辅助。少数抗原如细菌脂多糖、荚膜多糖等属于 TI-Ag。TI-Ag 只含有 B 细胞表位，只能激发 B 细胞产生 IgM 类抗体，无 IgG 的转换。

（二）根据抗原与机体的亲缘关系分类

1. 异种抗原 异种抗原指来自于另一物种的抗原，病原微生物及其代谢产物（如外毒素）、动物血清（如马血清）、植物蛋白、异种器官移植物等对人而言均为异种抗原。临床上治疗用的马血清抗毒素具有双重性，既是特异性抗体，可中和毒素；同时也是异种抗原，可刺激机体产生抗马血清抗体，反复使用可导致超敏反应。

2. 同种异型抗原 同种异型抗原指同一种属不同个体之间存在的抗原。由于同种生物的不同个体之间等位基因的差异，造成所表达分子的差异。常见的人类同种异型抗原有血型（红细胞）抗原和人类主要组织相容性抗原等。至今已发现有 40 余种血型抗原系统，如 ABO 系统和 Rh 系统。

3. 自身抗原 正常情况下，机体对自身组织细胞表达的抗原不会产生免疫应答，即自身耐受。在感染、理化因素、某些药物等影响下，自身组织细胞抗原发生改变和修饰，或外伤导致的免疫隔离抗原的释放，可使自身来源抗原诱导特异性自身免疫应答。

4. 异嗜性抗原 存在于不同种属生物之间的共同抗原称为异嗜性抗原。因其首先由 Forssman 发现，又称 Forssman 抗原。存在于人类和微生物之间的异嗜性抗原在医学上具有重要的意义。例如，溶血性链球菌与人肾小球基底膜及心肌组织存在共同抗原，故链球菌感染机体产生的抗体可与心、肾组织发生交叉反应，导致肾小球肾炎或心肌炎。

（三）其他分类方法

1. 根据抗原来源分类 可分为外源性抗原和内源性抗原。

（1）外源性抗原 外源性抗原是非抗原提呈细胞自身产生的抗原，如通过胞饮、吞噬等作用进入抗原提呈细胞的细胞或细菌，被降解为抗原肽并与 MHC Ⅱ 类分子结合成复合物，表达于抗原提呈细胞表面，被 CD4$^+$T 细胞的 TCR 识别。

（2）内源性抗原 内源性抗原是抗原递呈细胞在其胞内合成的抗原，与 MHC Ⅰ 类分子结合形成复合物，表达于细胞表面，被 CD8$^+$T 细胞的 TCR 识别。

2. 根据抗原性能分类 可分为完全抗原和半抗原。

3. 根据抗原产生方式分类 可分为天然抗原和人工抗原。

4. 根据物理性状分类 可分为颗粒性抗原和可溶性抗原。

第二节 非特异性免疫细胞激活物

除了通过 TCR/BCR 特异性激活 T、B 细胞应答的抗原，某些物质可非特异性激活 T、B 细胞及非特异性免疫细胞应答。

一、病原相关分子模式

种类繁多的病原生物具有某些分子结构相似的保守成分，这些病原生物共有的保守成分被称为病原相关分子模式（pathogen – associated molecular patterns，PAMP），如 G$^-$ 菌的脂多糖（LPS），G$^+$菌的肽聚糖和真菌的酵母多糖等。固有免疫细胞表达一类被称为模式识别受体（pattern recognition receptor，PRR）的分子，这些受体可以识别病原入侵时暴露或释放的 PAMP，传递活化信号，促进固有免疫细胞对病原的吞噬，从而启动固有免疫应答。20 世纪 90 年代发现的 Toll 样受体，使人们首次认识到 PRR 对 PAMP 的识别是固有免疫细胞识别病原的分子基础。

拓展阅读

Toll 样受体的发现

1980 年，在研究果蝇胚胎发育过程中发现有一个基因决定着果蝇的背腹侧分化，将其命名为 Toll 基因。人们陆续发现 Toll 基因编码的蛋白质及其结构，并发现了人体中的 Toll 样受体（Toll – like receptors，TLR）。

1996 年，法国科学家 Jules A. Hoffmann 和他的同事们发现 Toll 在果蝇对真菌感染的免疫中起着重要作用，从而确立了 Toll 的免疫学意义。另有研究报道了一种 Toll 样受体（后来被命名为 TLR4）能够激活与适应性免疫有关的基因。美国科学家 Bruce A. Beutler 随后发现 TLR4 能够探测细菌 LPS 的存在。

而且如果使小鼠中的 TLR4 突变而丧失功能，小鼠不会对 LPS 起反应。后来，科学家们对用基因打靶的方式使其他各种 TLR 丧失功能进行了研究。结果表明，每种 TLR 可识别不同的一类分子。

Toll 样受体的发现，使人们首次认识到模式识别受体是固有免疫细胞识别病原的分子基础。Bruce A. Beutler 和 Jules A. Hoffmann 也因"先天性免疫系统激活方面的发现"而与"发现树突状细胞及其在后天免疫系统中的作用"的 RalphM. Steinman 分享了 2011 年诺贝尔生理学或医学奖。

二、超抗原

普通蛋白质抗原含有若干抗原表位，一般能特异性激活机体总 T 细胞库中万分之一至百万分之一的 T 细胞克隆。某些特殊的抗原分子，只需极低浓度（1～10ng/mL）即可非特异性激活人体总 T 细胞库中 2%～20% 的 T 细胞克隆，产生极强的免疫应答，称为超抗原（superantigen，SAg）。SAg 分为外源性和内源性两类。前者主要是某些细菌毒素，如金黄色葡萄球菌肠毒素 A～E；后者主要是某些反转录病毒蛋白，如小鼠乳腺肿瘤病毒蛋白。SAg 介导多种病理或生理效应，其主要特点见表 2–1。

表 2–1　超抗原与普通抗原的比较

	超抗原	普通抗原
化学性质	细菌外毒素、反转录病毒蛋白等	普通蛋白质、多糖等
MHC 限制性	无	有
应答特点	直接激活大量 T 细胞	APC 处理后激活特异性 T 细胞
反应细胞	$CD4^+$ T 细胞	T、B 细胞
T 细胞库反应频率	1/20～1/50	$1/10^6 ～ 1/10^4$

三、免疫佐剂

佐剂指先于抗原或同时与抗原一起注射体内，可增强机体对抗原的免疫应答或改变免疫应答类型的物质。佐剂的种类繁多，常用的有：①生物性佐剂，如卡介苗（BCG）、脂多糖（LPS）和细胞因子等；②无机化合物，如氢氧化铝、明矾等；③有机物，如矿物油等；④人工合成物，如模拟细菌来源的低甲基化 CpG 寡核苷酸等；⑤油性佐剂，如动物实验中最常用的弗氏佐剂。

佐剂的生物学作用为：①增强抗原的免疫原性，使无或仅具有微弱免疫原性的物质变为有效免疫原；②增强机体对抗原刺激的反应性，提高初次应答和再次应答产生抗体的滴度；③改变抗体类型，由产生 IgM 转变为产生 IgG；④引起或增强迟发型超敏反应。

佐剂的作用机制为：①改变抗原的物理性状，延缓抗原降解，延长抗原在体内潴留时间；②刺激抗原提呈细胞，增强其对抗原的加工和提呈；③刺激淋巴细胞增殖和分化，增强和扩大免疫应答。

由于佐剂的综合效应能增强机体免疫功能，故佐剂的应用范围很广。例如，免疫动物时加用弗氏佐剂可获得高效价抗体；预防接种时加佐剂（氢氧化铝）可增强疫苗的效果。临床上将佐剂（如卡介苗）作为免疫增强剂，可用于肿瘤或慢性感染患者的辅助治疗。

四、丝裂原

丝裂原（又称有丝分裂原）是一类能在体外激活淋巴细胞的物质，可激活一类淋巴细胞的所有克隆，因此被视为非特异性多克隆激活剂。T、B 细胞表面均表达多种丝裂原受体，可被相应丝裂原刺激活化。能激活 T 细胞的丝裂原有植物血凝素、刀豆蛋白A 等，能激活 B 细胞的丝裂原有脂多糖、葡萄球菌 A 蛋白等。丝裂原在体外可刺激静止的淋巴细胞转化为淋巴母细胞，表现为体积增大、胞质增多、DNA 合成增加、出现有丝分裂等。因此，在体外利用淋巴细胞对丝裂原刺激产生的增殖反应（如淋巴细胞转化试验），可检测机体免疫系统功能状态。

复习思考题

1. 名词解释：抗原　抗原决定基　超抗原
2. 什么是抗原的免疫原性和免疫反应性？
3. 影响抗原免疫原性的因素有哪些？
4. 非特异的免疫细胞激活物有哪些？

第三章　免疫分子

　　免疫分子泛指与免疫应答有关的分子，包括效应分子和信息传递分子。免疫效应分子主要有抗体、补体等大分子糖蛋白；免疫信息传递主要依靠小分子多肽（细胞因子）和有关受体完成，在体内形成一个分子网络。

第一节　免疫球蛋白与抗体

　　抗体（antibody，Ab）是由 B 细胞受抗原刺激后活化、增殖、分化为浆细胞所分泌的，能与相应抗原特异性结合的球蛋白。抗体主要存在于血液和组织液中，是介导体液免疫的重要效应分子。**免疫球蛋白**（immunoglobulin，Ig）是具有抗体活性或化学结构与抗体相似的球蛋白。Ig 有分泌型和膜型。前者主要存在于血液及组织液中，具有多种生物学功能；后者主要分布在某些细胞膜表面。

一、免疫球蛋白的结构

（一）基本结构

　　Ig 的基本结构是由两条相同的重链和两条相同的轻链通过二硫键连接而成的四条肽链结构，形状似"Y"形。Ig 的单体结构及功能区组成如图 3 −1 所示。

　　1. 重链和轻链　①重链（heavy chain，H 链）由 450～550 个氨基酸组成，分子量 50～75kD。根据重链恒定区的氨基酸组成、排列顺序及免疫原性的不同，重链可分为 γ、α、μ、δ 和 ε 5 种，据此将 Ig 分为 5 类，即 IgG、IgA、IgM、IgD 和 IgE（图 3 −2）。②轻链（light chain，L 链）约含 210 个氨基酸，分子量约 25 kD。根据轻链的结构和免

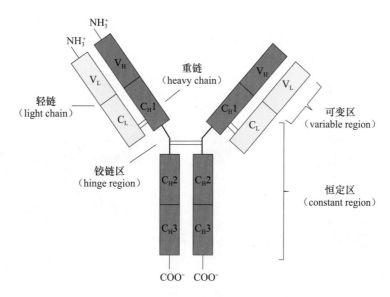

图 3-1　免疫球蛋白单体结构示意图

疫原性的不同，轻链可分为 κ 和 λ 两种，据此将 Ig 分为 κ 和 λ 两型。一个天然 Ig 分子的两条重链为同类，两条轻链为同型。

2. 可变区与恒定区　①可变区（variable region，V 区）：Ig 重链和轻链近 N 端氨基酸的组成及序列变化较大的区域，称为可变区，约占重链的 1/4（γ、α、δ）或 1/5（μ、ε）和轻链的 1/2。重链与轻链的 V 区以 V_H、V_L 表示，V_H 和 V_L 中各有 3 个区域氨基酸组成和排列顺序高度可变，称高变区。重链和轻链高变区形成的特定空间构型共同组成 Ig 的抗原结合部位，该部位的构型与抗原决定基互补，是抗体与抗原结合的关键部位。②恒定区（constant region，C 区）：Ig 重链近 C 端的 3/4（γ、α、δ）或 4/5（μ、ε），轻链近 C 端的 1/2，氨基酸组成及排列顺序相对恒定，称恒定区。重链与轻链的 C 区以 C_H、C_L 表示。

结构域（又称功能区）由 Ig 分子的两条重链和两条轻链折叠成数个环形结构而成，每个结构域一般具有其独特的功能。Ig V 区有 V_H 和 V_L 2 个结构域，IgG、IgA、IgD 重链 C 区有 C_H1、C_H2 和 C_H3 3 个结构域，IgM 和 IgE 重链 C 区有 C_H1、C_H2、C_H3 和 C_H4 4 个结构域（图 3-2）。

3. 铰链区　铰链区位于 C_H1 与 C_H2 之间，富含脯氨酸，易伸展弯曲，能改变 "Y" 形两臂之间的距离，以利于两臂同时结合两个相同的抗原表位。铰链区对蛋白酶敏感，易被木瓜蛋白酶、胃蛋白酶水解。IgG、IgA、IgD 有铰链区，IgM 和 IgE 则没有。

（二）辅助结构

1. J 链（joining chain）　J 链是由浆细胞合成的多肽链，其主要功能是将单体 Ig 分子连接为多聚体（图 3-2）。5 个单体 IgM 由一条 J 链连接成五聚体，2 个 IgA 单体由 J 链连接成二聚体。IgG、IgD 和 IgE 常为单体，无 J 链。

2. 分泌片（secretory piece，SP）　分泌片由黏膜上皮细胞合成，是分泌型 IgA 的重要成分（图3-2）。分泌片可使 IgA 转运、分泌到黏膜表面，发挥黏膜免疫作用，并保护分泌型 IgA 免受蛋白水解酶的降解。

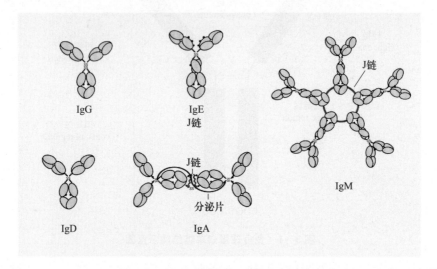

图3-2 5类免疫球蛋白的结构示意图

（三）水解片段

1. 木瓜蛋白酶水解片段 木瓜蛋白酶可作用于两条重链的链间二硫键近 N 端，将 Ig 裂解为2个相同的 Fab 段和1个 Fc 段。Fab 段即**抗原结合片段**（fragment antigen binding，Fab），由一条完整的轻链和部分重链组成，具有单价抗体活性，能与相应抗原结合，但不形成凝集或沉淀反应。Fc 段即**可结晶片段**（fragment crystallizable，Fc）（图3-3）。Fc 段包括 C_H2 和 C_H3 功能区，具有固定补体、亲细胞等生物学活性。

2. 胃蛋白酶水解片段 胃蛋白酶可于重链的链间二硫键近 C 端将 Ig 水解为一个大分子片段 $F(ab')_2$ 和若干小分子碎片 pFc'。$F(ab')_2$ 由两个 Fab 和铰链区组成，可同时结合两个抗原表位。后者为 Fc 的水解碎片，称为 pFc'，无生物学活性。若用胃蛋白酶水解抗毒素，其 $F(ab')_2$ 仍保留中和毒素的活性，但免疫原性降低，可防止发生超敏反应（图3-3）。

二、免疫球蛋白的生物学功能

（一）IgV 区的功能

Ig 的主要功能是通过 V 区特异性识别、结合抗原，IgV 区内的超变区可与抗原表位互补结合。Ig 可为单体、二聚体和五聚体，其结合抗原表位的数目也不相同。Ig 结合抗原表位的数目称为抗原结合价。Ig 通过 V 区与抗原结合后，可在体内发挥中和毒素、阻断病原入侵等作用。

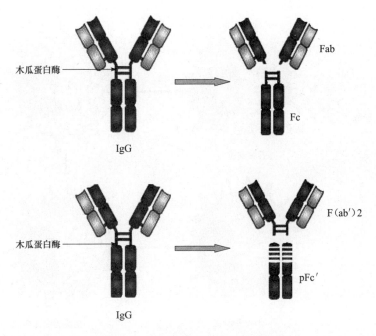

图 3 - 3 免疫球蛋白水解片段示意图

（二）Ig C 区的功能

1. 激活补体 IgG1 ~ IgG3、IgM 与相应抗原结合后，构型发生改变，使其补体结合点 C_H2/C_H3 暴露，从而激活补体经典途径。IgG4、IgA、IgE 的凝聚物可激活补体的旁路途径。

2. 结合细胞表面的 Fc 受体 Ig 的 Fc 段可与多种细胞表面的 Fc 受体结合，产生以下生物学作用：

（1）调理作用 IgG 与细菌等颗粒性抗原结合后，其 Fc 段与单核吞噬细胞及中性粒细胞表面的 IgG Fc 受体（FcγR）结合，促进吞噬细胞对细菌的吞噬，称调理作用（图 3 - 4）。

（2）抗体依赖细胞介导的细胞毒作用（antibody – dependent cell – mediated cytotoxicity，ADCC） IgG 的 Fab 段与靶细胞表面相应抗原特异结合后，其 Fc 段与 NK 细胞表面的 IgGFc 受体（FcγR）结合，介导 NK 细胞对靶细胞的杀伤作用（图 3 - 5）。

（3）介导Ⅰ型超敏反应 IgE 为亲细胞抗体，可通过 Fc 段与肥大细胞和嗜碱性粒细胞表面的 IgE Fc 受体（FcεR）结合，使机体致敏。当相同变应原再次进入体内时，可与肥大细胞和嗜碱性粒细胞表面的 IgE 结合，促使细胞合成并分泌生物活性介质，引起Ⅰ型超敏反应。

3. 穿过胎盘屏障和黏膜 在人类，IgG 是唯一能通过胎盘进入胎儿体内的 Ig，对新生儿抗感染具有重要意义。此外，分泌型 IgA（sIgA）可穿越黏膜上皮细胞，到达呼吸道、消化道等黏膜表面，在黏膜局部免疫中发挥重要抗感染作用。

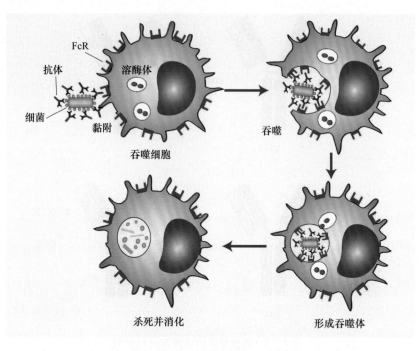

图 3-4 抗体介导的调理作用示意图

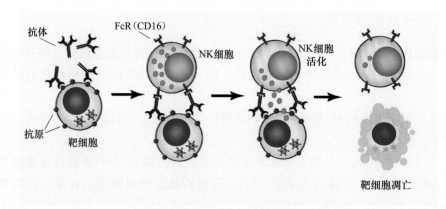

图 3-5 NK 细胞介导的 ADCC 效应示意图

三、各类免疫球蛋白的特性

（一）IgG

IgG 主要由脾和淋巴结中的浆细胞合成，是血液和组织液中含量最高的 Ig，占血清 Ig 总量的 75% ~ 80%。婴儿出生后 3 个月开始合成，3 ~ 5 岁接近成人水平。IgG 半衰期 20 ~ 23 天，是再次应答产生的主要抗体，也是机体抗感染的"主力军"。IgG 与抗原结合后，可激活补体，介导调理作用及 ADCC 作用。IgG 是唯一能够通过胎盘的 Ig，在新生儿抗感染中发挥重要作用。此外，IgG 还参与某些病理性免疫应答如自身免疫病、超敏反应等。

（二）IgM

IgM 分为膜型和血清型。膜型 IgM 为单体，表达于 B 细胞表面（BCR）；血清型 IgM 为五聚体，主要存在于血液中，占血清 Ig 总量的 5% ~ 10%，是分子量最大的 Ig，又称巨球蛋白。IgM 是个体发育中最早合成的抗体，在胚胎晚期即能生成，故脐血 IgM 升高提示胎儿有宫内感染。IgM 也是初次免疫应答中最早产生的抗体，检测 IgM 水平可用于传染病的早期诊断。

（三）IgA

IgA 分为血清型和分泌型。其中分泌型 IgA（sIgA）为二聚体，由呼吸道、消化道、泌尿生殖道等黏膜固有层中浆细胞产生，并分泌至胃肠道和支气管分泌液、初乳、唾液及泪液等外分泌液中。sIgA 参与黏膜局部免疫，通过与相应病原微生物结合，阻止病原体黏附到细胞表面，在局部抗感染中发挥重要作用。婴儿可从初乳中获得 sIgA，因此提倡母乳喂养。新生儿易患呼吸道、胃肠道感染可能与 sIgA 合成不足有关。

（四）IgD

IgD 分为血清型和膜结合型，均以单体形式存在。血清型 IgD 含量低，仅占血清 Ig 总量的 0.3%，半衰期短，生物学功能尚不清楚。

（五）IgE

IgE 是正常人血清中含量最低的 Ig，仅占血清 Ig 总量的 0.003%。IgE 为单体，是亲细胞性抗体，易与肥大细胞、嗜碱性粒细胞结合，当抗原再次进入机体，与 IgE 结合后，可引起 I 型超敏反应。IgE 还与抗寄生虫免疫有关。

四、人工制备抗体

抗体在疾病诊断、免疫防治及基础研究中应用广泛，人工制备抗体是大量获得抗体的重要途径。

（一）多克隆抗体

天然抗原分子中常含多种不同抗原表位，刺激机体免疫系统激活多个 B 细胞克隆，产生针对多种不同抗原表位的抗体，其混合物称**多克隆抗体**（polyclonal antibody, pAb），为第一代抗体。获得多克隆抗体的途径主要有动物免疫血清、恢复期病人血清或免疫接种人群血清。多克隆抗体来源广泛、制备容易，但特异性不高，易出现交叉反应，在实际应用中受到限制。

（二）单克隆抗体

一个 B 细胞克隆针对某一特定抗原表位所产生的特异性抗体称**单克隆抗体**（mono-

clonal antibody，McAb），为第二代抗体。获得单克隆抗体的途径是将经抗原免疫小鼠的
B 细胞与骨髓瘤细胞融合形成杂交瘤细胞。这种细胞既有骨髓瘤细胞在体外无限扩增的
特性，又保留了 B 细胞合成和分泌特异性抗体的能力，筛选后在小鼠腹腔中或体外培养
可产生单克隆抗体。单克隆抗体特异性强、纯度高、效价高，现已广泛应用于生物学和
医学各领域。

（三）基因工程抗体

基因工程抗体即通过基因工程技术制备的抗体，是在了解 Ig 基因结构与功能的基
础上，根据不同目的对抗体基因进行加工、改造和重新装配，然后再导入到受体细胞中
进行表达而获得的抗体分子。基因工程抗体也称第三代抗体，包括人－鼠嵌合抗体、人
源化抗体、双特异性抗体、小分子抗体等。基因工程抗体克服了单克隆抗体鼠源性的弊
端，又具均一性及特异性强的优点，具有更广泛的应用前景。

拓展阅读

抗体的应用前景——治疗肿瘤的"生物导弹"

抗体是生物学和医学领域用途最为广泛的蛋白分子，已广泛应用在疾病
诊断、治疗及科学研究等领域。根据美国药物研究和生产者协会的调查报告，
目前正在进行开发和已经投入市场的抗体药物主要有以下几种用途：器官移
植排斥反应的逆转；肿瘤免疫诊断；肿瘤免疫显像；肿瘤导向治疗；哮喘、
牛皮癣、类风湿性关节炎、红斑狼疮、急性心梗、脓毒症、多发性硬化症及
其他自身免疫性疾病。

肿瘤是威胁人类健康的主要疾病之一，预防和治疗肿瘤也是研究和开发
抗体药物的主要目标之一。目前在临床中使用的肿瘤治疗药物多数存在"敌
我不分"的问题，即在杀死肿瘤细胞的同时，也破坏了人体正常细胞。"生物
导弹"为解决这个难题提供了一个理想的思路。"生物导弹"，即将各种毒素、
放射性同位素、化疗药物与识别肿瘤特异抗原或肿瘤相关抗原的抗体偶联后，
能够特异杀伤肿瘤细胞的一类药物。这种药物经由静脉注入人体内，药效分
子集中作用于肿瘤细胞，既增强疗效又减少对机体的毒副作用。放射性同位
素与抗体的偶联物在体内能将前者运至药靶部位，并通过其放射性活性杀伤
靶细胞，还可通过 X 射线照相机拍摄核素放射线图像，用于体内治疗和定位
诊断。抗体与生物毒素交联制备的偶联物称为免疫毒素。免疫毒素基于抗体
部分对相应抗原的特异识别作用及毒素部分具有的细胞毒作用，对肿瘤细胞
具有杀伤效应。

第二节 补 体 系 统

补体（complement，C）是存在于人或动物血清及组织液中的一组不耐热、经活化

后具有酶活性的蛋白质，能辅助和补充抗体完成免疫作用，又称补体系统。

一、补体系统的组成与特点

（一）补体系统的组成

补体系统包括 30 余种组分，按其生物学功能可分为三类：

1. 补体固有成分　存在于体液中、参与补体激活的成分，包括：参与经典激活途径的 C1q、C1r、C1s、C4、C2；参与旁路激活途径的 B 因子、D 因子、P 因子；参与甘露聚糖结合凝集素激活途径（MBL 途径）的 MBL、MBL 相关丝氨酸酶（MASP）；补体活化的共同组分 C3、C5 ~ C9。

2. 补体调节蛋白　以可溶性或膜结合形式存在，通过调节补体激活途径中的关键酶而控制补体活化的强度和范围，包括 H 因子、I 因子等。

3. 补体受体　存在于细胞膜表面，通过与补体活性片段结合而介导多种生物学效应的受体分子，主要有 CR1 ~ CR5、C3aR、C5aR 等。

补体系统参与经典激活途径的固有成分按其被发现的先后分别命名为 C1、C2、C3 ~ C9，但其激活顺序却为 C1 – C4 – C2 – C3 – C5 – C6 – C7 – C8 – C9。其他成分以英文大写字母表示，如 B 因子、D 因子、H 因子等。补体活化后的裂解片段在该成分符号后面附加小写英文字母表示，如 C3a、C3b 等。具有酶活性的成分或复合物在其符号序数上划一横线表示，如 $\overline{C5b678}$ 等。

（二）补体的生物学特点

1. 含量相对稳定，占血清总蛋白的 5% ~ 6%，不因免疫而增强，在某些疾病情况下可有波动。

2. 不同种动物血清中补体含量不一致，豚鼠中补体含量最多，活性最强。

3. 通常以无活性的酶原形式存在，但补体性质极不稳定，尤其对热敏感，加热 56℃、30 分钟可被灭活。

4. 室温下很快失活，0℃ ~10℃其活性仅能保持 3 ~ 4 天，故补体活性相关标本应尽快检测或保存在 –20℃以下。

5. 补体激活后导致一系列生物活性反应，可辅助抗体消灭病原微生物。

二、补体系统的激活

补体系统在生理情况下通常以非活化的形式存在。受到某些激活因子作用后，可通过级联酶促反应激活补体，产生多种生物学效应。补体的激活途径有三条，即经典途径、旁路途径和 MBL 途径（图 3 – 6）。

（一）经典途径

激活物主要是与抗原结合的 IgG、IgM 分子。另外，C – 反应蛋白、细菌脂多糖、某

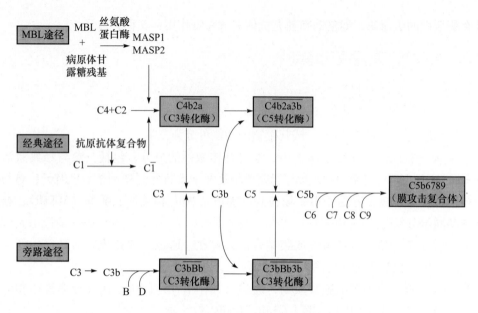

图 3-6　补体活化的三条途径

些病毒蛋白等也可作为经典途径的激活物。经典途径指激活物与 C1q 结合，顺序活化 C1r、C1s、C2、C4、C3，形成 C3 转化酶与 C5 转化酶的过程。经典途径的激活过程可分为识别、活化和膜攻击三个阶段。

（二）旁路激活途径

旁路激活途径又称替代激活途径，主要激活物是某些细菌的细胞壁成分、酵母多糖、葡聚糖、凝聚的 IgA 和 IgG4 等物质。无 C1、C4、C2 参加，而由微生物或外源异物直接激活 C3，在 B 因子、D 因子、P 因子等的参与下，形成 C3 转化酶与 C5 转化酶的过程。这种途径不依赖抗体，故可在感染早期有效发挥免疫防御作用。

（三）MBL 激活途径

MBL 途径又称凝集素途径，是由血浆中的甘露聚糖结合凝集素（mannose binding lectin，MBL）直接识别多种病原微生物表面的某些糖结构，依次活化丝氨酸蛋白酶、C4、C2、C3，形成与经典激活途径相同的 C3 转化酶与 C5 转化酶的过程。MBL 途径的主要激活物是多种病原微生物表面的某些糖结构，如甘露糖、岩藻糖、半乳糖残基等。

共同末端通路

共同末端通路是形成**攻膜复合物**（membrane attack complex，MAC），最终裂解靶细胞的阶段。补体激活的 3 条途径在此阶段的反应过程完全相同。

C5 转化酶裂解 C5 为 C5a 和 C5b，C5b 结合在细胞表面，依次与 C6、C7 结合为 C 5b67 复合物并嵌入脂质双层中，继而与 C8 结合形成 C 5b678 复合物。该复合物可促进 12～15 个 C9 分子与其联结形成 C 5b6789n，即攻膜复合物 MAC 插入细胞膜，形成管状亲水性跨膜孔道，最终导致细胞溶解。

三、补体系统的生物学作用

补体活化的共同末端效应是在细胞膜上组装 MAC，介导细胞溶解作用；同时，补体活化过程中生成的多种裂解片段，可介导多种生物学作用。

（一）溶解细胞作用

补体系统激活后在靶细胞表面形成的 MAC 可导致细胞崩解，这种机制是机体发挥抗感染免疫作用的重要方面。生物效应为：参与宿主抗细菌（主要是 G⁻ 细菌）、抗病毒（包膜病毒）及抗寄生虫感染；参与机体抗肿瘤免疫机制；某些病理情况下引起机体自身细胞溶解，导致组织损伤与疾病（如输血反应及自身免疫病等）。

（二）调理作用

补体激活产生的 C3b、C4b 等与细菌及颗粒性抗原物质结合，通过与吞噬细胞表面相应的补体受体结合，可促进吞噬细胞对颗粒性抗原的吞噬，称为补体的调理作用。调理作用可能是机体抵御全身性细菌和真菌感染的主要机制之一。

（三）清除免疫复合物作用

清除免疫复合物作用也称免疫黏附作用，其机制为：免疫复合物激活补体后产生的 C3b 可结合于免疫复合物上，再与红细胞、血小板表面 C3b 受体结合，三者形成大分子复合物，通过血流被转运至肝脏、脾脏，免疫复合物被巨噬细胞吞噬、清除。

（四）炎症介质作用

补体活化过程中产生多种具有炎症介质作用的片段，如 C3a、C4a 、C5a。①过敏毒素作用：C3a、C5a 可与肥大细胞、嗜碱性粒细胞表面相应受体结合，使细胞脱颗粒，释放组胺、白三烯等多种生物活性介质，促进血管平滑肌收缩、血管通透性增加，介导局部炎症反应；②趋化作用：C5a 可激活中性粒细胞，促进中性粒细胞黏附和趋化，使中性粒细胞向炎症部位聚集，加强吞噬细胞对病原体的吞噬和消除，引起炎症反应。

可见，补体系统具有广泛的生物学效应，维持机体内环境的稳定。补体系统既是固有免疫的重要组分，又是特异性体液免疫应答的重要效应机制，还参与并调节适应性免疫应答过程。

第三节　细 胞 因 子

细胞因子（cytokine，CK）是活化的免疫细胞或其他非免疫细胞合成与分泌的一类具有广泛生物学效应的小分子蛋白质。细胞因子作为细胞间信号传递分子，主要发挥调节免疫应答、免疫细胞分化发育、组织修复、介导炎症反应、刺激造血功能等作用。

一、细胞因子的共同特点

细胞因子一般为可溶性蛋白质，通过结合细胞表面相应受体发挥生物学效应。其作用方式有自分泌、旁分泌和内分泌。其作用特点有：

1. 多效性 一种细胞因子可作用于不同细胞，发挥不同生物学作用。

2. 高效性 在较低浓度（pg/mL）即可发挥生物学效应。

3. 重叠性 几种不同的细胞因子可作用于同一靶细胞，产生相同或相似的生物学效应。

4. 协同性 一种细胞因子可增强其他细胞因子的功能。

5. 拮抗性 一种细胞因子可抑制其他细胞因子的功能。

二、细胞因子的种类及功能

按其来源不同，由淋巴细胞产生的细胞因子称淋巴因子，由单核吞噬细胞产生的细胞因子称单核因子。根据结构和功能，常见的细胞因子有6大类。

1. 白细胞介素（interleukin，IL） 白细胞介素是一组介导白细胞间相互作用的细胞因子。最初发现由白细胞产生，故命名为白细胞介素。虽然白细胞以外的其他细胞也可产生 IL，但仍沿用此命名。目前已命名了 38 种白细胞介素（IL-1～IL-38）。

2. 干扰素（interferon，IFN） 干扰素因其具有干扰病毒复制的作用而得名，是具有抗病毒、抗肿瘤及免疫调节等生物学功能的糖蛋白。根据来源和理化性质不同，IFN 分为 I 型和 II 型。I 型干扰素包括 IFN-α 和 IFN-β，主要由病毒感染细胞产生；II 型干扰素即 IFN-γ，主要由活化的 T 细胞及 NK 细胞产生。不同 IFN 的生物活性相似，具有抗病毒、抗肿瘤及免疫调节作用。

3. 肿瘤坏死因子（tumor necrosis factor，TNF） 肿瘤坏死因子因能造成肿瘤组织出血、坏死而得名。TNF 具有调节免疫应答、杀伤靶细胞及诱导细胞凋亡等作用，临床应用多种肿瘤中晚期患者有一定疗效，但毒副作用较大。

4. 集落刺激因子（colony stimulating factor，CSF） 集落刺激因子能刺激多能造血干细胞和不同分化阶段的造血细胞增殖、分化。CSF 主要包括粒细胞集落刺激因子（G-CSF）、巨噬细胞集落刺激因子（M-CSF）、粒细胞-巨噬细胞集落刺激因子（GM-CSF）、红细胞生成素（EPO）、血小板生成素（TPO）等。此外，IL-3 等也具有集落刺激因子的作用。

5. 生长因子（growth factor，GF） 生长因子是一类可促进相应细胞生长和分化的细胞因子，如表皮生长因子（EGF）、血管内皮生长因子（VEGF）、转化生长因子（TGF-β）和成纤维细胞生长因子（FGF）等。

6. 趋化因子（chemokine） 趋化因子是一类对不同细胞具有趋化效应的细胞因子，能结合内皮细胞表面，吸引中性粒细胞、单核细胞、淋巴细胞到感染部位清除抗原。

拓展阅读

细胞因子的临床应用

细胞因子在临床上的应用目前主要有两个方面：

（1）促进造血与免疫功能重建 在放射性骨髓损伤、肿瘤放疗及化疗后及骨髓移植后，机体的免疫功能十分低下，极易受细菌、病毒及其他致病因子的感染。大多数细胞因子除作用于成熟的免疫细胞，参与免疫应答的调节外，还具有促进骨髓干细胞增殖、分化及促进 T 细胞在胸腺内发育的作用。如 CSF、EPO、IL-3、IL-6、IL-7、IL-9、干细胞因子（SCF）等都可刺激不同的造血干细胞的增殖分化。不同细胞因子之间可协同促进造血与免疫功能的重建。

（2）恶性肿瘤的治疗 一些细胞因子，如 TNF 本身就有杀肿瘤细胞的作用。但大多数细胞因子本身并不能杀伤肿瘤细胞，但可通过增强免疫系统的功能来抑制肿瘤的生长。IL-2、IL-4、IL-6、IFN-γ 等都有这种作用。但细胞因子单独应用，需大剂量，毒副作用强，因此目前认为细胞因子联合应用或细胞因子与抗肿瘤药物联合应用，可以提高肿瘤的治疗效果，减少副作用。

第四节 其他免疫分子

一、人类主要组织相容性复合体

主要组织相容性复合体（major histocompatibility complex，MHC）是编码主要组织相容性抗原的一组紧密连锁的基因群，其编码产物为 MHC 分子或 MHC 抗原。MHC 的生物学功能不仅是引起移植物排斥，更重要的是在诱导、启动适应性免疫应答过程中起重要作用。哺乳动物都有 MHC，人的主要组织相容性抗原首先在白细胞表面发现，故又称**人类白细胞抗原**（human leukocyte antigen，HLA）。本部分主要介绍人类 MHC 即 HLA 复合体及其编码产物 HLA 分子。

（一）HLA 复合体及其遗传特征

1. HLA 复合体 HLA 复合体位于人第 6 号染色体短臂，其基因数量众多，按其产物的功能分为 HLA-Ⅰ类、HLA-Ⅱ类和 HLA-Ⅲ类基因区（图 3-7）。各类基因区所编码的分子也相应的称为 HLA-Ⅰ类、HLA-Ⅱ类和 HLA-Ⅲ类分子（或Ⅰ类、Ⅱ类和Ⅲ类抗原）。HLA-Ⅰ类和 HLA-Ⅱ类分子具有抗原提呈功能，直接参与 T 细胞的激活和分化，调控特异性免疫应答。Ⅲ类基因位于Ⅰ、Ⅱ类基因之间，主要基因编码产物有血清补体成分、肿瘤坏死因子和热休克蛋白等。

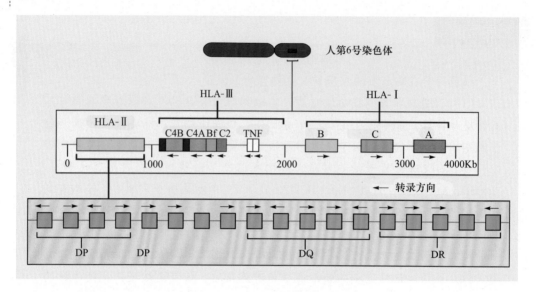

图 3 – 7　HLA 复合体结构示意图

2. HLA 复合体的遗传特征

（1）多态性　多态性是指在一个随机婚配的群体中，染色体上同一基因座位具有两个以上等位基因，可能编码两种以上基因产物的现象。HLA 复合体是目前所知人体多态性最丰富的基因系统，每一个基因座位均存在众多的复等位基因，当随机婚配时，复等位基因可随机组合。此外，这些基因均为共显性基因，更增加了人群中 HLA 表型的多样性。人群中除同卵双生外，无关个体间 MHC 完全相同的可能性极小。

（2）单元型遗传和连锁不平衡性　单元型指 MHC 在一条染色体上不同座位等位基因的特定组合。HLA 复合体是一组紧密连锁的基因群，在遗传过程中，很少发生染色体的交换，而是作为一个完整的遗传单位由亲代传给子代。此遗传特点可用于器官移植时选择供者及法医的亲子鉴定。

HLA 复合体等位基因在人群中都以一定的频率出现，并非完全随机分布。某些等位基因同时出现在一条染色体上的机率高于随机出现的频率，称为连锁不平衡。

（二）HLA 分子的结构、分布和功能

1. HLA 分子的结构　HLA – Ⅰ类分子和 HLA – Ⅱ类分子结构各异。HLA – Ⅰ类分子的抗原结合槽是由一条肽链构成的封闭结构，接纳抗原肽的长度较小，一般为 8 ~ 11个氨基酸残基。HLA – Ⅱ类分子的抗原结合槽是两条肽链构成的开放结构，接纳抗原肽的长度较大，一般为 8 ~ 30 个氨基酸残基（图 3 – 8）。

2. HLA 分子的分布　HLA – Ⅰ类分子广泛分布于所有有核细胞表面，参与对内源性抗原（包括病毒抗原或肿瘤抗原）的加工、处理和提呈，其分布广泛具有重要生物学意义。

HLA – Ⅱ类分子分布相对局限，表达于专职抗原提呈细胞（包括巨噬细胞、树突状细胞、B 细胞）、胸腺上皮细胞和活化的 T 细胞表面，主要参与对外源性抗原（如胞外

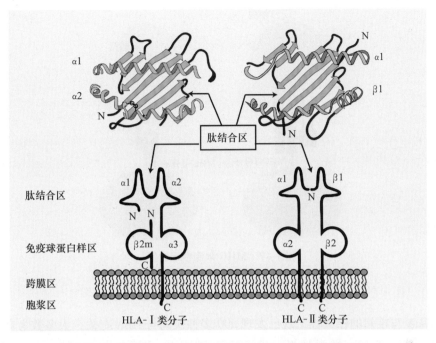

图 3 - 8 HLA - Ⅰ类和 HLA - Ⅱ类分子结构示意图

寄生的病原体）的加工、处理和提呈。

（三）HLA 分子的功能

1. 参与对抗原的处理和提呈

（1）对内源性抗原的处理和提呈 在细胞浆中，内源性抗原如肿瘤抗原经蛋白酶体处理后，转移到内质网中进一步加工修饰成为抗原肽并与 HLA - Ⅰ类分子结合，形成稳定的 HLA - 抗原肽复合物，表达于细胞表面，提呈给 CD8$^+$T 淋巴细胞识别。

（2）对外源性抗原的处理和提呈 外源性抗原进入机体，被抗原提呈细胞吞噬处理，成为抗原肽并与 HLA - Ⅱ类分子结合，形成稳定的 HLA - 抗原肽复合物，表达于细胞表面，提呈给 CD4$^+$T 细胞识别。

2. 参与免疫细胞间的相互作用 在 CTL 杀伤被病毒感染的靶细胞时，除识别细胞表面的抗原决定基外，还必须识别靶细胞上的 MHC 分子，这一现象称为 MHC 限制性。不仅 CTL - 靶细胞之间，抗原提呈细胞 - Th、Th - B 及 Th - CTL 之间的相互作用也受同样限制。MHC 限制性的实质是具有相同 MHC 表型的免疫细胞间才能有效地相互作用（图 3 - 9）。

3. 参与 T 细胞的分化过程 MHC 抗原参与早期 T 细胞在胸腺的分化及成熟过程。早期 T 细胞必须与表达 MHC - Ⅰ类或Ⅱ类分子的胸腺上皮细胞接触才能分别分化成 CD8$^+$或 CD4$^+$T 细胞，这种选择称为阳性选择，使 T 细胞获得了 MHC 限制性。对自身组织成分发生反应的 T 细胞克隆被清除，或处于无应答状态，产生自身免疫耐受，这种选择称为阴性选择。

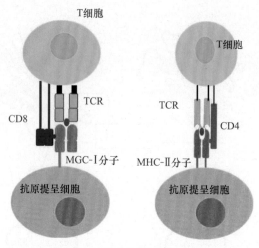

图 3 - 9　MHC 限制性示意图

（四）HLA 的临床意义

1. HLA 与疾病的相关性　现已发现 500 多种疾病与 HLA 有关，大多数为自身免疫病（表 3 - 1）。如强直性脊柱炎，患者携带有 HLA - B27 抗原的阳性率高达 58% ~ 97%，而健康人群仅为 1% ~ 8%。研究 HLA 与疾病的相关性有助于对疾病的诊断和发病机制的研究。

表 3 - 1　HLA 分子关联的一些自身免疫病

疾病	HLA 分子	相对风险率（RR）
强直性脊柱炎（AS）	B27	55 ~ 376
胰岛素依赖性糖尿病（IDDM）	DR3/DR4	25
乳糜泻（CD）	DR3	10.8
系统性红斑狼疮（SLE）	DR3	5.8
类风湿性关节炎（RA）	DR4	4.2

2. HLA 分子的异常表达和临床疾病　所有有核细胞表面表达 HLA - Ⅰ类分子，但许多恶变细胞表面 HLA - Ⅰ类分子的表达密度降低或缺失，或 HLA 特异性改变，影响 CTL 细胞的有效识别，从而造成恶变细胞逃避 CTL 细胞的免疫监视作用，导致肿瘤的发生。原本不表达 HLA - Ⅱ类分子的细胞如被诱导表达 HLA - Ⅱ类分子，可导致自身免疫病的发生（表 3 - 2）。

表 3 - 2　HLA - Ⅱ类分子异常表达的自身免疫病

自身免疫病	异常表达 HLA - Ⅱ类分子的细胞
胰岛素依赖性糖尿病	胰岛 b 细胞
乳糜泻	肠道细胞
萎缩性胃炎	胃壁细胞
原发性胆管肝硬化	胆管上皮细胞
Graves 病	甲状腺上皮细胞

3. HLA 与器官移植 器官移植的成败关键在于供、受者之间组织相容性。确定组织相容性程度涉及到对供、受者分别进行 HLA 分型和交叉配型。在群体中，HLA 基因具有高度的多态性，同时连锁不平衡现象的存在，要在无亲缘关系人群中寻找 HLA 相同的器官移植供体十分困难。个体骨髓库、脐血库的建立及 HLA 相关检测技术的发展提高了器官选择的准确性。

4. HLA 与亲子鉴定和法医学 HLA 为单倍型遗传，子代 HLA 基因型是由双亲各一个单倍型组成，亲代与子代之间必然有一个单倍型相同，故 HLA 可被用于亲子鉴定。由于 HLA 基因的多基因性和多态性，两个无亲缘关系的个体间 HLA 等位基因完全相同的概率几乎为零，故 HLA 在法医学上被用于个体身份鉴别。

二、白细胞分化抗原和黏附分子

免疫应答过程有赖于免疫细胞间的相互作用，包括细胞间直接接触及通过分泌细胞因子或其他生物活性分子介导的作用。其中，细胞表面的功能分子，包括多种白细胞分化抗原、受体和黏附分子等。

（一）白细胞分化抗原

白细胞分化抗原是首先在人类白细胞表面发现的**分化群**（cluster of differentiation，CD）抗原。即白细胞在分化成不同谱系及分化成熟的不同阶段及活化过程中，逐渐出现或消失的细胞表面标记分子。白细胞分化抗原种类繁多，广泛表达于多种细胞表面（如白细胞、不同分化阶段的淋巴干细胞、红细胞系等），参与细胞生长、成熟、分化、发育、迁移、激活等生理及病理过程，还可作为表面标志用于细胞的鉴定和分离。以单克隆抗体检测方式，将来自国际不同实验室报道的同一分化抗原归为一个分化群。CD 后的序号代表一个（或一类）分化抗原分子。目前 CD 已编号至 363。

白细胞分化抗原在免疫应答的识别、活化及效应阶段均发挥重要作用，包括抗原摄取和提呈，促进免疫细胞与抗原或免疫分子间的相互作用，介导免疫细胞间、免疫细胞与基质间黏附作用，启动相关的跨膜信号转导等。例如 T 细胞表面的 CD3 参与 TCR 识别抗原后的信号转导，CD4 和 CD8 是 TCR 的共受体，并参与 TCR 信号转导。

（二）黏附分子

黏附分子（adhesion molecule，AM）是一类介导细胞与细胞、细胞与细胞外基质间相互接触和黏附作用的分子。黏附分子以受体－配体结合的形式发挥作用，使细胞与细胞间或细胞与基质间发生黏附，参与细胞的识别、活化、信号转导、增殖分化及移动，是免疫应答、炎症发生、凝血、伤口修复、肿瘤浸润和转移等一系列重要生理和病理过程的分子基础。

黏附分子属于白细胞分化抗原，大部分黏附分子已有 CD 编号，部分暂无 CD 编号。

1. 黏附分子的分类 按黏附分子的结构特点可将其分为整合素家族、选择素家族、免疫球蛋白超家族、黏蛋白样家族、钙黏蛋白家族，此外还有一些尚未归类的黏附分子。①**整合素家族**（integrin family）是一组细胞表面糖蛋白受体，广泛分布于组织细胞，可介导细胞与细胞外基质的黏附，使细胞得以附着而形成整体。此外，整合素还具有多种生物学作用，如参与免疫细胞间的黏附，介导白细胞与血管内皮细胞的黏附，调节机体生长、发育，参与伤口修复及血栓形成等。②**免疫球蛋白超家族**（immunoglobulin superfamily，IgSF）是具有与 Ig 相似的结构特征，即具有 1 个或多个 IgV 区样或 C 区样结构域，其氨基酸组成也与 Ig 有一定同源型的黏附分子。IgSF 主要介导 T 细胞 – B 细胞、T 细胞 – APC/靶细胞间的相互识别与作用，是参与抗原识别或细胞间相互作用的分子。③**选择素**（selectin）主要表达于白细胞、活化的血管内皮细胞和血小板表面，在白细胞与内皮细胞、炎症发生及淋巴细胞归巢中发挥重要作用。

2. 黏附分子的免疫生物学作用

（1）参与免疫细胞的发育和分化　胸腺细胞表面 CD2 和 LFA – l 分别与胸腺上皮细胞表面 LFA – 3 和 ICAM – l 分子间的相互作用对胸腺细胞的发育成熟发挥了重要作用。

（2）参与免疫突触的构成　免疫突触是 T 细胞与 APC、B 细胞与辅助性 T 细胞间相互作用的主要方式，其中黏附分子是构成免疫突触的基本组分，为细胞间提供了相互作用的基础，而且还为初始 T 细胞完全活化提供了必要的辅助性活化信号，被称之为协同刺激（第二）信号。

（3）介导炎症过程　黏附分子是炎症过程中白细胞穿越血管内皮细胞，向炎症部位定向游走的分子基础。

（4）参与淋巴细胞归巢（lymphocyte homing）　淋巴细胞归巢是淋巴细胞的定向游动，包括淋巴干细胞向中枢淋巴器官归巢、成熟淋巴细胞向外周淋巴器官归巢、淋巴细胞再循环、淋巴细胞向炎症部位迁移。其分子基础是黏附分子与血管内皮细胞上相应黏附分子相互作用，从而介导淋巴细胞黏附并穿越淋巴结高内皮小静脉管壁回归至淋巴结，继而又经淋巴管、胸导管入血，进行淋巴细胞再循环。

此外，多种黏附分子也参与凝血及伤口修复过程；钙黏附素等参与胚胎发育过程中的细胞黏附与有序结合，对胚胎细胞发育形成组织和器官发挥至关重要的作用。

复习思考题

1. 名词解释：免疫球蛋白　抗体　补体　MHC　HLA　白细胞分化抗原
2. 试述免疫球蛋白的基本结构和生物学功能。
3. 试述免疫球蛋白 IgG、sIgA、IgM 的特性及功能。
4. 补体有哪些生物学作用？
5. 细胞因子 IL、IFN 和 TNF 的主要生物学作用是什么？
6. 试述 HLA 的临床意义。

第四章 免疫细胞

 学习目标

掌握 免疫细胞的分类；NK 细胞、抗原提呈细胞的特征和功能；T、B 细胞的表面标志、亚群及功能。

熟悉 参与固有免疫的淋巴细胞。

了解 单核 – 吞噬细胞系统的组成。

免疫细胞是指参与免疫应答或与免疫应答有关的细胞及其前体，按其作用机制分为固有免疫细胞和适应性免疫细胞。

第一节 固有免疫细胞

固有免疫细胞包括吞噬细胞、树突状细胞、自然杀伤细胞、γδ T 细胞、B1 细胞、肥大细胞、嗜碱性粒细胞等。固有免疫细胞不表达特异性抗原识别受体，参与非特异性抗感染、抗肿瘤等免疫保护过程，同时参与适应性免疫应答的启动和效应过程。

一、吞噬细胞

吞噬细胞通常包括单核 – 吞噬细胞系统和中性粒细胞。

（一）单核 – 吞噬细胞系统

单核 – 吞噬细胞系统包括骨髓中前单核细胞、外周血中单核细胞和各种组织内巨噬细胞。其胞质内有多种溶酶体，溶酶体内有过氧化物酶、酸性磷酸酶、溶菌酶等多种酶类物质。

1. 来源与分化 单核 – 巨噬细胞系统由骨髓中髓样干细胞分化而来。髓样干细胞在某些细胞因子作用下发育为前单核细胞，进而发育为单核细胞，并不断进入血流。从骨髓进入血液后，单核细胞短暂停留（数小时至数日），移行至全身各组织器官内，发育成熟为巨噬细胞，一般不再返回血流。巨噬细胞可在组织间隙中自由移动，成为游走的巨噬细胞，或在组织中定居。巨噬细胞在不同器官组织中名称不同（表 4 – 1）。

表 4 - 1　正常组织中的单核 - 吞噬细胞

部位	细胞名称
骨髓	髓样干细胞→单核母细胞→前单核细胞→进入血液
血液	单核细胞→进入组织
组织	Kupffer 细胞（肝）、肺泡巨噬细胞、腹腔和胸腔巨噬细胞、游走及固定巨噬细胞（淋巴结、脾、骨髓）、破骨细胞（骨）、小胶质细胞（神经系统）、朗格汉斯细胞（皮肤）、滑膜 A 型细胞（关节）

2. 表面标志

（1）模式识别受体　主要有甘露糖受体、清道夫受体、Toll 样受体等，可介导巨噬细胞对病原体的识别和吞噬作用。

（2）表面抗原　巨噬细胞表面表达 MHC - Ⅰ/Ⅱ类分子，以Ⅱ类分子为主。

（3）调理性受体　IgG Fc 受体可通过与 IgG Fc 段结合完成调理吞噬作用及 ADCC 作用；补体受体可通过与 C3b 结合，参与调理作用及免疫黏附作用。

此外，巨噬细胞还表达协同刺激分子受体，参与 T 细胞活化的第二信号形成；多种与趋化和活化有关的细胞因子受体，在趋化/活化性细胞因子作用下，有效地发挥抗感染免疫作用。

3. 巨噬细胞的生物学功能

（1）吞噬杀伤作用　巨噬细胞可以有效吞噬病原微生物、不溶性颗粒抗原和内源性物质。巨噬细胞首先在趋化因子作用下向炎症灶或抗原侵入的部位趋化，然后与抗原发生黏附，并伸出伪足包围被黏附的抗原，继而伪足融合、内陷形成内体。内体再与溶酶体融合形成吞噬溶酶体，使病原体等异物被溶菌酶和蛋白水解酶等水解消化，最后通过胞吐作用清除裂解后的小分子物质，或通过复杂的加工过程将其提呈给 T 细胞。

巨噬细胞膜表达 Fc 受体和补体受体，通过抗体或补体增强吞噬功能，发挥调理作用。

（2）加工递呈抗原启动适应性免疫应答　巨噬细胞通过摄取、加工和处理抗原，与 MHC Ⅱ类分子形成复合物表达于细胞表面，提呈给 CD4$^+$T 细胞。同时，巨噬细胞通过其表面的黏附分子，与 T 细胞结合，产生协同刺激信号，启动免疫应答。

（3）参与炎症反应　巨噬细胞可分泌多种炎性细胞因子，例如 IL - 8 可趋化和激活中性粒细胞，促进局部炎症反应，TNF - α 可激活血管内皮细胞和淋巴细胞，增加血管通透性。

（4）免疫调节作用　巨噬细胞可分泌释放 IL - 1、IL - 12、IFN - γ、TNF - α 等多种细胞因子，对免疫应答进行正或负调节。

此外，活化的巨噬细胞可分泌补体成分（如 C1 ~ C9、B 因子）、凝血因子（如凝血因子Ⅴ、凝血酶原）等。

（二）中性粒细胞

中性粒细胞占白细胞总数的 60% ~ 70%，来源于骨髓的造血干细胞，在骨髓中分化发育后，进入血液。其特点是产生快（1×10^7 个/分钟），存活近 2 ~ 3 天。中性粒细胞胞浆内含有两种颗粒，即直径较大的嗜天青颗粒和较小的特殊颗粒。嗜天青颗粒是一种溶酶体，能杀死、消化细菌和异物。特殊颗粒是一种分泌颗粒，内含碱性磷酸酶、溶菌酶、吞噬素等，吞噬素也称防御素，具有杀菌作用。中性粒细胞膜表面还有趋化因子受体、IgG Fc 受体和补体 C3 受体等。

中性粒细胞具有很强的趋化和吞噬功能，其吞噬对象以细菌为主，也吞噬异物。当机体某一部位受到细菌侵犯时，中性粒细胞膜表面的趋化因子受体对机体释放的中性粒细胞趋化因子具有趋化性，能以变形运动穿出毛细血管，聚集到感染部位，对入侵的病原体进行吞噬杀伤和清除。因其表面有 IgG Fc 受体或补体 C3 受体，亦可通过调理作用或 ADCC 作用，使其吞噬杀菌能力显著增强。中性粒细胞在吞噬、处理了大量细菌后，自身死亡成为脓细胞。

二、树突状细胞

树突状细胞（dendritic cells，DC）是已知功能最强大的专职抗原提呈细胞，因成熟细胞表面有许多树突状突起而得名。DC 来源于体内多能造血干细胞，主要分为髓系 DC 与淋巴系 DC；按发育程度又分为未成熟 DC 和成熟 DC。未成熟 DC 广泛分布于各个组织器官，具有极强的吞噬抗原能力，在摄取、加工抗原或受到某些因素刺激时即分化为成熟 DC。成熟 DC 的主要功能是抗原提呈与免疫激活作用。成熟的 DC 是体内唯一能诱导初始 T 细胞活化的抗原提呈细胞，由接触抗原的外周组织迁移进入次级淋巴器官后，表面高表达 MHC Ⅰ/Ⅱ分子和协同刺激分子等，与初始 T 细胞接触并激发适应性免疫应答，诱发特异性的细胞毒性 T 淋巴细胞的抗肿瘤等免疫效应。基于 DC 以上特征，目前以 DC 为基础的肿瘤疫苗治疗恶性肿瘤的研究进展迅速，部分研究已应用于临床生物治疗。

同时，DC 细胞还可通过识别、摄取和加工抗原，参与固有免疫，通过分泌细胞因子和趋化因子发挥免疫调节作用。

三、自然杀伤细胞

自然杀伤细胞（natural killer cell，NK 细胞）来源于骨髓淋巴样干细胞，其分化、发育依赖于骨髓微环境，主要分布于骨髓、外周血、肝、脾、肺和淋巴结。NK 细胞不同于 T、B 细胞，是一类无需预先致敏就能非特异性杀伤肿瘤细胞和病毒感染细胞的淋巴细胞。

（一）NK 细胞的表面标志

NK 细胞表面标志多为其他免疫细胞共有，缺少特征性的标志。目前将具有 CD56$^+$、CD16$^+$、TCR$^-$、mIg$^-$ 表型的淋巴样细胞鉴定为人 NK 细胞。

（二）NK 细胞的表面受体

NK 细胞表面具有低亲和性 IgGFc（FcγRⅢ，CD16）受体，能定向杀伤与 IgG 抗体结合的靶细胞，称其为抗体依赖细胞介导的细胞毒作用（ADCC）。

NK 细胞可杀伤病毒感染细胞和肿瘤细胞，而对机体正常自身细胞则无细胞毒作用，表明其具有识别正常和异常组织的能力。这种能力依赖于 NK 细胞表面的两种与杀伤功能相关的受体，即活化性杀伤受体和抑制性杀伤受体。正常情况下，NK 细胞表面杀伤抑制受体识别机体组织细胞表达的 MHC Ⅰ类分子，表现为 NK 细胞失活，不损伤自身组织细胞。而病毒感染细胞和肿瘤细胞表面 MHC Ⅰ类分子表达减少、缺失，或结构发生异常，可使 NK 细胞抑制受体功能丧失，相应地表现为活化受体的作用占主导地位，使 NK 细胞活化，并通过释放穿孔素、颗粒酶等途径杀伤病毒感染细胞和肿瘤细胞。

（二）NK 细胞的生物学功能

NK 细胞通过自然杀伤作用、ADCC 作用，释放穿孔素、颗粒酶及细胞因子等途径发挥抗感染、抗肿瘤的作用。此外，活化的 NK 细胞可分泌 IL-2、IFN-γ 和 GM-CSF 等细胞因子影响机体免疫功能，发挥免疫调节作用。

四、其他参与固有免疫的淋巴细胞

近年来发现，参与固有免疫的淋巴细胞还包括 B1 细胞、γδT 细胞和 NKT 细胞。

（一）B1 细胞

B1 细胞为 CD5$^+$B 细胞，占 B 细胞总数的 5%，具有自我更新能力，寿命较长，主要定居于腹腔、胸腔及肠壁固有层。其抗原识别谱较窄，主要识别某些细菌表面共有的多糖抗原（如细菌脂多糖）和某些变性的自身抗原，产生以 IgM 为主的低亲和性抗体，无免疫记忆。B1 细胞主要功能是参与腹腔、胸腔部位的非特异性免疫防御。

（二）γδT 细胞

γδT 细胞在胸腺中分化发育，主要分布于肠道、呼吸道及泌尿生殖道等黏膜和皮下组织，是重要的固有免疫细胞。其 TCR 识别抗原时不受 MHC 限制，可直接识别感染细胞表达的热休克蛋白、CD1 提呈的脂类抗原、某些磷酸化抗原（如细菌裂解产物）等，发挥皮肤黏膜局部早期抗感染免疫、清除肿瘤细胞和坏死细胞、免疫调节等作用。

（三）自然杀伤 T 细胞（NKT）

NKT 既表达 NK 细胞表面标志 CD56，也表达 T 细胞表面标志 TCRαβ 和 CD3，故称其为 NKT。NKT 细胞主要在胸腺内发育，分布于骨髓、胸腺和肝脏。NKT 细胞可直接识别靶细胞表面 CD1 提呈的磷脂和糖脂类抗原，迅速活化，通过分泌穿孔素、颗粒酶等途径杀伤某些肿瘤细胞和病原体感染的靶细胞。此外，NKT 也可通过分泌 IL-4 等细胞因子，参与体液免疫应答或细胞免疫应答，增强机体抗感染和抗肿瘤能力。

第二节　T 淋巴细胞和 B 淋巴细胞

T 淋巴细胞和 B 淋巴细胞是参与适应性免疫应答的淋巴细胞，T 淋巴细胞主要介导细胞免疫应答，B 淋巴细胞主要介导体液免疫应答。

一、T 淋巴细胞

T 淋巴细胞简称 T 细胞，来源于骨髓中的淋巴样干细胞，在胸腺微环境依赖其细胞因子作用分化、发育为成熟 T 细胞，随血液进入外周免疫器官定居。T 细胞可介导细胞免疫应答，也可辅助体液免疫应答，在适应性免疫应答中发挥重要作用。

（一）T 细胞表面分子

T 细胞表面标志包括表面受体和表面抗原，它们参与 T 细胞识别抗原、活化、增殖、分化及效应功能的发挥。其中，一些膜分子还是分离和鉴别 T 细胞的重要标志。

1. T 细胞受体（T cell receptor，TCR） TCR 为 T 细胞特异性识别抗原的受体，也是 T 细胞的特征性标志。TCR 与 CD3 分子以非共价键结合形成 TCR - CD3 复合物（图 4 - 1）。TCR 特异性识别抗原提呈细胞表面的抗原肽 - MHC 复合物，产生的活化信号由 CD3 分子传递至 T 细胞内。TCR 是由两条不同多肽链构成的异二聚体。

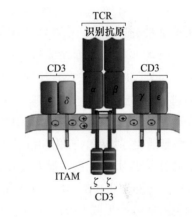

图 4 - 1　TCR - CD3 复合物模式图

2. 细胞因子受体（cytokine receptor，CKR） T 细胞表面表达多种 CKR，包括 IL - 1R、IL - 2R、IL - 4R、IL - 6R 等，可结合相应细胞因子，产生生物学效应。静止和活化 T 细胞表面 CKR 的数目及亲和力差别较大。如活化 T 细胞可表达高亲和力的 IL - 2R，使被抗原激活的 T 细胞对较低水平的 IL - 2 刺激也能产生增殖反应。

3. 其他表面受体 T 细胞表面还表达其他多种表面受体，如绵羊红细胞受体、丝裂原受体、补体受体、HIV 受体等。

4. MHC 抗原 所有 T 细胞均表达 MHC Ⅰ 类抗原，T 细胞被激活后可表达 MHC Ⅱ 类抗原。因此，MHC Ⅱ 类抗原可视为 T 细胞活化的标志。

5. CD 分子 CD 分子即分化抗原，是在细胞在分化过程中产生的。不同发育阶段、不同亚群的 T 细胞表面存在不同的 CD 抗原，它们在 T 细胞特异性识别抗原和激活过程中发挥不同的作用。①CD4 和 CD8：成熟 T 细胞只表达 CD4 或 CD8，据此可将 T 细胞分为 CD4$^+$T 细胞和 CD8$^+$细胞。T 细胞识别抗原肽 - MHC 复合物时，CD4 和 CD8 分别与 MHC Ⅱ 类和 MHC Ⅰ 类分子结合，辅助 TCR 识别抗原并参与 T 细胞活化信号的转导。②CD28：T 细胞表面重要的协同刺激分子受体，与抗原提呈细胞表面的 B7 结合产生协同刺激信号，使已经接受抗原刺激的 T 细胞充分活化进而增殖和分化。

（二）T 细胞亚群及功能

按照不同的分类方法，T 细胞可分为若干亚群。正常情况下，T 细胞总数及不同 T 细胞亚群的绝对数和比值在周围组织中相对稳定：T 细胞在胸导管淋巴液中占 90%、脾脏中约占 30%、淋巴结中约占 75%、末梢血中占 60% ~ 80%；外周血 CD4$^+$ 细胞和 CD8$^+$ 细胞比值为 1.5 ~ 2.0。若 T 细胞总数或不同 T 细胞亚群的绝对数和比值发生改变，可视为免疫异常，可能与某些疾病的发生和发展相关。

1. 根据 TCR 类型分类

（1）αβT 细胞　即通常所称的 T 细胞，占脾脏、淋巴结和循环 T 细胞的 95% 以上。如未特指，T 细胞均为 αβT 细胞。

（2）γδT 细胞　主要分布于皮肤和黏膜组织，多为 CD4$^-$CD8$^-$，是重要的固有免疫细胞（如第一节所述）。

2. 根据 CD 分子分类

（1）CD4$^+$T 细胞　60% ~ 65% 的 T 细胞表达 CD4 分子，其 TCR 识别抗原肽作用受 MHC II 类分子限制，活化后分化为 Th 细胞，但也有少数具有免疫抑制作用。

CD4$^+$T 细胞根据功能特征分类为 Th1、Th2、Th17、Treg。①Th1 细胞主要通过分泌 IL-2、IFN-γ、TNF 等细胞因子发挥细胞免疫效应，增强细胞介导的抗感染免疫，特别是抗细胞内寄生菌的感染。此外，Th1 也是迟发型超敏反应中的效应 T 细胞，故也称迟发型超敏反应 T 细胞。②Th2 细胞主要分泌 IL-4、IL-5、IL-10 等细胞因子辅助 B 细胞活化、增殖、分化和抗体的生成，增强 B 细胞介导的体液免疫应答。③Th17 细胞通过分泌 IL-17 参与固有免疫和某些炎症反应。④调节性 T 细胞（regulatory T cell, Treg）分泌 TGF-β、IL-10 等细胞因子抑制 CD4$^+$ 细胞和 CD8$^+$T 细胞的活化与增殖，对免疫应答产生调控效应。在多种免疫性疾病如自身免疫病、感染性疾病、器官移植、肿瘤等发生过程中，Treg 亦参与其发生过程。

（2）CD8$^+$T 细胞　30% ~ 35% 的 T 细胞表面表达 CD8 分子，其 TCR 识别抗原肽作用受 MHC I 类分子限制，活化后分化为细胞毒性 T 细胞，可特异性杀伤靶细胞，发挥抗病毒、抗肿瘤作用。

CD8$^+$T 细胞具有细胞毒性，又称细胞毒性 T 细胞（cytotoxic T lymphocyte, CTL）能特异性识别内源性抗原肽-MHC I 类分子复合物，通过分泌穿孔素、颗粒酶和 Fas/FasL 途径杀伤靶细胞（肿瘤细胞、病毒感染细胞等）。

3. 根据所处的活化阶段分类

（1）初始 T 细胞　指未接受过抗原刺激的成熟 T 细胞，参与淋巴细胞再循环，主要功能是识别抗原。在外周免疫器官接受抗原提呈细胞的抗原刺激后，活化、增殖分化为效应 T 细胞和记忆 T 细胞。

（2）效应 T 细胞　存活期短，是行使免疫效应的主要细胞。其主要功能是向外周炎症部位迁移，直接发挥免疫效应，不参与淋巴细胞再循环。

（3）记忆 T 细胞　具有记忆功能，存活期长，可达数年。接受相同抗原刺激后可迅速活化、增殖分化为效应 T 细胞，介导再次免疫应答。

二、B 淋巴细胞

B 淋巴细胞由骨髓内的淋巴样干细胞分化发育而来。成熟 B 细胞离开骨髓进入外周免疫器官定居，约占外周淋巴细胞总数的 20%。B 细胞接受抗原刺激后活化、分化为浆细胞，并产生特异性抗体，介导体液免疫应答。同时，B 细胞也是重要的抗原提呈细胞。

（一）B 细胞表面分子

B 细胞表面标志包括表面受体和表面抗原，它们参与识别抗原，活化、增殖、分化，以及抗体的产生，也是分离和鉴别 B 细胞的重要依据。

1. B 细胞抗原受体（B cell receptor，BCR）　即膜 Ig（membrance immunoglobulin，mIg），是 B 细胞与抗原结合的部位，也是 B 细胞特征性表面标志，它与 Igα/Igβ（CD79a/b）非共价结合形成复合物。BCR 特异性识别抗原后，Igα/Igβ 将特异性识别信号传递至细胞内，即 B 细胞活化的第一信号（图 4-2）。

2. 细胞因子受体（CKR）　多种细胞因子通过与 B 细胞表面相应受体结合，参与调节 B 细胞的活化、增殖和分化。B 细胞表面表达的 CKR 有 IL-1R、IL-2R、IL-4R、IL-5R 及 IFN-γR 等。

3. 其他表面受体　B 细胞表达补体受体 CR1 和 CR2。CR1 与相应配体结合后，可促进 B 细胞的活化；CR2 可作为 EB 病毒入侵的受体，与 EB 病毒选择性感染 B 细胞有关。B 细胞还表达 IgG Fc 受体，与免疫复合物结合后，抑制 B 细胞的分化和抗体产生。此外，B 细胞表面还可表达丝裂原受体，如细菌脂多糖受体等。

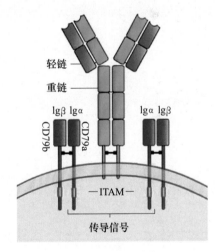

图 4-2　BCR-CD79a/b 复合物模式图

4. MHC 抗原　成熟的 B 细胞表面表达 MHC Ⅰ 和 Ⅱ 类分子，活化 B 细胞表面 MHC Ⅱ 类分子表达明显增多，能增强 B 细胞和 T 细胞间的黏附作用，是参与抗原提呈的重要成分。此外，MHC Ⅱ 类分子也参与 B 细胞的活化。

5. CD 分子　B 细胞表达多种 CD 分子，如 CD19、CD40，参与细胞间的识别和信号转导，介导 B 细胞的活化、增殖和分化。

（二）B 细胞亚群及功能

依据 B 细胞表面是否表达 CD5 分子，可将 B 细胞分为 B1（CD5$^+$）和 B2（CD5$^-$）两个亚群。

1. B1 细胞 B1 细胞的发生、分布、表型等方面具有不同于 B2 细胞的特点（参见本章第一节）。其主要功能有：①产生低亲和力的抗体，参与黏膜局部的抗菌免疫，构成机体免疫的第一道防线；②针对自身抗原产生抗体，与自身免疫病的发生有关。

2. B2 细胞 即通常所指的 B 细胞，出现较晚，数量较多，但寿命较短，主要定位于淋巴器官。成熟 B2 细胞多处于静止期，在抗原刺激及 Th 细胞辅助下，被激活为活化的 B 细胞，并最终分化为浆细胞。其主要功能有：①产生高亲和力抗体，参与体液免疫应答；②作为抗原提呈细胞，参与可溶性抗原（半抗原、大分子蛋白质、微生物抗原及自身抗原等）提呈；③产生细胞因子，参与免疫调节、炎症反应及造血过程等。

复习思考题

1. T、B 细胞表面有哪些重要表面分子？其功能是什么？
2. T 细胞有哪些亚群？分别有什么功能？
3. 专职抗原提呈细胞包括哪些？
4. 试述固有免疫细胞有哪些？

第五章　免疫应答

 学习目标

掌握　固有免疫应答和适应性免疫应答的概念、基本过程；抗体产生的一般规律。

熟悉　固有免疫应答的识别特点；适应性免疫应答的类型及其效应。

了解　免疫耐受与免疫调节的概念。

免疫应答（immune response）是机体免疫系统对抗原等物质刺激所产生的一系列反应以排除抗原性异物的生理过程。根据发生作用的时相、特点和应答机制的不同，免疫应答分为固有免疫应答和适应性免疫应答，二者共同构建机体免疫应答的格局，形成了互补协同效应，对机体的免疫防御缺一不可。免疫应答主要对机体产生生理性保护作用，有时也会造成病理性损伤，如超敏反应。

第一节　固有免疫应答

固有免疫是生物体在长期种系进化过程中逐渐形成的一种天然防御功能。固有免疫应答是指体内固有免疫细胞和固有免疫分子在遇到病原体或其他异物后，被迅速活化，并产生生物学效应，将其杀伤和清除的过程。固有免疫应答对外源性物质的清除作用是非特异性的，不形成免疫记忆，也不产生免疫耐受。

一、固有免疫屏障

固有免疫屏障是能维持内环境稳定和抵御病原体等有害物质入侵的保护性结构。

（一）皮肤黏膜屏障

皮肤黏膜屏障是指由完整和健康的皮肤及腔道黏膜形成的屏障，是防御各种病原体入侵人体的第一道防线。其作用机制表现在：

1. 物理屏障作用　完整的皮肤能有效阻挡病原体入侵，黏膜的机械阻挡作用虽相对较弱，但黏膜上皮细胞更新迅速，病原体因其快速更新脱落而不利于定植。有些黏膜上皮细胞具有的独特结构，如呼吸道上皮细胞的纤毛可以定向摆动，有助于病原体的定向排除等。

2. 化学屏障作用 皮肤和黏膜的分泌液具有杀菌抑菌作用，如汗液中的乳酸、皮脂腺分泌的不饱和脂肪酸及胃液中的胃酸等都对微生物有抑制和杀灭作用，构成了保护机体的化学屏障。

3. 生物屏障作用 定植在体表及体腔中的正常微生物群对入侵的病原体具有生物拮抗作用，具体包括：正常微生物与外籍菌争夺生态空间、竞争营养物质，以及产生代谢物质抑杀外籍菌等。

（二）血脑屏障

血脑屏障是指由脑毛细血管壁和包在壁外的神经胶质细胞形成的结构，能阻挡血液中的病原微生物和多种毒性大分子物质进入大脑或脑脊液，从而保护中枢神经系统。婴幼儿的血脑屏障发育尚不完善，是婴幼儿比成人容易发生颅内感染的主要原因。

（三）胎盘屏障

胎盘屏障由母体子宫内膜的基蜕膜和胎盘的绒毛膜组成，可阻止母体内的病原体和有害物质进入胎儿体内，保护胎儿免受感染和毒性物质损伤。该屏障在妊娠的前三个月发育尚不完善，孕妇感染风疹病毒等可导致胎儿畸形或流产。

二、固有免疫分子

固有免疫分子在病原体或异物进入机体 4 小时内即可迅速发挥作用。参与固有免疫应答的分子主要有补体系统、细胞因子、急性期蛋白、抗菌肽、溶菌酶等。

（一）补体系统

在细菌进入机体的早期阶段，抗体尚未产生，脂多糖、甘露糖残基等细菌成分作为激活物可激活补体（MBL 途径和旁路途径）。活化的补体发挥溶菌、溶细胞效应，同时介导炎症反应发生。

（二）细胞因子

细胞因子 TNF－α、IL－1β、IL－6、IL－8、IL－10、TGF－β 等具有炎症介质的作用。TNF－α 能激活中性粒细胞和淋巴细胞，使血管内皮细胞通透性增加，促使其他细胞因子合成和释放。IL－6 可诱导 B 细胞分化和产生抗体，并诱导 T 细胞活化、增殖和分化，参与机体的免疫应答，是炎症反应的促发剂。IL－8 是炎症细胞的主要趋化性因子，可趋化中性粒细胞、T 淋巴细胞和嗜酸性粒细胞，还可促进中性粒细胞脱颗粒，释放弹性蛋白酶。

（三）急性期蛋白

急性期蛋白是一类在感染早期受炎症性细胞因子诱导，在血清中浓度可迅速升高百倍的活性蛋白，如 C - 反应蛋白（C - reactive protein，CRP）、甘露聚糖结合蛋白等。急性期蛋白通常在感染后的短时间（数小时至数日）内迅速产生，主要参与炎症反应的发生和调节过程，直接或间接发挥抗微生物感染作用。

（四）抗菌肽

抗菌肽是广泛存在于动、植物体内，具有一定抗菌谱的小分子肽。它是哺乳动物抗感染防御中的重要成分。人体内防御素属于抗菌肽家族，抗菌谱广且抗菌活性强。

（五）其他抗病原体物质

1. 溶菌酶 一种低分子量不耐热的蛋白质，广泛存在于人体的泪液、唾液、鼻黏液、乳汁等体液和分泌液中，以及吞噬细胞溶酶体中。革兰阳性菌对溶菌酶杀菌作用敏感，其作用机制是破坏细菌细胞壁肽聚糖。溶菌酶还可与带负电荷的病毒蛋白直接结合使病毒失活。

2. 乙型溶素 血清中一种热稳定性高的碱性多肽，在血浆凝固时血小板释放，故血清中乙型溶素的浓度显著高于血浆。乙型溶素破坏多数革兰阳性菌的细胞膜发挥杀菌作用，革兰阴性菌对其不敏感。

3. 干扰素 干扰素能干扰病毒在机体细胞内增殖和复制，具有抗病毒、抗肿瘤和免疫调节作用。

三、固有免疫细胞

参与固有免疫应答的细胞较多，包括吞噬细胞（单核/巨噬细胞和粒细胞系统）、树突状细胞、自然杀伤细胞、$\gamma\delta$T 细胞、NKT 细胞、B1 细胞、肥大细胞、嗜碱性粒细胞和嗜酸性粒细胞等（详见第四章）。

（一）固有免疫细胞识别与活化

固有免疫细胞表面不表达特异性抗原识别受体（TCR/BCR），通过模式识别受体识别病原微生物和肿瘤细胞的分子模式后迅速活化产生效应。

1. 模式识别受体 模式识别受体（pattern recognition receptors，PRRs）是指一类主要表达于固有免疫细胞表面、内体、溶酶体、细胞质中的受体，是固有免疫细胞识别病原体的结构。目前发现的 PRRs 包括 Toll 样受体家族（toll - like receptors，TLRs）等 6 大类。

2. 固有免疫细胞识别的分子模式 固有免疫细胞通过其表面的 PRRs，既识别病原体等外源性的危险信号，也能识别自身细胞释放的内源性危险信号。前者称为**病原相关分子模式**（pathogen - associated molecular patterns，PAMPs），后者称为**损伤相关的分子模式**（damage associated molecular patterns，DAMPs）。

（1）病原相关分子模式 PAMPs 是广泛分布于多种微生物表面的分子结构，多为赖以生存或致病的结构，因此多数微生物共有，结构较为稳定，很少发生变异。PAMPs

主要包括各种细菌成分如脂多糖、磷壁酸和肽聚糖等，以及病毒成分如单链 RNA、双链 RNA 及单双链 DNA 等。

（2）损伤相关的分子模式 DAMPs 是机体自身细胞所释放的内源性危险信号，多为机体受损或坏死组织、肿瘤细胞释放，也可由某些激活的免疫细胞释放，如热休克蛋白、尿酸结晶、肝癌来源的生长因子等。

固有免疫细胞通过细胞表面的 PRRs 识别病原微生物 PAMPs 或肿瘤细胞 DAMPs 后，不经增殖而迅速活化，产生免疫效应。

（二）固有免疫细胞的效应

病原体进入 4 ~ 96 小时后，固有免疫细胞通过吞噬消化作用、杀伤作用、炎症反应等发挥清除病原体的效应。

1. 吞噬细胞的吞噬作用 吞噬细胞能吞噬和杀灭病原体。发挥吞噬作用的细胞主要包括巨噬细胞、中性粒细胞和树突状细胞（图 5 – 1）。

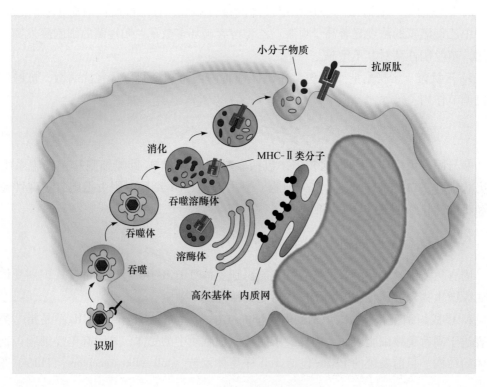

图 5 – 1 吞噬细胞的吞噬过程

多数微生物如化脓性球菌被吞噬 5 ~ 10 分钟内死亡，30 ~ 60 分钟被消化裂解。大部分消化降解产物通过胞吐作用而排出胞外，部分产物被加工处理为免疫原性肽段，与 MHC 分子结合进行抗原提呈。吞噬过程中，激活的巨噬细胞还能产生大量炎症介质，介导炎症反应和免疫调节。

2. 固有免疫细胞的杀伤效应 NK 细胞、NKT 细胞、γδT 细胞识别病原体后迅速活化，以细胞毒作用方式发挥杀伤病原菌或靶细胞效应。其作用机制包括：①颗粒酶/穿孔素途径；②Fas/FasL 途径。B1 细胞可不经抗原诱导而产生天然抗体，此类抗体结合对象不是病原体表位等特征性结构，而是脂多糖等细菌共有结构，发挥非特异性免疫效应。

3. 固有免疫细胞介导的炎症效应　炎症反应是多种分子和细胞作用的综合效应，其过程覆盖固有免疫阶段和适应性免疫阶段，即免疫应答全程。炎症早期为血管反应期，活化的巨噬细胞释放的 IL - 1β、IL - 6、IL - 12、TNF - α 和 CXCL8 等炎症介质，补体活化过程中产生 C3a、C5a 和 C4b 等炎症介质，这些介质使肥大细胞活化并释放组织胺等血管活性物质，局部毛细血管扩张充血、通透性增高。而后进入炎症反应的急性细胞反应期，在炎症介质和趋化因子作用下，中性粒细胞、单核细胞、未成熟的 DC 等细胞经过滚动黏着、紧密结合、细胞溢出和迁移 4 个阶段渗出毛细血管壁到达感染部位。中性粒细胞的作用较为重要，感染 6 小时左右炎症部位的中性粒细胞数量达到高峰，对病原体进行杀伤和降解。中性粒细胞释放的裂解颗粒，既有利于组织防御，也造成局部组织损伤和脓液形成。活化巨噬细胞和树突状细胞作为专职抗原提呈细胞，可将摄入的病原体等外源性抗原或内源性抗原加工处理为具有免疫原性的小分子多肽，并以抗原肽 - MHC 分子复合物的形式表达于细胞表面，同时表面协同刺激分子表达上调，诱导适应性免疫应答发生。

第二节　适应性免疫应答

适应性免疫应答是指 T、B 细胞接受抗原刺激后，活化、增殖、分化为效应细胞，产生一系列生物学效应的过程。适应性免疫应答具有特异性和记忆性。根据参与的细胞类型和效应机制不同，适应性免疫应答可分为 T 细胞介导的细胞免疫应答和 B 细胞介导的体液免疫应答。

一、T 细胞介导的细胞免疫应答

T 细胞介导的免疫应答主要依赖免疫细胞发挥清除抗原和免疫调节的效应，也称细胞免疫应答。细胞免疫应答是一个连续的过程，可分为 3 个阶段：①特异性识别抗原阶段；②细胞活化、增殖和分化阶段；③效应阶段。

（一）T 细胞对抗原的识别

1. APC 对抗原的加工、处理和提呈　抗原提呈细胞（antigen - presenting cell，APC）能摄取、加工、处理抗原并以抗原肽 - MHC 分子复合物的形式将抗原信息提呈给 T 细胞。具有此功能的免疫细胞称为抗原提呈细胞。根据 APC 表面分子表达和功能差异分为两类：①专职 APC，即单核 - 巨噬细胞、树突状细胞、B 细胞等表达 MHC Ⅱ分子的细胞；②非专职 APC，如内皮细胞、纤维母细胞、各种上皮细胞等有核细胞也具有一定的提呈抗原功能。APC 对于不同来源的抗原，其加工处理方式不同：

（1）APC 对内源性抗原的加工、处理 内源性抗原主要是指在抗原提呈细胞内合成的抗原，如肿瘤抗原或病毒蛋白。凡能表达 MHC I 类分子的体细胞均可参与对内源性抗原的提呈。内源性抗原在 APC 胞质中被蛋白酶降解为 8～11 个氨基酸残基的抗原肽片段，在内质网与新合成的 MHC I 类分子形成抗原肽–MHC I 类分子复合物，转运至细胞表面，供 CD8⁺T 细胞的 TCR 识别（图 5–2）。上述提呈过程受 MHC I 类分子限制，故亦称 MHC I 类分子途径。

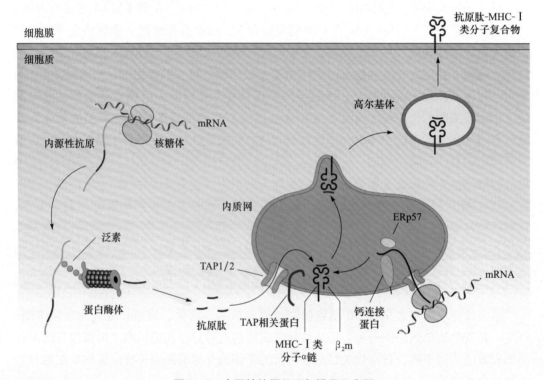

图 5–2 内源性抗原处理与提呈示意图

（2）APC 对外源性抗原的加工、处理 来源于抗原提呈细胞外的抗原为外源性抗原，如入侵机体的微生物、异种血清蛋白等。外源性抗原进入机体后，APC 将其摄入细胞内，与溶酶体融合形成吞噬溶酶体。在吞噬溶酶体内，抗原被降解为 10～30 个氨基酸的抗原肽片段，与新合成 MHC II 类分子结合，形成抗原肽–MHC II 类分子复合物，运送至 APC 细胞膜表面，提呈给 CD4⁺T 细胞（图 5–3）。

在胸腺内发育成熟，未接触特异性抗原的初始 T 细胞进入血液循环，继而到达外周淋巴器官，在血液和外周淋巴组织之间再循环，直至接触提呈特异性抗原的 APC。DC 是重要的专职 APC，主要分布于淋巴组织 T 细胞区激活初始 T 细胞，使之增殖、分化为效应细胞。巨噬细胞和 B 细胞分别处理和提呈摄取的某些胞内抗原和可溶性抗原，主要与已致敏的 CD4⁺T 细胞相互作用。

2. T 细胞对抗原肽的识别 初始 T 细胞的 TCR 与 APC 表面的抗原肽–MHC 分子复合物特异结合称为抗原识别，这是 T 细胞特异性活化的第一步。T 细胞在通过 TCR 在特

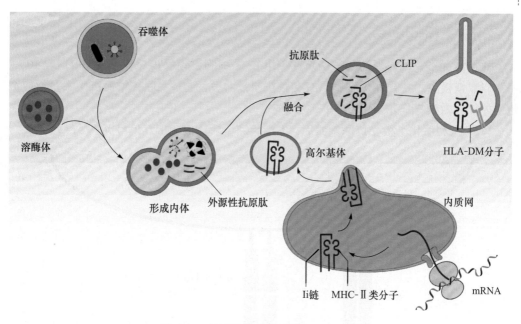

图 5 − 3 外源性抗原处理与提呈示意图

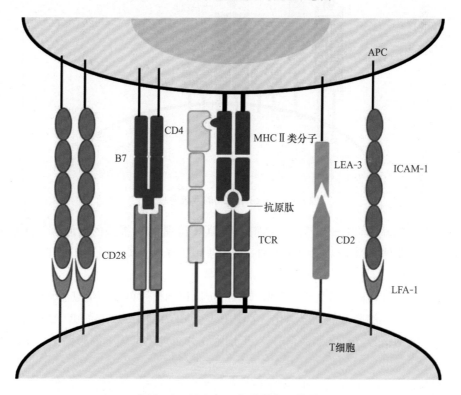

图 5 − 4 APC 与 T 细胞的相互作用

异性识别 APC 提呈的抗原肽的同时，其表面 CD4 或 CD8 分别与 APC（或靶细胞）表面的 MHC Ⅱ 或 MHC Ⅰ 类分子结合，增强 TCR 与抗原肽 – MHC 复合物的亲和力，使 T 细胞对抗原刺激的敏感性明显增强（约提高 100 倍）。

（二）T细胞活化、增殖与分化

通常情况下，体内表达某一特异性TCR的T细胞克隆仅占总T细胞库的 $1/(10^4 \sim 10^5)$，数量极少。特异性T细胞只有在被抗原激活后，通过克隆扩增而产生大量效应细胞，才能有效发挥作用。

1. T细胞活化　接受抗原刺激后，T细胞完全活化依赖于双信号（图5-5）。

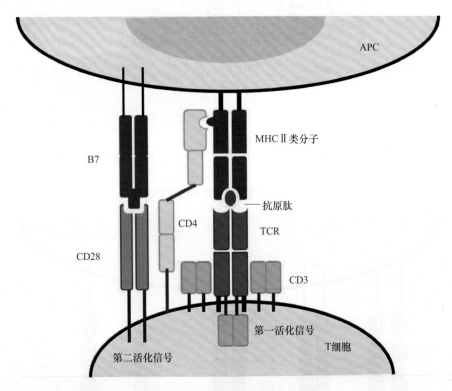

图5-5　T细胞活化的双信号模型

（1）T细胞活化的第一信号　T细胞表面TCR识别APC提呈的抗原肽-MHC分子复合物，辅助受体CD4或CD8识别APC表面的MHCⅡ或Ⅰ类分子，产生T细胞活化的第一信号。

（2）T细胞活化的第二信号　TCR来源的抗原识别信号单独不足以激活T细胞，仅当具备双信号时T细胞才能完全活化。T细胞表面CD28与APC表面B7结合，向T细胞提供第二激活信号（即共刺激信号）。T细胞充分活化还有赖于细胞因子（如IL-2）的参与。

2. T细胞的增殖和分化　激活的T细胞迅速增殖并分化为效应T细胞。

（1）CD4⁺T细胞的增殖分化　初始（或记忆性）$CD4^+$ T细胞活化后，称为Th0细胞。在细胞因子（主要为IL-2）的调控下增殖，Th0分化成为具有不同功能特性的效应细胞（Th1、Th2、Th17和Treg细胞），病原体类型、APC种类和细胞因子等因素均可影响 $CD4^+$ T细胞分化的方向。

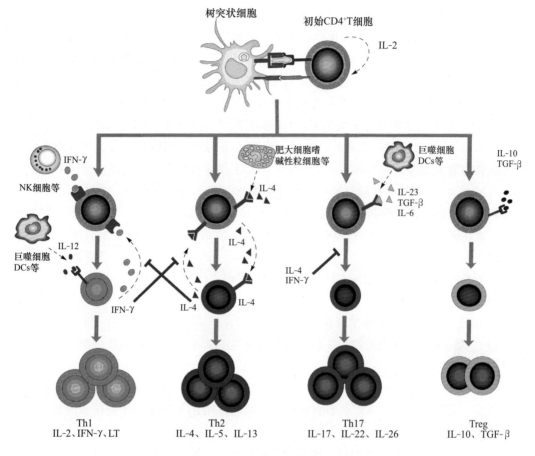

图 5-6　CD4⁺T 细胞的分化

（2）CD8⁺T 细胞的增殖分化　CD8⁺T 细胞与靶细胞表面的抗原肽 - MHC 分子复合物结合而活化，细胞表面表达高亲和力的 IL - 2R，在活化的 Th1 细胞释放的 IL - 2 等细胞因子作用下，进一步增殖分化为效应 T 细胞（CTL）或记忆性 CD8⁺T 细胞。

（三）T 细胞的效应及细胞免疫应答的生物学意义

1. Th 的免疫效应

（1）Th1 的效应　效应 Th1 细胞可通过释放 IL - 2、IL - 3、MG - CSF、IFN - γ、TNF - α 等多种细胞因子发挥以下作用：①诱导并募集巨噬细胞至感染部位；②促进巨噬细胞活化；③促进 Th1、Th2、CTL、NK、B 细胞等淋巴细胞的活化和增殖，放大免疫效应；④活化中性粒细胞，促进其杀伤病原体。

（2）Th2 的效应　Th2 主要通过释放 IL - 4、IL - 5、IL - 10、IL - 13 等细胞因子，促进 B 细胞增殖分化并产生抗体。此外，Th2 分泌的细胞因子可激活肥大细胞、嗜碱性粒细胞、嗜酸性粒细胞，介导超敏反应的发生和抗寄生虫感染。

（3）Th17 的效应　近年来，发现一类可特异性产生 IL - 17 的细胞，与传统 Th1 和 Th2 细胞分泌的细胞因子谱明显不同，被称为 Th17 细胞亚群。Th17 主要分泌 IL - 17、

IL-22、IL-21、IL-6 和 TNF-α 等细胞因子，刺激上皮细胞、内皮细胞、巨噬细胞等分泌多种细胞因子，募集和活化中性粒细胞和单核细胞，刺激骨髓造血干细胞产生更多髓样细胞，诱导局部炎症反应。因此，Th17 在固有免疫中发挥重要作用。此外，Th17 也参与了炎症反应、感染性疾病及自身免疫病的发生。

（4）Treg 的效应　在体内能发挥免疫抑制作用的 T 淋巴细胞，能抑制 $CD4^+CD25^-$ T 细胞和 $CD8^+$ T 细胞的效应，促进 IL-10 的分泌。

2. CTL 的效应　CTL 能高效、特异、连续地杀伤肿瘤细胞和病毒、某些胞内寄生菌等感染的宿主细胞，而不损害正常细胞。CTL 主要通过以下两种途径杀伤靶细胞：

（1）穿孔素/颗粒酶途径　穿孔素和颗粒酶均贮存于胞浆颗粒中，CTL 活化后释放。穿孔素单体可插入靶细胞膜中，聚合成内径为 16nm 的孔道，导致靶细胞崩解。颗粒酶循穿孔素在靶细胞膜形成的孔道进入靶细胞内，激活凋亡相关酶系统，诱导靶细胞凋亡。

（2）Fas/FasL 途径　效应 CTL 细胞可表达 FasL，与靶细胞表达的 Fas 结合，启动凋亡程序，最终诱导靶细胞凋亡。

3. 细胞免疫应答的生物学意义

（1）抗感染　T 细胞的效应主要针对胞内寄生的病原体，包括某些细菌、病毒、真菌及寄生虫等。

（2）抗肿瘤　T 细胞介导的细胞免疫可发挥抗瘤效应，其机制为：①CTL 的特异性杀伤效应；②巨噬细胞及 NK 细胞的非特异性杀瘤作用；③细胞因子直接或间接的细胞毒效应。

（3）免疫损伤　Th1 细胞可介导迟发型超敏反应、移植排斥反应、某些自身免疫病的发生和发展，从而造成机体组织的损伤。

二、B 细胞介导的体液免疫应答

B 细胞介导的免疫应答是指成熟 B 细胞识别特异性抗原后，活化、增殖，并分化为浆细胞，通过产生和分泌抗体，产生一系列生物学效应的过程。B 细胞识别的抗原有 TD 抗原和 TI 抗原。

（一）B 细胞对 TD 抗原的应答

1. B 细胞对 TD 抗原的识别　BCR 直接特异识别 TD 抗原表面的抗原决定基，产生活化的第一信号并由 BCR-Igα/β 传入细胞内。同时，B 细胞内化摄入抗原，加工处理后形成抗原肽-MHC Ⅱ复合物，向抗原特异性 Th 细胞提呈抗原，并获得 Th 细胞辅助。B 细胞对 TD 抗原的应答需要 T 细胞辅助，这种辅助主要体现在两个方面：①活化的 Th 细胞（主要是 Th2 细胞）表面的共刺激分子为 B 细胞的活化提供第二信号；②活化的 Th 细胞通过分泌多种细胞因子促进 B 细胞活化、增殖、分化和产生抗体（图 5-7）。

2. B 细胞的活化、增殖和分化　与 T 细胞相似，初始 B 细胞活化也需要双信号和细胞因子参与。B 细胞活化的第一信号又称抗原刺激信号，由 BCR-Igα/β 产生。Th 细

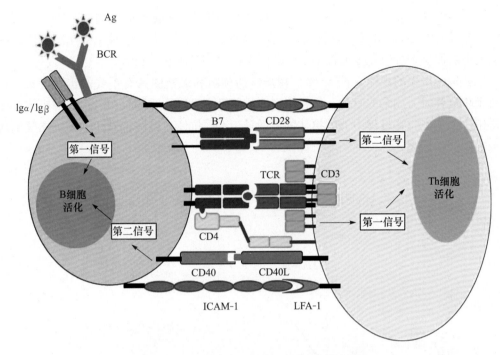

图 5 – 7　Th 细胞与 B 细胞的相互作用示意图

胞表面 CD40L 与 B 细胞表面 CD40 结合，向 B 细胞提供共刺激信号即第二信号。同时，Th2 细胞释放多种细胞因子，促进 B 细胞增殖分化为浆细胞。部分 B 细胞中途停止分化，形成记忆细胞（Bm）。

（二）B 细胞对 TI 抗原的应答

TI 抗原能直接激活初始 B 细胞产生免疫应答而无需 Th 细胞的辅助。TI 抗原分为：①TI – 1 抗原：如细菌脂多糖、聚合鞭毛素等，高剂量时可非特异性激活多克隆 B 细胞增殖和分化。低剂量时激活表达特异性 BCR 的 B 细胞。感染早期 TI – 1 抗原浓度低，激活抗原特异性 B 细胞，产生特异性抗体，感染初期即可及时发挥中和病原体的作用。其特点是只产生亲和力较低的 IgM，且无 Bm 的形成。②TI – 2 抗原：如细菌荚膜多糖等含高密度重复表位，可与抗原特异 B 细胞的 BCR 广泛交联，激活 B 细胞。但如果 TI – 2 抗原抗原浓度过高，BCR 过度交联可使成熟 B 细胞产生耐受。婴儿期多数 B 细胞尚未成熟，故对携带 TI – 2 抗原的病原体易感。

B 淋巴细胞活化后，增殖分化为浆细胞分泌抗体，发挥体液免疫效应。

（三）体液免疫应答产生抗体的一般规律

抗原初次刺激机体所引发的应答称为初次应答；初次应答中形成的记忆细胞再次接触相同抗原刺激后产生迅速、高效、持久的应答，称为再次应答。

1. 初次应答　其特点是：①潜伏期长，通常需要经过 1 ~ 2 周，血清中才出现特异性抗体；②主要产生低亲和力的 IgM；③抗体效价低；④抗体维持时间较短。

2. 再次应答　其特点是：①潜伏期短，约为初次免疫应答潜伏期的一半；②主要产生高亲和力的 IgG；③抗体效价高；④维持时间较长，可维持数月至数年。机体再次应答的强弱取决于抗原免疫原性的强弱及两次抗原刺激的间隔长短。

了解抗体产生的规律（图 5-8）在疾病的预防和诊断中具有重要的实际意义。在进行预防接种时，应采取复种，使机体产生抗体量多且维持时间长，以达到对机体的保护作用。在免疫应答过程中 IgM 抗体的出现早于 IgG 抗体，检测特异性 IgM 抗体是疾病早期诊断的指标之一。

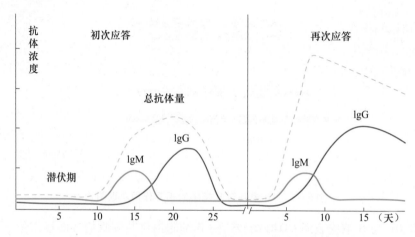

图 5-8　初次应答与再次应答抗体产生的一般规律

第三节　免疫耐受与免疫调节

一、免疫耐受

免疫耐受指机体免疫系统在接触某种抗原后形成的特异性免疫无应答状态。免疫耐受可天然形成，如机体对自身组织抗原的自身耐受；也可为后天获得，如人工注射某种抗原后诱导的获得性耐受。诱导耐受形成的抗原成为耐受原。免疫耐受的形成受到抗原和机体两方面因素的影响。一般而言，小分子、可溶性、非聚合单体物质易诱导机体产生免疫耐受；低剂量与高剂量 TD 抗原均可诱导耐受，而 TI 抗原需要高剂量才能诱导耐受；口服易致全身耐受，其次依次为静脉注射、腹腔注射，皮下及肌内注射最难诱导免疫耐受。免疫耐受的诱导一般在胚胎期最易，新生期次之，成年期最难，这主要与免疫系统的发育成熟程度有关。免疫耐受的诱导、维持和破坏参与多种临床疾病的发生、发展及转归。丧失对自身抗原的生理性耐受可导致自身免疫病的发生；对病原体抗原和肿瘤抗原的病理性耐受可能阻碍正常免疫防御和免疫监视功能的有效发挥，导致慢性持续性感染和肿瘤的发生和发展。临床实践中，通过干预、诱导或终止免疫耐受，可以为某些疾病的防治提供线索。

二、免疫调节

免疫调节是指免疫应答过程中免疫细胞间、免疫细胞与免疫分子间及免疫系统与机体其他系统间相互作用，构成一个相互协调与制约的网络，控制机体免疫应答的质和量，从而维持机体的内环境稳定。抗体与抗原结合，促进吞噬细胞对抗原的吞噬作用；抗原抗体形成的免疫复合物通过其抗原部分与 BCR 结合，抗体的 Fc 段与 B 细胞表面 Fc 受体结合，产生抑制信号，终止 B 细胞增殖分化和产生抗体；多种细胞因子相互影响、相互协同、相互制约，在体内形成复杂的细胞因子网络，精细、有效地调控免疫应答；抗原、炎症因子、补体及膜表面分子等多种物质也可通过多种机制发挥免疫调节作用。Treg 可以通过抑制效应性 T 细胞表达 IL – 2 及其他细胞因子、介导效应性 T 细胞或 APC 的裂解等机制下调免疫应答、维持自身免疫耐受及抑制自身免疫病的发生。Th1 和 Th2 互为抑制性细胞，形成对机体细胞免疫和体液免疫的反馈性调节网络。神经递质、内分泌激素、受体及免疫细胞、免疫分子之间存在广泛的联系。神经细胞及内分泌细胞能通过分泌多种细胞因子直接作用于免疫细胞，也可通过神经递质或内分泌激素作用于免疫细胞发挥免疫调节作用。针对某一特定抗原的刺激，不同机体是否发生免疫应答及免疫应答的强弱差异明显，表明免疫应答受遗传背景的严格控制。MHC 基因多态性是控制免疫应答水平的主要遗传因素。

如果免疫调节功能失调或异常，将会导致疾病的发生。调控免疫应答的干预手段，可用于自身免疫病、肿瘤、超敏反应或严重感染等疾病的预防与治疗。

复习思考题

1. 什么是固有免疫、适应性免疫？二者有何关系？
2. 适应性免疫应答的基本过程是什么？
3. 体液免疫的初次应答和再次应答有何特点？有何临床意义？

第六章 超 敏 反 应

 学习目标

掌握 超敏反应的概念；各型超敏反应的特点。

熟悉 各型超敏反应的发生机制和常见疾病。

了解 Ⅰ型超敏反应的防治原则。

超敏反应（hypersensitivity）是指机体受抗原持续刺激或同一抗原再次刺激时产生的免疫应答，以生理功能紊乱或组织损伤为主要表现。引起超敏反应的抗原称为变应原。根据发生机制及临床特点，超敏反应分为Ⅰ、Ⅱ、Ⅲ、Ⅳ四型。其中Ⅰ、Ⅱ、Ⅲ型主要由抗体介导，Ⅳ型主要由T细胞介导。

第一节 Ⅰ型超敏反应

Ⅰ型超敏反应又称过敏反应或速发型超敏反应，其特点为：①由IgE类抗体介导；②发生快，消退亦快；③常表现为生理功能紊乱，几乎不发生严重的组织损伤；④有明显的个体差异和遗传倾向。

一、发生机制

（一）参与的主要成分

1. 变应原 引起Ⅰ型超敏反应的抗原物质主要有：①吸入性变应原：花粉、尘螨、真菌孢子、昆虫毒液、动物皮屑、工农业用化学物质等；②食物变应原：奶、蛋、豆、鱼虾、蟹贝类食物蛋白等；③药物或化学物质：青霉素、磺胺、普鲁卡因、有机碘化合物等。

2. IgE 针对某种变应原的特异性IgE是引起Ⅰ型超敏反应的主要因素。IgE主要由鼻咽、扁桃体、气管和胃肠黏膜的浆细胞产生，这些部位也是变应原易于入侵并引发Ⅰ型超敏反应的部位。IgE为亲细胞抗体，在不结合抗原的情况下，通过Fc段与肥大细胞或嗜碱性粒细胞表面的高亲和力IgEFc受体（FcεR）结合，使机体处于致敏状态。

3. 肥大细胞、嗜碱性粒细胞和嗜酸性粒细胞 肥大细胞和嗜碱性粒细胞表面高水平表达FcεR，胞质中含有嗜碱性颗粒，颗粒中存有肝素、白三烯、组胺等生物活性介质。其 FcεR 与 IgE Fc 段结合后，交联触发细胞活化并脱颗粒，释放生物活性介质。肥大细胞主要分布于呼吸道、胃肠道和泌尿生殖道的黏膜上皮及皮肤下的结缔组织近血管处。嗜碱性粒细胞主要分布于外周血中，也可被招募到超敏反应发生部位发挥作用。

嗜酸性粒细胞主要分布于呼吸道、消化道和泌尿生殖道黏膜组织中。Ⅰ型超敏反应中，嗜酸性粒细胞在肥大细胞释放的多种细胞因子作用下募集至炎症部位并被活化，FcεR 表达上调，释放颗粒，灭活组胺、白三烯、血小板活化因子，发挥负调节作用。

4. 生物活性介质　肥大细胞和嗜碱性粒细胞释放的生物活性介质分为以下两类：

（1）预先合成并储存在胞质颗粒内的介质　包括组胺和激肽原酶。①组胺：使小静脉和毛细血管扩张，通透性增高；刺激支气管、子宫和膀胱等器官的平滑肌收缩；促进黏膜腺体分泌。②激肽原酶：酶解血浆中激肽原成为有活性的激肽如缓激肽，后者可刺激平滑肌收缩，使支气管痉挛；引起毛细血管扩张，通透性增强；吸引中性粒细胞、嗜酸性粒细胞等向局部趋化。

（2）活化后新合成的介质　包括白三烯、前列腺素 D_2 及血小板活化因子。①白三烯：使支气管平滑肌强烈而持久的收缩，是引起支气管哮喘的主要活性物质；增高毛细血管通透性，促进黏膜腺体分泌。②前列腺素 D_2：刺激支气管平滑肌收缩，使血管扩张和通透性增加。③血小板活化因子：聚集和活化血小板，使之释放组胺等物质，引起毛细血管扩张和通透性增加。

（二）发生过程

1. 致敏阶段　变应原进入机体后，诱发 B 细胞产生 IgE 抗体。IgE 通过其 Fc 段与肥大细胞或嗜碱性粒细胞表面的 FcεR 结合，使机体处于致敏状态。通常致敏状态可维持数月甚至更长。如长期不接触相应变应原，致敏状态逐渐消失。

2. 发敏阶段　相同变应原再次进入致敏机体，与肥大细胞、嗜碱性粒细胞膜上的 IgE 发生特异性结合，引起相邻的两个或两个以上相邻 FcεR 交联，启动细胞活化信号，导致细胞激活，释放生物活性介质，称为脱颗粒。

细胞脱颗粒释放的生物活性介质作用于效应组织和器官，引起毛细血管扩张，通透性增加，平滑肌收缩，腺体分泌增加等局部或全身过敏反应。该反应在接触变应原后数分钟内即可发生，持续 30～60 分钟。Ⅰ型超敏反应还可出现持续数天的反应过程，表现为局部以嗜酸性粒细胞、中性粒细胞、巨噬细胞和嗜碱性粒细胞浸润为特征的炎症反应，易发生在支气管黏膜、鼻黏膜和胃肠道黏膜，主要表现为组织的红斑、硬结、发热以及瘙痒和灼烧感。

Ⅰ型超敏反应发生机制参见图 6-1。

（三）Ⅰ型超敏反应的遗传因素

不同个体对变应原的易感性不同。易发生Ⅰ型超敏反应的倾向称为特应性，与遗传因素有关。特应性个体产生 IgE 水平较高，嗜酸性粒细胞数量较多。一般认为，遗传背景可影响机体 IgE 产生，从而决定Ⅰ型超敏反应的发生和发展。

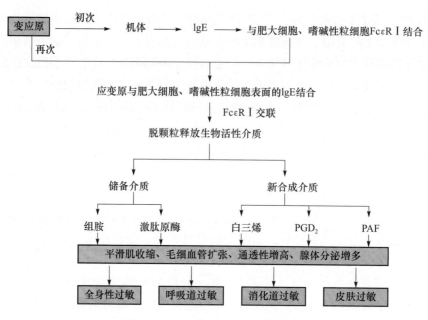

图 6 - 1   Ⅰ型超敏反应发生的机制

二、临床常见疾病

（一）全身过敏性反应

1. 药物过敏性休克　以青霉素引起的过敏性休克最为常见，头孢菌素、链霉素、普鲁卡因等也可引起。青霉素分子量较小，通常无免疫原性，其降解产物青霉烯酸和青霉噻唑醛酸与体内组织蛋白结合形成完全抗原，刺激机体产生特异性 IgE 抗体，使机体致敏。若机体再次接触青霉素，即可能发生过敏性休克。青霉素制剂在弱碱性溶液中易形成青霉烯酸，因此青霉素应该在临用前配制，放置超过 2 小时不宜使用。少数情况下，初次注射青霉素也可发生过敏性休克，可能与曾经使用过被青霉素污染的医疗器械或吸入空气中青霉孢子而使机体处于致敏状态有关。

病例解析

药物过敏性休克

　　9 岁男孩因咳嗽咳痰入院，诊断为上呼吸道感染。给予阿莫西林注射液静脉滴注，10 分钟后患儿出现烦躁不安，呼吸困难，面色苍白，四肢冰冷，血压 73/35mmHg，考虑药物过敏性休克。立即停止注射，经进行抢救后患儿呼吸困难缓解，血压恢复正常。

　　解析：临床抗感染药物引起的过敏性休克比较常见，应引起足够重视。

2. 血清过敏性休克　临床应用动物免疫血清如破伤风抗毒素或白喉抗毒素进行紧急预防或治疗疾病时，能使少数具有过敏体质的人产生特异性 IgE 抗体，若再次注射相同血清制剂，可发生过敏性休克。

（二）呼吸道过敏反应

因吸入花粉、真菌、尘螨、毛屑等变应原或呼吸道病原微生物感染引起，临床常见的是过敏性哮喘和过敏性鼻炎。过敏性哮喘有速发相和迟发相反应两种：前者发生快，消退也快；后者发生慢，持续时间长，同时局部出现以嗜酸性粒细胞和中性粒细胞浸润为主的炎症反应。

（三）消化道过敏反应

少数人进食鱼、虾、蛋、奶等食物或某些药物后，可发生过敏性胃肠炎，出现恶心、呕吐、腹痛和腹泻等症状。患者胃肠道黏膜表面分泌型 IgA 含量明显减少以及伴有蛋白水解酶缺乏，可能与消化道过敏反应的发生有关。

（四）皮肤过敏反应

接触药物、食物、肠道寄生虫或冷热刺激等可引起皮肤过敏反应，主要表现为荨麻疹、湿疹、皮炎和血管神经性水肿。

三、防治原则

（一）查明变应原，避免接触

通过询问过敏史和皮肤试验查明变应原。皮肤试验通常是将可能引起过敏反应的药物、生物制品或其他变应原稀释后，取 0.1mL 于受试者前臂皮内注射，15~20 分钟后若注射局部出现的红晕、风团直径 >1cm 为皮试阳性，说明该个体处于对该变应原的致敏状态。对食物、药物过敏者，应禁食或避免使用该类药物。花粉、尘螨等过敏原虽能被检出，但难以避免再次接触，可通过脱敏疗法进行防治。

（二）脱敏治疗

1. 异种免疫血清脱敏治疗 抗毒素血清皮试阳性又必须使用者，可采用小剂量、短间隔、多次注射进行脱敏治疗。其原理是小剂量变应原与致敏靶细胞上 IgE 结合后，释放的生物活性介质较少，不引起明显的临床症状。通过短时间内少量多次反复注射，可使靶细胞内活性介质大部分甚至全部被消耗掉，再大剂量注射抗毒素血清则不会发生过敏反应。但此种脱敏是暂时的，经一定时间后机体又可重新被致敏。

2. 特异性脱敏治疗 对花粉、尘螨、真菌等已查明但难以避免接触的变应原，可少量、多次、反复皮下注射变应原抽提物或重组变应原进行脱敏治疗。其原理是通过改变变应原进入途径，诱导机体产生大量的特异性 IgG 类抗体（又称封闭抗体），降低 IgE 抗体应答。此外，IgG 类抗体通过与相应变应原结合，阻断变应原与 IgE 的结合，减少Ⅰ型超敏反应的发生。

（三）药物治疗

1. 抑制生物活性介质合成及释放　阿司匹林可抑制前列腺素 D_2 等介质的生成；色甘酸二钠可稳定细胞膜，阻止致敏靶细胞脱颗粒释放生物活性介质；肾上腺素、异丙肾上腺素、前列腺素 E、氨茶碱等药物可通过不同环节提高胞内 cAMP 浓度，进而抑制生物活性介质释放。

2. 生物活性介质拮抗药　苯海拉明、氯苯那敏、异丙嗪等抗组胺药物，可通过与组胺竞争效应器官细胞膜上的组胺受体发挥拮抗组胺作用。阿司匹林可拮抗缓激肽的作用，多根皮苷酊盐酸盐对白三烯有拮抗作用。

3. 改善效应器官反应性的药物　肾上腺素具有解除支气管平滑肌痉挛的作用，还可使外周毛细血管收缩升高血压，临床上用于抢救过敏性休克。葡萄糖酸钙、氯化钙、维生素 C 等可解除痉挛，降低毛细血管通透性，减轻皮肤和黏膜的炎症反应。

（四）免疫生物疗法

根据细胞因子调控 IgE 产生和 IgE 介导Ⅰ型超敏反应的机制，免疫生物治疗Ⅰ型超敏反应的方法主要有：①将 IL-12 等作为佐剂与变应原注入机体，使 Th2 型免疫应答向 Th1 型转化，下调 IgE 产生；②应用 IL-4、IFN-γ 等细胞因子，通过不同机制减少 IgE 的产生；③应用 IL-5 等募集嗜酸性粒细胞至炎症局部，发挥负调控作用。

第二节　Ⅱ型超敏反应

Ⅱ型超敏反应又称细胞毒型或细胞溶解型超敏反应，是由 IgG 或 IgM 类抗体与靶细胞表面相应抗原结合，在补体系统、吞噬细胞及 NK 细胞参与下引起的以细胞溶解为特征的病理性免疫反应。

一、发生机制

（一）靶细胞及其表面抗原

引起Ⅱ型超敏反应的抗原主要有：①同种异型抗原，如 ABO 血型抗原、Rh 抗原和 HLA 抗原；②异嗜性抗原，如链球菌表面 M 蛋白与人的心肌、肾小球基底膜、关节组织之间的共同抗原；③感染和理化因素导致改变的自身抗原；④吸附于组织细胞表面的外来抗原或半抗原，如某些药物或化学制剂。

（二）抗体

参与Ⅱ型超敏反应的抗体主要是 IgG（IgG1、IgG2 或 IgG3）和 IgM，少数为 IgA。这些抗体可以是自身产生的，也可是被动转移性抗体（如输入血型不符的血液），它们均能与靶细胞膜表面抗原或半抗原特异性结合。

（三）组织损伤机制

抗体与细胞表面相应抗原结合，可通过 3 条途径引起组织细胞破坏：①通过经典途径激活补体溶解靶细胞；②通过调理吞噬作用，介导吞噬细胞杀伤靶细胞；③通过 AD-CC 作用杀伤靶细胞。

Ⅱ型超敏反应发生机制参见图 6 - 2。

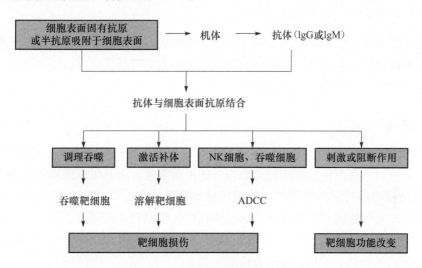

图 6 - 2 Ⅱ型超敏反应的发生机制

二、临床常见疾病

（一）输血反应

输血反应多发生于 ABO 血型不符的输血。供血者红细胞表面的血型抗原与受者血清中的天然抗体（IgM）结合后激活补体，引起溶血反应。

（二）新生儿溶血症

新生儿溶血症多见于母亲为 Rh⁻ 而胎儿为 Rh⁺ 的情况。Rh⁻ 的母亲因输血、流产或分娩等原因接受 Rh⁺ 红细胞刺激后，可产生抗 Rh 的 IgG 类抗体。再次妊娠且胎儿为 Rh⁺ 时，母亲的 Rh 抗体通过胎盘进入胎儿体内，导致红细胞溶解，发生流产、死胎或新生儿溶血症。母子间 ABO 血型不符引起的新生儿溶血症也不少见，多发生于母亲是 O 型，胎儿是 A 型或 B 型，一般症状较轻。

（三）药物过敏性血细胞减少症

青霉素、非那西丁、氨基比林、磺胺和奎尼丁等药物进入机体后与血细胞膜蛋白或血浆蛋白结合成为完全抗原，刺激机体产生相应抗体。抗体与吸附药物的血细胞结合，溶解血细胞，引起药物溶血性贫血、粒细胞减少症和血小板减少性紫癜。

（四）自身免疫性溶血性贫血

病毒感染（如流感病毒、EB 病毒）或服用甲基多巴类药物后，可使红细胞抗原发生改变，刺激机体产生抗红细胞抗体。这种自身抗体与改变的红细胞结合后，可引起自身免疫性溶血性贫血。

（五）肺出血－肾炎综合征

该病病因尚未明确，可能由于病毒感染、药物或有机溶剂等损伤肺泡基底膜，诱导机体产生自身抗体。由于肺泡基底膜和肾小球基底膜之间存在共同抗原，抗体与这两个部位的抗原结合，导致肺出血和肾炎。

（六）其他

1. 甲状腺功能亢进症　某些机体血清中存在抗甲状腺刺激素受体的 IgG 类抗体，与受体结合后持续性刺激甲状腺细胞合成与分泌甲状腺素，引起甲状腺功能亢进。

2. 链球菌感染后肾小球肾炎　链球菌感染可改变肾小球基膜抗原结构，刺激机体产生抗肾小球基膜抗体。后者与肾小球基膜结合，导致肾小球基膜损伤。

3. 重症肌无力　机体产生抗乙酰胆碱受体的自身抗体，与受体结合，减少受体的数量，降低乙酰胆碱的作用，导致重症肌无力。

第三节　Ⅲ型超敏反应

Ⅲ型超敏反应又称免疫复合物或血管炎型超敏反应，是由 IgG 或 IgM 类抗体与可溶性抗原结合形成免疫复合物，沉积于局部或全身毛细血管基底膜，通过激活补体，并在血小板、中性粒细胞等其他细胞的参与下，引起以充血水肿、局部坏死和中性粒细胞浸润为主的炎症反应和组织损伤。

一、发生机制

（一）抗原

引起Ⅲ型超敏反应的抗原为可溶性抗原，来源包括：①外源性，如病原微生物、寄生虫、药物、异种血清等；②内源性，如类风湿关节炎的变性 IgG，系统性红斑狼疮患者的核抗原、肿瘤抗原等。

（二）抗体

参与Ⅲ型超敏反应的抗体主要是 IgG、IgM 类，也可是 IgA 抗体。在免疫复合物形成过程中，抗体的浓度、亲和力等也有重要意义。

（三）发生过程

1. 免疫复合物形成 循环中的抗原与相应抗体结合形成免疫复合物，正常情况下，小分子可溶性复合物通过肾小球滤过排出体外，大分子不溶性复合物则被吞噬细胞清除。若抗原稍过剩，形成中等大小的可溶性复合物，不易被吞噬，则持续存在循环中，在适当条件下可随血流沉积于某些部位毛细血管壁或肾小球基底膜，损伤组织。

2. 免疫复合物的损伤机制 免疫复合物沉积是导致组织损伤的始动因素，其机制为：①补体的作用：免疫复合物激活补体，产生的 C3a、C5a 与肥大细胞、嗜碱性粒细胞上的受体结合，使其释放组胺等生物活性介质，导致局部毛细血管通透性增强，渗出增多，局部水肿。C3a、C5a 又可趋化中性粒细胞至沉积部位。②中性粒细胞的作用：中性粒细胞在局部吞噬免疫复合物，释放多种溶酶体酶损伤血管基底膜及周围组织。③血小板的作用：肥大细胞或嗜碱性粒细胞活化释放的趋化因子及损伤组织成分，可使血小板聚集、激活，形成血栓，导致局部组织出血、坏死。

Ⅲ型超敏反应发生机制参见图 6-3。

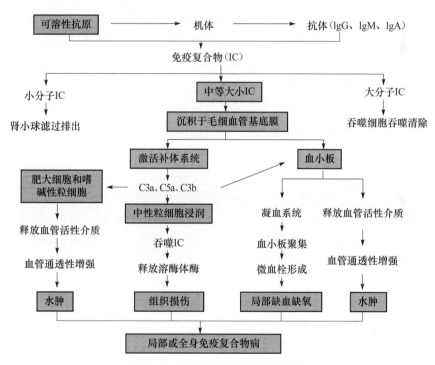

图 6-3 Ⅲ型超敏反应的发生机制

二、临床常见疾病

（一）局部免疫复合物病

1. Arthus 反应 给家兔皮下反复注射马血清，数周后注射局部出现水肿、出血和坏死等剧烈炎症反应，是实验性局部Ⅲ型超敏反应，称为 Arthus 反应。

2. 人体局部免疫复合物病　①类 Arthus 反应：局部反复注射胰岛素后可刺激机体产生相应抗体，再次注射可在局部出现红肿、出血和坏死等剧烈炎症反应。多次注射狂犬疫苗和动物抗毒素也可出现上述现象。②过敏性肺炎：反复吸入真菌孢子、植物性或动物性蛋白质粉尘等可在肺泡间形成免疫复合物，引起肺部急性炎症，如农民肺，皮革肺。

（二）全身免疫复合物病

1. 血清病　多见于初次注射大量异种动物血清 1~2 周后，出现发热、皮疹、淋巴结肿大、关节肿痛及一过性蛋白尿等症状。其机制是注射大量抗原后，体内产生的相应抗体与循环中尚未完全清除的抗原结合形成免疫复合物所致。临床大量使用磺胺及青霉素等药物时，也可出现类似血清病样的反应。

2. 感染后肾小球肾炎（免疫复合物型肾炎）　此病一般发生于 A 型溶血性链球菌感染后 2~3 周。其他病原微生物如乙型肝炎病毒、葡萄球菌、肺炎链球菌或寄生虫等感染后也可发生。

3. 类风湿性关节炎　患者体内 IgG 受某些因素作用发生变性，刺激机体产生针对自身变性 IgG 的抗体，称类风湿因子。反复产生的抗体与变性 IgG 结合形成免疫复合物，沉积于小关节滑膜，引起全身多关节的慢性滑膜炎症即类风湿性关节炎。

4. 系统性红斑狼疮　以抗 DNA 抗体为主的多种自身抗体与 DNA 结合形成的复合物，引起以免疫性炎症为表现的多系统受累的弥漫性结缔组织病，主要以鼻梁和双颧颊部的红斑、关节炎、狼疮性肾炎等为临床表现。

病例解析

类风湿关节炎

女性患者，55 岁，近半年双手掌指关节和腕关节疼痛、肿胀，晨僵（早晨起床后病变关节感觉僵硬）。血常规显示贫血：Hb 65g/L（正常值 110~150 g/L）。RF（类风湿因子）1000IU/mL（正常值 1~20IU/mL），X 线显示双手掌指关节和腕关节软组织肿胀影，骨质疏松，关节间隙狭窄。

问题：该病例属于哪种类型超敏反应？分析其发病机制。

解析：该病例临床诊断为类风湿关节炎，属于 Ⅲ 型超敏反应。发病机制为患者体内 IgG 变性，变性的 IgG 刺激机体产生抗变性 IgG 的自身抗体，也就是类风湿因子 RF，RF 与变性的 IgG 形成免疫复合物反复沉积于小关节滑膜处，导致了该患者临床症状的出现。

第四节　Ⅳ型超敏反应

Ⅳ型超敏反应又称迟发型超敏反应，是致敏 T 细胞再次接触相同抗原 24~72 小时出现的以单个核细胞浸润和组织损伤为特征的慢性炎症反应，抗体和补体不参与该反应。

一、发生机制

（一）抗原与效应细胞

1. 抗原 多种抗原可引起Ⅳ型超敏反应，包括某些胞内寄生菌、病毒、寄生虫、组织抗原及某些化学物质等。

2. 效应细胞 ①CD4$^+$Th1 细胞通过释放多种淋巴因子发挥效应；②CD8$^+$CTL 直接杀伤靶细胞进而发挥效应；③巨噬细胞及中性粒细胞在 T 细胞应答启动后被激活，进而介导组织损伤。

（二）发生过程

抗原经 APC 摄取、加工成抗原肽 – MHC Ⅱ／Ⅰ类分子复合物，表达于 APC 表面，提呈给 T 细胞识别，使之活化和分化为效应 T 细胞。

1. Th1 细胞介导的炎症反应和组织损伤 效应 CD4$^+$Th1 细胞再次与相应抗原后被激活，释放 IL – 2、IFN – γ、TNF – α 等细胞因子，导致血管通透性增高、渗出增多，通过趋化作用聚集大量淋巴细胞、单核细胞/巨噬细胞及中性粒细胞聚集于炎症区，引起炎症反应和组织损伤。

2. CTL 细胞介导的细胞毒作用 效应 CTL 细胞与靶细胞相互作用后被活化，通过释放穿孔素、颗粒酶等介质直接溶解靶细胞，或通过 FasL – Fas 途径使靶细胞凋亡。

Ⅳ型超敏反应发生机制参见图 6 – 4。

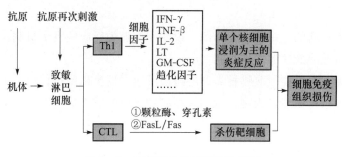

图 6 – 4　Ⅳ型超敏反应的发生机制

二、临床常见疾病

（一）传染性迟发型超敏反应

病原微生物（尤其是某些胞内寄生微生物）或其代谢产物在传染过程中可引发Ⅳ型超敏反应，称传染性超敏反应。如肺结核是机体对结核分枝杆菌产生的以 T 细胞和巨噬细胞浸润为主的炎症反应，形成肉芽肿或干酪样坏死；麻风病人可表现为皮肤肉芽肿。结核菌素试验为典型的实验性感染性迟发型超敏反应。

(二) 接触性皮炎

通常有小分子半抗原如油漆、化妆品、塑料、农药、染料和某些药物等引起。小分子半抗原与皮肤角质蛋白结合成为完全抗原，使 T 细胞致敏，机体再次接触变应原后在24 小时左右可发生接触性皮炎，48 ~ 96 小时炎症达到高峰，表现为局部红肿、皮疹、水疱，严重者可发生皮肤剥脱。

超敏反应性疾病发生机制十分复杂，临床所见往往是以一种超敏反应为主，伴有其他类型超敏反应。同一种变应原在不同条件下也可引起不同类型的超敏反应，如青霉素除了引起Ⅰ型超敏反应，也可引起Ⅱ型、Ⅲ型、Ⅳ型超敏反应。因此临床超敏反应性疾病应结合具体情况分析病情。

考点链接

执业医师考试真题

单项选择题：

佩戴金属首饰后局部出现皮肤炎症反应，其免疫病理基础可能是（　　　）

A. Ⅰ型超敏反应　　　　B. Ⅱ型超敏反应　　　　C. Ⅲ型超敏反应

D. Ⅳ型超敏反应　　　　E. Arthus 反应。

（答案：D）

复习思考题

1. 以青霉素引起的过敏性休克为例，说明Ⅰ型超敏反应的发生机制。
2. 试述新生儿溶血症的发生机制。
3. 注射抗血清有可能引起哪种类型的超敏反应？发生机制是什么？
4. 以结核分枝杆菌感染为例，说明Ⅳ型超敏反应的发生机制。

第七章　免疫学检测与免疫防治

掌握　免疫学检测的原理和常用方法。

熟悉　人工主动免疫和人工被动免疫的特点。

了解　疫苗的种类及用途、免疫学治疗技术及其应用。

随着免疫学理论和技术的发展，免疫学已经广泛应用于临床疾病的诊断与防治中，并渗透到生命科学的各领域。

第一节　免疫学检测

免疫学检测即用免疫学方法检测病原体、疾病相关因子或评估机体免疫功能状态。免疫学检测包括抗原或抗体检测、免疫细胞检测。免疫学检测在临床诊断、病情分析监测和预后判断等方面有重要意义。

一、抗原或抗体的检测

（一）抗原或抗体检测的原理

抗原或抗体的检测原理是基于抗原与相应抗体可在体内外发生特异性结合。利用这一原理可进行抗原或抗体的定性检测或定量检测。定性检测可用已知的抗原检测未知的抗体，或用已知的抗体检测未知的抗原。

（二）抗原或抗体的检测类型

1. 凝集反应（agglutination）　颗粒性抗原（或抗体）与相应抗体（或抗原）在一定条件下出现的肉眼可见的凝集现象称为凝集反应。主要类型有：

（1）直接凝集反应　颗粒性抗原与相应抗体直接结合出现的凝集反应（图7-1）。直接凝集反应有玻片法和试管法两种。前者为定性试验，可用于ABO血型鉴定和细菌鉴定。后者为定量检测试验，如肥达反应，用于伤寒病的特异性诊断。

（2）间接凝集反应　某些可溶性抗原与相应抗体反应并不能出现肉眼可见的现象，

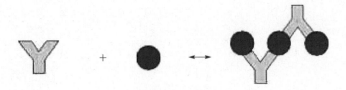

图 7 - 1　直接凝集反应

如将可溶性抗原结合在载体颗粒表面，形成颗粒性抗原，再与相应抗体反应则可出现凝集现象，称为间接凝集反应（图 7 - 2）。由于载体颗粒增大了可溶性抗原的反应面积，颗粒上的抗原与微量抗体结合就可出现肉眼可见的反应，因此，敏感性比直接凝集反应高。

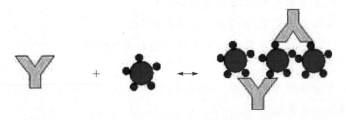

图 7 - 2　间接凝集反应

2. 沉淀反应（precipitation）　可溶性抗原（如血清蛋白质、细胞裂解液、细菌浸出液等）与相应抗体结合，在一定条件下，出现肉眼可见的沉淀物，称沉淀反应。基于沉淀反应原理的检测方法有多种：

（1）单向免疫扩散　将定量已知抗体混匀于琼脂凝胶中，在适当位置打孔后，将待测抗原加入孔中，使其随着浓度梯度扩散。抗原在扩散过程中与凝胶中的抗体相遇，形成以抗原孔为中心的沉淀环，环的直径与抗原浓度成正相关。待检标本的抗原浓度可根据形成的沉淀环直径从标准曲线中测出。此法常用于测定体液中各类免疫球蛋白和补体含量。

（2）双向免疫扩散　将抗原与抗体分别置于琼脂凝胶不同的对应孔中，两者自由向四周扩散并相遇，在比例合适处形成沉淀线。如果反应体系中含两种以上的抗原 - 抗体系统，则小孔间可出现两条以上的沉淀线。本法常用于分析和鉴定复杂的抗原，或检测抗原、抗体的浓度。

（3）对流免疫电泳　对流免疫电泳是在琼脂扩散基础上结合电泳技术而建立的一种简便快速的方法。通常将琼脂板放入电泳槽内，于负极侧的孔内加入抗原，正极侧的孔内加入抗体。在 pH8.6 缓冲液中血清蛋白带负电荷，均应向正极泳动；但抗体等电点较抗原高，只带微弱负电荷，且分子量较大（为 γ 球蛋白），所以游动慢。由于电渗作用大于本身的迁移率而向负极移动。相向运动的抗原抗体在两孔间相遇形成沉淀线。本法比双向琼脂扩散快，而且较之敏感 10 ~ 15 倍，常用于一些病原微生物抗原的检测以辅助诊断。

3. 免疫标记技术　免疫标记技术是用荧光素、放射性核素、酶、发光剂或胶体金等作为示踪剂标记抗体或抗原而进行的抗原抗体反应，是目前应用最为广泛的免疫学检测技术。此法的优点是快速、灵敏度高，可定性或定量测定，也可定位观察抗原、抗体及免疫复合物在组织细胞中的分布。

（1）免疫荧光技术（immunofluorescence）　该技术以荧光素标记抗原或抗体，与相应的抗体或抗原反应，置荧光显微镜下观察结果。常用的荧光素有异硫氰酸荧光素（FITC）和藻红蛋白（PE），前者发黄绿色荧光，后者发红色荧光。①直接法：将荧光素标记的抗体直接与抗原反应。该法的优点是特异性强，缺点是每检查一种抗原必须制备相应的荧光抗体。②间接法：用第一抗体与标本中的抗原结合，再用荧光素标记的第二抗体与结合在抗原上的第一抗体结合。此法的优点是敏感性比直接法高，制备一种荧光素标记的第二抗体可用于多种抗原的检测。

免疫荧光技术广泛应用在传染病的诊断，如细菌、病毒、螺旋体感染的疾病；也用于免疫细胞膜分子（如 CD 分子）的检测等。

（2）酶免疫技术（enzyme Immunoassay，EIA）　该技术是将抗原－抗体反应的特异性与酶催化作用的高效性结合起来，通过酶作用底物后的显色来判断试验结果。常用的有辣根过氧化物酶（HRP）和碱性磷酸酶（AP）等。

酶联免疫吸附试验（enzyme linked immunosorbent assay，ELISA）是 EIA 中应用最广泛的技术。其基本方法是将已知的抗原或抗体吸附在固相载体（聚苯乙烯微量反应板）表面，使抗原抗体反应在固相表面进行。常用的方法有间接法和双抗体夹心法。①间接法：用于检测特异性抗体，用已知抗原包被在固相载体表面，加入待测血清标本，再加酶标记的二抗，加底物显色。②双抗体夹心法：用于检测特异性抗原，将已知抗体包被在固相载体表面，加入待测抗原标本，再加酶标记的抗体，加底物显色。

ELISA 具有敏感性高、操作简便、用途广泛等特点，目前在临床上多用于检测多种病原体的抗原或抗体、血液及其他体液中的微量蛋白成分、细胞因子等。

（3）放射免疫测定法（radioimmunoassay，RIA）　RIA 是用放射性核素标记抗原或抗体进行免疫学检测的技术。本方法的敏感度达 pg/mL 水平，常用的放射性核素有 ^{125}I 和 ^{131}I，可用于微量物质测定，如胰岛素、生长激素、黄体酮等激素，吗啡、地高辛等药物以及 IgE 等。

（4）化学发光免疫分析（chemiluminescence immunoassay，CLIA）　CLIA 是将发光物质（吖啶酯、鲁米诺等）标记抗原或抗体进行反应，发光物质在反应剂刺激下生成激发态中间体，当激发态中间体回到稳定的基态时发射出光子，用化学发光检测仪测定光子的产量，以反映待检样品中抗体或抗原的含量。本法灵敏度高于放射免疫测定法，可自动化操作，无污染，这些突出的优点使其在临床诊断中被广泛应用于甲状腺功能、生殖生理、肿瘤标志物、药物检测等。

二、细胞免疫功能检测

目前临床常通过检测 T 细胞的含量及活性，了解机体细胞免疫功能，以此为某些疾病的诊断、病情分析及预后判断提供参考。T 细胞功能测定的常用方法有淋巴细胞转化试验和细胞毒试验。

（一）淋巴细胞转化试验

体外培养的 T 细胞在特异性抗原或有丝分裂原如植物血凝素（PHA）、刀豆蛋白 A（ConA）等的作用下，可转化为体积更大、代谢旺盛的淋巴母细胞。其转化率与该细胞的免疫功能呈正相关。测定方法主要有形态学计数法和 MTT 法。

1. 形态学计数法 淋巴细胞受有丝分裂原刺激后，转化为淋巴母细胞，其形态和结构发生明显改变，通过染色镜检，可计算出淋巴细胞转化率。

2. MTT 法 MTT 是一种噻唑盐，在细胞培养终止前数小时掺入细胞后，可作为细胞内线粒体琥珀酸脱氢酶的底物参与反应，形成褐色的甲䐶颗粒，沉积于细胞内或细胞周围。甲䐶的生成量与细胞增殖水平呈正相关。甲䐶可经盐酸异丙醇或二甲基亚砜完全溶解后呈紫蓝色，显色程度可借助酶标仪测定细胞培养物的 OD 值，反映样品中细胞增殖水平。本法操作简便，无放射性污染。

（二）细胞毒试验

CTL、NK 细胞可直接杀伤不同靶细胞，可根据待检效应细胞的性质，选用相应的靶细胞，如肿瘤细胞、移植供体细胞等，测定其杀伤活性。常用的方法有 ^{51}Cr 释放法：用 $Na_2^{51}CrO4$ 标记靶细胞，若待检效应细胞能杀伤靶细胞，则 ^{51}Cr 从靶细胞内释出。靶细胞溶解破坏越多，^{51}Cr 释放越多，上清液的放射活性越高。以 γ 计数仪测定释放出的 ^{51}Cr 放射活性，应用公式可计算出待检效应细胞的杀伤活性。

免疫学检测技术是临床诊断的重要组成部分，根据疾病的特征选择合适的免疫检测指标，对于疾病的特异性诊断、治疗方案的确定、疗效的监控、预后判定等均具有重要意义。

第二节 免疫防治

免疫防治是应用免疫学原理，通过人工免疫的方法调节机体免疫力，对疾病进行预防和治疗，包括免疫预防与免疫治疗两方面。

一、免疫预防

机体获得特异性免疫保护的途径有两条，即自然免疫和人工免疫。

自然免疫可经感染某种病原体后，获得相应的特异性免疫保护；也可通过特定途径获得抗体，建立免疫保护，如母体内的抗体经胎盘进入胎儿体内。

人工免疫包括人工主动免疫和人工被动免疫，是采用人工方法将抗原（疫苗、类毒素等）或抗体（免疫血清、丙种球蛋白等）输入机体，建立特异性免疫保护以预防疾病（表 7-1）。

表 7 – 1　人工主动免疫与人工被动免疫的特点比较

比较项目	人工主动免疫	人工被动免疫
接种物质	抗原	抗体为主
免疫力产生时间	慢（2~3周）	即刻
免疫力维持时间	数月~数年	2~3周
用途	预防	治疗、紧急预防

（一）人工主动免疫（artificial active immunization）

运用经处理的抗原诱导机体产生特异性免疫保护的方法称人工主动免疫。通常将输入的抗原刺激物统称为"疫苗"。现代疫苗已从传染病的预防制剂扩展到治疗性制剂，并发展了对肿瘤等非传染性疾病的预防和治疗新途径。

1. 用于人工主动免疫的制剂

（1）灭活疫苗（inactivated vaccine）　灭活疫苗又称死疫苗，是选用免疫原性强的病原体，经人工大量培养后经灭活制成的制剂。死疫苗在机体内不能增殖，故接种剂量大，需要多次接种，但死疫苗有安全、易于保存的优点。如霍乱、伤寒、百日咳、流感、狂犬病、乙型脑炎等疫苗。

（2）减毒活疫苗（live – attenuated vaccine）　减毒活疫苗是用减毒或无毒力的活的病原微生物制成的制剂。活疫苗接种类似于隐性感染，一般只需接种一次。活疫苗免疫效果好且持久，缺点是存在毒力回复突变的可能，免疫缺陷者和妊娠妇女一般不宜接种活疫苗。目前应用的有卡介苗、麻疹活疫苗、风疹疫苗、口服脊髓灰质炎活疫苗、腮腺炎疫苗、乙脑疫苗、水痘疫苗等。

（3）类毒素（toxoid）　类毒素是用细菌的外毒素经0.3%~0.4%甲醛处理后，失去毒性，保留了免疫原性而制成的制剂，接种后能诱导机体产生抗毒素。常用制剂有破伤风类毒素、白喉类毒素。

（4）亚单位疫苗（subunit vaccine）　亚单位疫苗是提取病原微生物有效的抗原成分，去除与激发保护性免疫无关的成分制成的疫苗。如从细菌提取的多糖成分制备的脑膜炎球菌、肺炎球菌的多糖疫苗。

（5）基因工程疫苗　将病原微生物中编码保护性免疫的抗原基因（目的基因）导入易于进行体外培养的细菌、酵母菌或哺乳类动物细胞，使该抗原随着细胞的增殖而大量表达，将获得的目的抗原制成疫苗，也称重组抗原疫苗。如乙肝基因工程疫苗。

2. 接种疫苗注意事项

（1）接种对象　主要是对儿童，进行基础免疫接种。也须根据人群免疫状况，对成人及特殊职业、特殊人群进行免疫接种。

（2）接种途径和方法　死疫苗多采用皮下注射，活疫苗多采用皮内注射和自然感染途径。接种剂量、次数及间隔时间均依据我国计划免疫程序。

（3）接种后不良反应　接种24小时后有无局部红肿、痛、淋巴结肿大，发热、头痛等。

（4）禁忌症　免疫缺陷者应视为"绝对禁忌症"；既往有明确过敏史的，一般不予接种；患严重疾病（急性传染病、恶性肿瘤、活动性结核、重症慢性疾病、严重心血管疾病）或高热症状时，可暂缓接种，待痊愈后补种。

3. 计划免疫　我国目前的国家计划免疫是5苗防7病，即卡介苗、脊髓灰质炎疫苗、百白破疫苗、麻疹疫苗和乙肝疫苗，主要预防结核病、脊髓灰质炎、百日咳、白喉、破伤风、麻疹和乙型肝炎（表7-2）。

表7-2　国家免疫规划疫苗的免疫程序

疫苗	年龄（月龄）									
	出生时	1个月	2个月	3个月	4个月	5个月	6个月	8个月	18-24个月	4岁
乙肝疫苗	第1剂	第2剂					第3剂			
卡介苗	第1剂									
脊灰疫苗			第1剂	第2剂	第3剂					第4剂
百白破疫苗				第1剂	第2剂	第3剂			第4剂	
麻疹疫苗								第1剂	第2剂	

（二）人工被动免疫（artificial passive immunization）

人工被动免疫是给机体输入含特异性抗体的免疫血清，把现成的免疫力转移给机体，以直接发挥免疫作用，多用于感染的治疗或紧急预防。主要制剂有：

1. 抗毒素（antitoxin）　抗毒素是用细菌外毒素或类毒素免疫动物制备的免疫血清，具有中和外毒素毒性的作用。一般临床所用抗毒素为免疫马血清，该制剂对人来说是异种蛋白，可诱发Ⅰ型超敏反应，使用前应做皮试。目前仅有破伤风、白喉、气性坏疽及肉毒4种抗毒素仍用于临床。

2. 正常人免疫球蛋白制剂　又称丙种球蛋白，包括从健康人血浆中提取的血浆丙种球蛋白和从健康产妇胎盘血中提取的胎盘丙种球蛋白。由于多数成人已隐性或显性感染过麻疹病毒、脊髓灰质炎病毒和甲型肝炎病毒等病原体，血浆中含有相应抗体。因此这种丙种球蛋白可用于这些病毒性感染的治疗或紧急预防，也用于丙种球蛋白缺乏症的治疗。

3. 人特异性免疫球蛋白制剂　来源于恢复期患者或含有高效价特异性抗体供血者的血浆，含有针对某种病原体的高效价抗体，用于临床上特定疾病的预防和治疗。如乙型肝炎免疫球蛋白和乙肝疫苗联合使用，对 HBsAg 和 HBeAg 双阳性母亲所生的新生儿保护率达85%以上；SARS病人恢复期血清的临床应用，免疫效果较好。

二、免疫治疗

免疫治疗是指针对异常的免疫状态，应用免疫学理论与方法治疗相关疾病的一种生物治疗策略。其作用机制主要是应用免疫制剂、免疫调节药物或其他措施进行免疫调节或免疫重建。免疫调节是指用物理、化学和生物学手段调节机体的免疫功能，使原有的免疫功能增强或减弱；免疫重建是将免疫功能正常个体的造血干细胞或淋巴细胞移植给患有免疫功能缺陷的个体，使后者的免疫功能得到全部或部分恢复。

免疫治疗的分类方法不一，根据对机体免疫功能的影响可分为免疫增强疗法和免疫抑制疗法；根据治疗特异性可分为特异性免疫治疗和非特异性免疫治疗；根据治疗所用制剂的特点可分为主动免疫治疗和被动免疫治疗。各类之间又有交叉。

（一）特异性主动免疫治疗

特异性主动免疫治疗是指利用抗原性疫苗对机体进行免疫接种，诱导产生特异性免疫应答或免疫耐受，达到治疗目的。例如：经加工处理的肿瘤抗原肽制备的疫苗用于肿瘤治疗；治疗病毒感染性疾病的疫苗可有效诱导病毒免疫应答，但不引起免疫损伤（AIDS、HBV 的治疗性疫苗）；通过诱导免疫耐受，用于治疗自身免疫病的疫苗。

（二）特异性被动免疫治疗

特异性被动免疫治疗是指直接向机体输入特异性免疫效应物质（抗体或激活的淋巴细胞），使机体立即获得某种特定的免疫力，达到治疗目的。

1. 抗体（包括多克隆抗体、单克隆抗体及基因工程抗体） 抗毒素血清用于治疗和紧急预防细菌外毒素所致疾病，如破伤风、白喉等。抗 CD3 单抗可选择性破坏 T 细胞，用于器官移植时的急性排斥反应。抗 TNF-α 单抗可用于减轻炎症反应，临床上用来治疗类风湿关节炎等疾病。

抗体的靶向治疗一直是肿瘤治疗的研究热点。该疗法是利用高度特异性的单抗作为载体，将细胞毒性物质（化疗药物、毒素、同位素等）靶向性地携带至肿瘤病灶局部，可以较为特异地杀伤肿瘤，而对正常细胞的损伤较轻。

2. 人血浆丙种球蛋白和胎盘丙种球蛋白 含多种病原体的抗体，肌肉注射此制剂用于预防和紧急治疗麻疹、传染性肝炎等疾病，以及治疗丙种球蛋白缺乏症患者。

3. 激活的淋巴细胞 自体免疫效应细胞过继免疫疗法作为第三类医疗技术已在临床广泛用于肿瘤的治疗。取患者自体淋巴细胞，经体外增殖、激活后回输，使效应细胞在患者体内发挥抗肿瘤作用。适合于该疗法的免疫效应细胞包括 CTL、NK 细胞、巨噬细胞、淋巴因子激活的杀伤细胞（LAK）等。

（三）非特异性免疫治疗

1. 免疫增强剂

（1）微生物制剂 卡介苗（BCG）和短小棒状杆菌等都具有激活巨噬细胞和 NK 细胞等固有免疫细胞的作用。BCG 具有很强的非特异性免疫刺激作用，目前已用于多种肿瘤的免疫治疗。

（2）细胞因子 细胞因子是机体免疫细胞和一些非免疫细胞产生的一组具有广泛生物活性的调节因子。临床应用的细胞因子主要有 IFN-α、IL-2、CSF 等。

（3）中药制剂 ①真菌多糖：香菇、灵芝等的多糖成分有明显的非特异免疫增强作用，可以促进淋巴细胞的分裂、增殖并产生多种细胞因子。②药用植物及其有效成分：许多药用植物（如黄芪、人参、枸杞子、刺五加等）都有明显的免疫增强作用。植物中提取的多糖（如黄芪多糖、枸杞子多糖、刺五加多糖等）也具有免疫增强作用。③中药方剂：某些补肾益精、活血化淤、健脾益气类中药方剂有一定的免疫增强功能。

（4）化学合成药物　一些化学合成药物具有明显的免疫刺激作用。例如：左旋咪唑能激活吞噬细胞、促进 T 细胞产生 IL-2 等细胞因子、增强 NK 细胞的活性等。

2. 免疫抑制疗法　该疗法是以各种制剂与手段抑制免疫应答的治疗形式。

（1）糖皮质激素　具有明显的抗炎和免疫抑制作用，对单核-巨噬细胞、中性粒细胞及 T、B 细胞均有较强的抑制作用，因此在临床上广泛应用于抗炎及多种超敏反应性疾病的治疗。

（2）环磷酰胺　主要是破坏细胞 DNA 结构，阻断其复制，从而导致细胞死亡。目前环磷酰胺主要用于器官移植和自身免疫病的治疗。

（3）环孢素 A（cyclosporinA，CsA）　对 T 细胞有较好的选择性抑制作用，但对其他免疫细胞的抑制作用相对较弱，因此在抗器官移植排斥中取得了很好的疗效。

（4）FK-506　一种大环丙酯抗生素，由土壤真菌产生。与 CsA 一样，FK-506 也可选择性地作用于 T 细胞，且作用比 CsA 强 10~200 倍。

（5）中药　一些中药具有不同程度的免疫抑制作用。目前我国研究开发的雷公藤多贰是效果较为肯定的免疫抑制剂。在临床应用治疗肾炎、红斑狼疮、类风湿关节类等都取得明显疗效，且无明显不良反应。

复习思考题

1. 常用的抗原抗体检测方法有哪些？
2. 常用的免疫细胞检测技术有哪些？
3. 人工主动免疫与人工被动免疫的特点是什么？

下篇　病原生物学

第八章　病原生物学绪论

学习目标

掌握　微生物的分类及三类微生物的主要特点。

熟悉　正常菌群和条件致病菌的概念及其作用。

了解　病原微生物危害程度分类；病原微生物实验室的分级。

病原生物所致的感染性疾病是人类疾病中较为重要和常见的疾病，至今仍有许多病原生物威胁着人类的健康与生命。感染的本质是病原生物与人体免疫力相互作用的过程，上篇已经介绍了人体免疫系统发挥作用的机制和免疫应答的基本过程，下篇将讨论病原生物的生物学特性及其与人体的相互关系。

第一节　病原生物与病原生物学

病原生物（pathogen），泛指能使人体感染的生物，主要包括微生物和寄生虫。

一、微生物与病原微生物

（一）微生物及其分类

微生物（microorganism）是存在于自然界中的一群体积微小、结构简单、肉眼不能直接看到，必须借助光学或电子显微镜放大数百倍乃至数万倍才能观察到的微小生物。

微生物种类繁多，目前公认的分类方法，是根据有无细胞结构和细胞分化程度，将微生物分为非细胞型、原核细胞型和真核细胞型三类。

1. 非细胞型微生物（acellular microorganism） 此类微生物无细胞结构和产生能量的酶系统，仅由蛋白质和一种核酸（DNA 或 RNA）组成，只能在活细胞内增殖，病毒属此类。除了典型的病毒外，还有一些病毒样致病因子，其本质及在病毒学中的位置尚不明确，被称为**亚病毒**（subvirus）。包括**类病毒**（viroid）、**卫星病毒**（satellites）、**朊病毒**（prion）。

2. 原核细胞型微生物（prokaryote microorganism） 此类微生物有细胞结构，但其核质分化原始，无核膜和核仁，细胞器不完善。包括细菌、放线菌、支原体、衣原体、立克次体和螺旋体。临床习惯将除细菌之外的放线菌、支原体、衣原体、立克次体和螺旋体独立提出，因这些微生物的生物学特性和致病作用确有其独特性。（详见第十一章）

3. 真核细胞型微生物（eukaryote microorganism） 此类微生物有典型细胞结构，细胞核分化程度高，有核膜和核仁，细胞器完善。真菌属此类微生物。

（二）微生物与人类的关系

人类与微生物的相互关系在本质上也是一种生物间的相互关系，这种关系涵盖了生物间共生的所有形式。

1. 微生物构成人类生存环境的重要影响因素 微生物普遍存在于环境中，如水、土壤和空气中，与人类的生存息息相关。细菌和真菌作为自然生态系统中最重要的分解者，推动 C、H、O、N 等元素的物质循环，最终使人类受益。许多微生物是人类的重要食物来源，如香菇、竹荪、木耳等菌类是深受人们喜爱的食品，而利用微生物发酵制作食物如面包、馒头、酸奶等历史悠久；我国传统医药中，微生物直接入药的例子比比皆是，如冬虫夏草、茯苓、马勃等；在现代制药领域，以微生物或其代谢产物生产药物如益生菌、疫苗、抗生素等已较为普遍且应用前景广阔。但微生物在某些时候也成为人类生产发展的负面影响因素。微生物可以导致粮食和药材霉变、腐败、变质等，造成经济损失；微生物毒素可使人体中毒，有些微生物毒素如黄曲霉素对人体有明确的致癌作用。

2. 微生物构成人体的组成部分 正常人体的体表和与外界相通的体腔黏膜表面分布着大量的正常微生物群，这些微生物构成人体的微生态系统，参与人体的各种生理、病理过程，对人体内环境平衡稳定至关重要（详见本章第二节）。

3. 微生物与人类感染 **感染**（infection）是微生物的致病力和人体免疫力相对抗的过程，引起人类感染性疾病的微生物称为**病原微生物**（Pathogenic microorganisms）。

感染对于人类具有双重意义。一方面，感染使人类的免疫系统经受选择的压力而不断进化，促使免疫系统建立适应性免疫，以至大多数感染都以隐性感染方式发生；另一方面，严重感染（尤其是烈性传染病）在很多方面给人类带来灾难，如历史上瘟疫曾多次造成人口剧减。

二、寄生与人体寄生虫

能引起人类感染的病原生物除微生物外，还有寄生虫。自然界中两种生物一起生活的现象称为**共生**（symbiosis）。根据利害关系，共生又可进一步分为共栖、互利共生和寄生。**共栖**（commensalism）指两种生物在一起生活，其中一方受益，另一方不受影响。**互利共生**（mutualism）指两种生物在一起生活，双方均受益，从而互相依赖，长期共存。**寄生**（parasitism）指一方从另一方获益，并使对方受损。在寄生关系中，受益的一方称为寄生虫，受害的一方称为宿主。寄生虫寄生的宿主类别较多，能使人体感染的称为人体寄生虫或医学寄生虫。人体寄生虫通过争夺营养、机械性损伤以及免疫损伤等机制对人体造成影响，引起寄生虫感染性疾病（详见第十五章和第十六章）。

三、病原生物学及其研究范畴

病原生物学（pathogeny biology）是研究病原生物（微生物和寄生虫）的生物学特性、致病性、与人体相互关系、临床诊断和防治方法的学科。具体又可分为医学微生物学和人体寄生虫学。前者主要介绍非细胞型、原核细胞型和真核细胞型微生物的共同特性，以及临床常见病原性细菌、病毒、真菌的生物学特性、致病机制和诊疗方法；后者主要介绍人体寄生虫的共同特性，以及我国常见寄生虫的生物学特性、生活史、致病机制及其诊疗方法。历届在病原生物学领域获得诺贝尔医学或生理学奖的情况反映了人类与病原生物斗争的历史（表8-1）。

表8-1　历届在病原生物学领域获诺贝尔医学或生理学奖的科学家及其成就

年份	获奖科学家	成就
1901	Emil Adolf von Behring	开创免疫血清疗法，在治疗白喉上做出贡献
1902	Ronald Ross	证实疟疾是由按蚊传播，为成功防治疟疾奠定基础
1905	Robert Koch	对结核病的相关研究和发现
1907	Charles Louis Alphonse Laveran	确定疟原虫是引起疟疾的病原体
1928	Charles Jules Henri Nicolle	对斑疹伤寒的相关研究和发现
1939	Gerhard Domagk	发现 prontosil（百浪多息，磺胺类药物）的抗菌效果
1945	Alexander Fleming Ernst Boris Chain Howard Walter Florey	发现青霉素及其对各种传染病的疗效
1951	Max Theiler	黄热病及其治疗方法上的发现
1952	Selman A. Waksman	发现链霉素，第一个有效对抗结核病的抗生素
1954	John Franklin Enders Thomas Huckle Weller Frederick Chapman Robbins	发现脊髓灰质炎病毒在各种组织培养基中的生长能力
1958	Joshua Lederberg	发现细菌遗传物质及基因重组现象
1965	FranÇçois Jacob André Lwoff Jacques Monod	发现酶和病毒生物合成的基因控制

续表

年份	获奖科学家	成就
1966	Peyton Rous	发现病毒诱导肿瘤发生的作用
1969	Max Delbrück Alfred D. Hershey Salvador E. Luria	发现病毒的复制机制和遗传结构
1975	David Baltimore Renato Dulbecco Howard Martin Temin	发现肿瘤病毒和细胞的遗传物质之间的相互作用
1976	Baruch S. Blumberg D. Carleton Gajdusek	发现传染病产生和传播的新机制
1989	J. Michael Bishop Harold E. Varmus	发现逆转录病毒致癌基因的细胞来源
1997	Stanley B. Prusiner	发现朊病毒——传染的一种新的生物学原理
2005	Barry J. Marshall J. Robin Warren	发现幽门螺杆菌及其在胃炎和胃溃疡中所起的作用
2008	Harald zur Hausen	发现导致子宫颈癌的人类乳头瘤病毒
	Françoise Barré – Sinoussi Luc Montagnier	发现人类免疫缺陷病毒
2015	William C. Campbell Satoshi Ōmura	发现 Arermectin（阿维菌素），其衍生物能有效治疗盘尾丝虫症和淋巴丝虫病
	屠呦呦	发现的 Artemisinin（青蒿素）能有效治疗疟疾

注：本表内容自诺贝尔奖官网 http://www.nobelprize.org 转载和翻译。

人类仍然面临感染性疾病的威胁，病原生物学的研究面临着对新现病原微生物的发现和认识、对传染性疾病诊疗技术的提高、对新型疫苗的研制等诸多挑战。

第二节　微生物的分布与医学微生态

微生物广泛分布于自然界的空气、水、土壤，甚至一些极端环境中。人体体表和体内也分布着大量微生物，它们与人类相互依存，影响着人体内环境的稳定。

一、微生物在自然界中的分布

（一）空气中的微生物

空气中的微生物主要来自于地面，几乎所有土壤表层存在的微生物均可能在空气中出现，但空气并不是微生物生长繁殖的良好场所，故检出率很低。在空气中检出率较高的是一些抵抗力较强的微生物类群，特别是耐干燥和耐紫外线的微生物，如芽胞杆菌、酵母菌和霉菌的孢子等。空气中微生物的数量与当地气温、湿度、风力及人口密度、土壤性质、植被面积有关。不同场所空气中微生物的数量见表8－2。

表8－2　不同场所空气中微生物的数量（cfu/m^3）

场所	海洋上空	公园	城市街道	宿舍	畜舍
微生物数量	1～2	200	5000	20000	1000000

空气中有时也会含有一些病原微生物，如溶血性链球菌、结核杆菌、白喉杆菌、百日咳杆菌、脑膜炎奈瑟氏菌、肺炎链球菌、麻疹病毒和流感病毒等，有的来自地面，有的来自人或动物的呼吸道。微生物可以附着在尘埃或包被在微小的水滴上分散于空气中形成微生物气溶胶，微生物气溶胶在病原微生物的传播上具有极为重要的意义。空气中的尘埃颗粒数与微生物数量有直接关系，空气中尘埃越多，污染的微生物也越多。空气中病原微生物污染程度与人群密度有关，人口密集的公共场所特别是医院等处，空气中病原微生物的数量与种类就会显著增高。

（二）水中的微生物

自然界江河湖海等各种水体中都生存着相应的微生物。水中含有机物、可溶性无机盐等，是微生物的天然栖息场所。清洁的湖泊、池塘和水库中，有机物含量低，微生物较少。有机质丰富的湖泊中、池塘水、污染的江河水及下水道的污水中，微生物较多。地下水因经过深厚的土层过滤，几乎大部分微生物被阻留在土壤中，含有微生物极少。泉水和深井水在没有污染的情况下一般是无菌的。海水中的微生物绝大多数是嗜盐菌，并耐高渗透压。海水中的细菌则多为革兰阴性菌，常见的种类有假单胞菌属和弧菌属等。城市地区的水体由于有大量人畜排泄物、生活污水和工业废水的排入，微生物含量可高达10^7～10^8 个/mL，其种类也较多。

水中的病原微生物主要来源于人畜粪便及污水的污染，种类主要有伤寒杆菌及其他沙门菌、痢疾杆菌、霍乱弧菌、副溶血弧菌、大肠埃希菌和炭疽杆菌等，此外还有脊髓灰质炎病毒、柯萨奇病毒、埃可病毒、甲型肝炎病毒、轮状病毒等肠道病毒，钩端螺旋体也可存在于水体之中。由于水体中病原微生物数量少、存活时间短，加之水体的流动性，导致直接检测困难。因为人畜粪便为水体病原微生物主要来源，所以大肠埃希菌因其数量庞大、在水中生存时间长，被用作指示菌，可以通过检查水样中大肠埃希菌数目，确定水体被污染的程度，推测病原菌存在的概率。

（三）土壤中的微生物

在土壤中存在数量和种类极为庞大的微生物，绝大多数对人是有益的。如它们的代谢活动可改变土壤的理化性质；它们中间有许多种类可产生药用抗生素；有些土壤微生物能固定大气中的氮，供给植物利用，是构成土壤肥力的重要因素。一般在浅层（10～20cm）土壤中，微生物最多，随着土壤深度的增加，微生物数量逐渐减少；而在土壤的表面，由于日光照射和干燥等因素的影响，微生物的数量较少。每克土壤各类微生物的含量大约有：细菌（10^8）＞放线菌（10^7）＞真菌（10^6）＞酵母菌（10^5）＞藻类（10^4）＞原生动物（10^3）。由此可见，土壤微生物中细菌数量最多。

土壤中的病原微生物是随动植物残体、人畜排泄物和分泌物、污水、垃圾等废弃物一起进入土壤。大多数病原微生物只能在土壤中存活较短时间，只有少数能形成芽胞的病原菌抵抗力强，如炭疽杆菌、破伤风梭菌及产气荚膜梭菌等形成芽胞后能在土壤中生存数年甚至几十年。土壤一旦污染了这些病原菌，则可成为疫源地，随时都有可能使人和动物感染相应的传染病。

（四）极端环境中的微生物

一般生物难以生存而只有某些特殊生物才能生存的环境称为极端环境，如高温、低温、高酸、高碱、高压、高盐等环境。能在极端环境中生存的微生物称为极端微生物。细菌是极端微生物主体，可将其分为嗜热菌、嗜冷菌、嗜压菌、嗜盐菌、嗜酸菌、嗜碱菌等。极端微生物通常具有特殊的结构、生理机能和遗传特性，因此在生产和科研工作中有极大的应用价值。例如多聚酶链反应（PCR）中使用的能够耐受 95℃ 左右高温而不失活的 TaqDNA 聚合酶，即来自嗜热菌中的水生栖热菌。

二、人体的微生态系统

人体微生物种类繁多，数量巨大，它们共同组成了人体**微生态系统**（microbial eco-system）。庞大的正常微生物群以一定的种类和比例存在于机体的特定部位，与人体处于共生状态，它们与机体已形成相互依存、互为利益、相互协调又相互制约的统一。这种统一体现了人类微生态的动态平衡，平衡则健康，失衡则致病。

（一）人体正常微生物群及分布

正常微生物群也称为正常菌群（normal flora），是指存在于机体体表及与外界相通的腔道黏膜上不同种类和数量的微生物群。通常情况下，这些微生物对机体无害，是有益而必需的。正常微生物群中以细菌为主。人体不同部位微生物群的分布各异（表 8 - 3）。

表 8 - 3　人体常见的正常菌群

部位	微生物种类
皮肤	葡萄球菌、链球菌、丙酸杆菌、类白喉棒状杆菌、非致病性分枝杆菌、铜绿假单胞菌、真菌、白假丝酵母菌
口腔	葡萄球菌、甲型和丙型链球菌、非致病性奈瑟菌、乳杆菌、类白喉棒状杆菌、白假丝酵母菌、放线菌、螺旋体
鼻咽腔	葡萄球菌、甲型和丙型链球菌、奈瑟菌、类杆菌、铜绿假单胞菌、变形杆菌
外耳道	葡萄球菌、类白喉棒状杆菌、铜绿假单胞菌、非致病性分枝杆菌
眼结膜	葡萄球菌、结膜干燥杆菌、非致病性奈瑟菌
肠道	大肠埃希菌、产气肠杆菌、变形杆菌、葡萄球菌、双歧杆菌、铜绿假单胞菌、乳酸杆菌、产气荚膜梭菌、破伤风梭菌、类白喉棒状杆菌
尿道	葡萄球菌、类白喉棒状杆菌、非致病性分枝杆菌
阴道	葡萄球菌、乳杆菌、大肠埃希菌、类白喉棒状杆菌、类杆菌、双歧杆菌、支原体、白假丝酵母菌

（二）人体正常微生物群的生理作用

正常微生物群对于机体具有十分重要的生理作用。

1. 生物拮抗作用　正常情况下，分布在皮肤、呼吸道、消化道、口腔、泌尿生殖道等部位的正常微生物群形成生物屏障，对外源致病性微生物起重要拮抗作用。其机制主要包括占位性保护作用、营养竞争作用和代谢产物及抗菌物质的作用。

2. 营养作用　正常微生物群参与人体物质代谢、营养转化与合成。除参与三大物质代谢外，正常微生物群还参与维生素的合成、胆汁代谢、胆固醇代谢及激素转化等过程，是人体代谢过程中的重要营养来源。

3. 免疫作用　作为抗原物质，正常微生物群能促进机体免疫器官发育成熟，影响免疫应答过程，有的正常微生物刺激机体产生的免疫物质能对具有共同抗原的病原菌产生某种程度的抑制或杀灭作用。如双歧杆菌能刺激肠黏膜下淋巴细胞增殖，诱生分泌型免疫球蛋白（SIgA），在肠道局部免疫中起重要作用；双歧杆菌还能促进肠道固有层的CD4$^+$T细胞增殖活化，并能增强单核巨噬细胞吞噬功能，有利于对胞内寄生菌和病毒的清除。

4. 代谢调节作用　人体微生物群参与了大部分的人类代谢活动，如人体消化道占有优势的拟杆菌属参与了糖的分解。此外，人体微生物群的代谢活动还与糖尿病、乳糜泻、克隆病乃至自闭症的发生相关。而部分拟杆菌门细菌则可因其对体内多余蛋白及有害物质的代谢清除过程（如自噬、蛋白酶体激活等）而产生延缓衰老的作用。

（三）微生态失调及机会性感染

正常微生物群与其宿主生态环境在长期进化过程中形成生理性组合的动态平衡称为微生态平衡。不仅微生物的组成和数量比例相对稳定，生态环境也要保持动态的相对稳定。

在一定因素影响下，正常微生物的群之间、微生物群与宿主之间的平衡关系被打破即为**微生态失调**（microdysbiosis）。原来不致病的正常菌群中的细菌可以成为致病菌，这些细菌被称为**机会性致病菌**（opportunistic bacterium）或条件致病菌。当正常微生物群或生活环境中的机会性致病菌菌群比例失调、正常微生物群定居部位改变或人体免疫力降低时所引起的感染称为**机会性感染**（opportunistic infection）。

机会感染的原因主要有：

1. 菌群比例失调　大多由于滥用抗生素而导致耐药菌增多，或抗生素过度杀灭机体的正常菌群，导致抗生素不敏感的真菌和厌氧菌得以大量繁殖，造成二重感染。

2. 正常微生物群定居部位改变　正常微生物群由原籍生活环境转移到外籍生活环境或本来无菌的部位定植或定居，如大肠埃希菌易位到呼吸道能引起肺炎，易位到胆道能引起胆囊炎，易位到泌尿道能引起肾盂炎和膀胱炎，易位到阴道会引起阴道炎等。外科手术、插管等侵入性诊疗容易引发微生物定居部位改变。

3. 宿主免疫功能低下　免疫系统先天发育障碍、大剂量应用糖皮质激素、免疫抑制剂、抗肿瘤治疗及 AIDS 晚期等可出现宿主免疫功能低下，从而使正常微生物群穿透黏膜等屏障，引起局部或全身性感染，严重者可因败血症而死亡。

当机体出现微生态失调现象，应及时改善，增强宿主免疫力，更应在临床工作中倡导合理使用抗生素的原则，以防止滥用造成的危害。

第三节 微生物学历史与发展

在人类发展史过程中，长期的生活和生产实践使人们积累了大量与微生物有关的知识和经验，随着微生物被发现，微生物学作为一门独立学科发展至今，微生物学已渗透到现代科学的方方面面。

一、微生物学发展历程

1676 年荷兰人列文虎克（Antony van Leeuwenhoek，1632—1723）创制了第一台放大 270 倍的显微镜。利用这个工具，他观察了雨水、污水、血液、牙垢等，从中发现了"微小的生命体（microbe）"——微生物。微生物的发现第一次将人们的视野从宏观世界推向微观世界。然而，在微生物被发现后很长的一个时期，人们并不知道这些小生物与人类的生产、生活以及疾病有什么关系。

二、微生物学的奠定和发展

微生物学的奠定和发展是从列文虎克用显微镜观察到细菌开始的。19 世纪中期，以巴斯德和科赫为代表的科学家将对微生物的形态描述推进到生理学研究阶段。路易斯·巴斯德（Louis Pasteur，1822—1895）在很年轻时就成为了享誉法国的化学家。当时法国的酿酒业常常因为葡萄酒和啤酒变酸的问题而影响产量和品质。巴斯德以实验证明发酵和食物腐败是由微生物引起，酒类变质是污染杂菌所致，通过对酒进行加热可以杀死杂菌而有效防止其变质。由此，巴斯德不仅推翻了当时盛行的生命"自然发生学说"，并创立了一整套独特的微生物学基本研究方法，开辟了微生物学领域，是近代微生物学的真正奠基人，他使用的这种消毒方法被冠以"巴氏消毒法"沿用至今。另一方面，在研究蚕病过程中，巴斯德揭示了细菌感染是导致蚕患病的元凶，挽救了法国的蚕丝纺织业。从蚕病到鸡霍乱，再到炭疽、狂犬病，巴斯德逐渐解开了较高等动物疾病由病菌引起之谜。巴斯德还利用减毒活疫苗预防疾病，以此影响到免疫学的发展。英国外科医生李斯特（Joseph Lister，1827—1912）受其影响，用石炭酸喷洒手术室和煮沸手术用具，为防腐、消毒及无菌操作打下基础，开创了现代外科学。

德国科学家罗伯特·科赫（Robert Koch，1843—1910）是另一位微生物学奠基人。科赫的贡献在于发明了细菌的纯培养技术，使得每一种特定致病菌的分离成为可能，并由此成功分离了炭疽、结核、霍乱等重要病原体。在这些工作的基础上，Koch 提出了确定病原体的主要原则——Koch 法则（Koch's postulates）。其内容包括：①同一种疾病中应能查见相同的病原菌；②在宿主体内可分离、培养得到纯的病原菌；③以分离、培养所得的病原菌接种易感动物，可引起相同的疾病；④从人工感染动物体内可重新分离、培养获得纯的病原菌。该法则为多种传染病病原生物的发现提供了理论指导。然而，在运用该法则的同时也应注意一些特殊现象。如带菌者并未表现出明显的临床症状；有些病原生物无法用人工方法培养，如麻风杆菌；也有的病原生物尚未发现有易感动物等。因此，传统意义上的 Koch 法则虽依然是人们认识新现病原体的指导，但仍需适当补充完善以适应病原生物学的发展。鉴于此，Fredricks 于 1996 年提出了包含核苷酸序列检测的 Koch 法则修正案。其内容为：①病原体的序列应存在于患某种疾病的大多数人群体内；②病原体的序列应存在于患病器官内；③无病者或无病器官应没有或很少有病原体序列的存在；④用原位杂交或电镜可在疾病器官的病变部位中发现病原体的序列；⑤病原体的序列可在首次发现此序列的实验室及其他实验室内被重复检出；⑥病原体引起的疾病被治愈后，患者体内该病原体的序列数量减少或消失；⑦患者发病前应能够检出致病病原体的序列，且该病原体序列的拷贝数与疾病的严重性平行。

俄国学者伊凡诺夫斯基（Dmitri Iosifovich Ivanovsky，1864—1920）于 1892 年发现了第一种病毒即烟草花叶病病毒，开始了对病毒的认识。而后第一个动物病毒即口蹄疫病毒于 1897 年被 Loeffler 和 Frosch 发现，1915 年英国学者 Twort 发现了细菌病毒（噬菌体），以后相继分离出许多人类和动、植物的病毒。

在实验微生物学时期，英国医生琴纳（Edward Jenner，1749—1823）发明牛痘预防天花，巴斯德研制鸡霍乱、炭疽和狂犬病疫苗成功，德国学者 Behring 开创"免疫血清疗法"等，这些成就促成了另一学科"免疫学"的创立和兴起。可以说，微生物学是免疫学之母。

微生物学发展过程中，抗生素的发现和研究也是较为重要的组成部分。1929 年 Fleming 首先发现青霉菌产生的青霉素能抑制金黄色葡萄球菌的生长，但直到 1940 年 Florey 等将青霉菌培养液加以提纯，才获得青霉素纯品，并用于治疗感染性疾病，取得了惊人的效果。青霉素的发现和应用极大地鼓舞了微生物学家，随后链霉素、氯霉素、金霉素、土霉素、四环素、红霉素等抗生素不断被发现并广泛应用于临床。

进入 20 世纪，生物化学、遗传学、免疫学、分子生物学技术的发展和应用，推动了微生物学的迅猛发展，主要成就包括：①新病原微生物不断被发现并得到深入研究。例如：引起获得性免疫缺陷综合征的人类免疫缺陷病毒，引起高致死性出血热的埃博拉病毒，导致输血后肝炎的丙型肝炎病毒，可造成腹泻性疾病的轮状病毒，引起严重急性呼吸综合征的 SARS 冠状病毒，引起军团病的嗜肺军团菌等。②应用分子生物学技术，对病原微生物致病机制的研究已深入到分子水平和基因水平。近 80 种人类病毒和 50 多种人类致病菌的基因组测序完成。③基因分型方法被广泛应用于病原生物的分类、新种鉴定、流行病学调查及待检菌遗传学特征分析等。在临床病原生物学检验中，开发了多种类型的快速病原生物学检验技术，提高了感染性疾病的快速诊断率。④采用分子生物学技术分离或制备了多种新型疫苗，并创制了新型疫苗——基因疫苗用于传染性疾病的预防。⑤新型抗生素和新型抗病毒制剂不断被研发上市。

微生物学创立至今，始终居于生命科学发展的前沿。自 1901 年诺贝尔奖设立以来，先后 18 届 33 位科学家因在微生物学领域中的卓越贡献而获奖（表 8 - 1），他们的成就是微生物学发展史的的里程碑，推动着这一学科的发展。

三、微生物学的应用与发展

微生物学开创之初的许多研究工作即是围绕着致病微生物所展开。随着微生物学科的发展与分化，医学微生物学逐渐形成了一个重要的独立分支。而作为医学重要分支的药学，随着抗生素的发现，也与微生物学之间形成了十分广泛和密切的联系。目前微生物已经成为现代药物的主要资源之一，成为生物制药的工具与载体。

（一）微生物与医学微生物学

医学微生物学是微生物学的分支学科，是研究与人类相关微生物的形态、结构、生命活动规律及其与人类机体相互关系的学科。其内容主要包括了医学微生物的生物学特性、与宿主的关系及致病机制、微生物学检查和防治方法等。

（二）微生物与药学

药学与微生物之间的联系主要表现在：①微生物是临床药源的重要组成。临床应用的许多重要药物本身就是微生物（如部分中药材、有益菌制剂等）或微生物的代谢物（如抗生素、维生素、酶制剂等）。②微生物是制药工艺的重要载体。在许多药物的现代制药工艺中广泛应用了高效低成本的微生物发酵方法，尤其是正在日益崛起的基因工程重组产品的制备更是完全依赖工程菌。③微生物是药物筛选的重要靶标。抗感染药物的研发是现代制药的一个重要领域，新型抗感染药物的筛选一般以病原微生物的特定分子结构为筛选靶点。④微生物是衡量药物质量的重要指标。用于人体的临床药物均有一定的微生物学监测指标，以监测药物在生产与使用过程中是否受微生物污染，从而保证临床用药的安全性。

微生物在药学中的应用，涉及普通微生物学、工业微生物学、医学微生物学及微生物学检验等多个分支学科，正在逐渐融汇成为一个微生物学的新分支——药学微生物学。随着微生物学在药学中应用范围的拓展和重要意义的突现，微生物学将成为药学专业的一门基础骨干课程。

（三）微生物与中医药学

在古老的中医药学领域中，也可以觅得微生物的踪影。中医学说中的"外邪"即指病原微生物的感染，中医临床的"六经传变"与"卫气营血传变"规律就是对感染性疾病临床变化规律的一种系统总结，有许多方面与现代医学微生物学的致病性相契合。在中医的临床实践中，形成了许多抗微生物感染的方药，为人类与致病微生物的斗争提供了许多极为宝贵的药用资源。更为难能可贵的是，中药学最早将微生物资源直接纳入了药材领域与制药过程，如灵芝、冬虫夏草等真菌的药用，以及六曲的制作等。

第四节　病原微生物实验室生物安全

生物安全（biosafety）是指避免危险生物因子造成实验室人员伤害，或避免危险生物因子污染环境、危害公众的综合措施。生物安全所涉及的对象主要包括天然生物因子的危害性、转基因生物和生物技术可能带来的潜在威胁。本节主要介绍病原微生物实验室的生物安全及对突发性危害事件的正确处理。

一、病原微生物危害程度分类

国务院 2004 年 11 月颁布的《病原微生物实验室生物安全管理条例》中，根据病原微生物的传染性、对个体或群体的危害程度，将病原微生物分为四类：①第一类病原微生物：指能够引起人类或动物非常严重疾病的微生物，以及我国尚未发现或已经宣布消灭的微生物。目前此类病原微生物尚无疫苗可预防。②第二类病原微生物：指能够引起人类或动物严重疾病，比较容易直接或间接在人与人、动物与人、动物与动物间传播的微生物。部分已有疫苗可预防。③第三类病原微生物：指能够引起人类或动物疾病，但一般情况下对人、动物或环境不构成严重危害，传播风险有限，实验室感染后很少引起严重疾病，且具备有效治疗和预防措施的微生物。④第四类病原微生物：指在通常情况下不会引起人类或动物疾病的微生物。其中，第一类和第二类病原微生物统称为高致病性病原微生物。

原卫生部于 2006 年制定颁布了《人间传染的病原微生物名录》，具体确定了适合我国国情的一至四类致病微生物类别。列入一类（相当于 WHO 的危险度 4 级）的有 29 种病毒，如类天花病毒、克里米亚 - 刚果出血热病毒（新疆出血热病毒）、埃博拉病毒等。列入二类（相当于 WHO 的危险度 3 级）的有 51 种病毒，如口蹄疫病毒、汉坦病毒、高致病性禽流感病毒、艾滋病毒、乙型脑炎病毒、SARS 冠状病毒等；10 种细菌，如炭疽芽胞杆菌、结核分枝杆菌、霍乱弧菌等；4 种真菌，如粗球孢子菌、马皮疽组织胞浆菌等；其他病原生物 5 种，如疯牛病致病因子、人克 - 雅氏病致病因子等。列入三类（相当于 WHO 的危险度 2 级）的有 80 种病毒，包括大家熟悉的肠道病毒、EB 病毒、甲型肝炎病毒、乙型肝炎病毒、单纯疱疹病毒、麻疹病毒等；细菌 145 种，如金黄色葡萄球菌、化脓链球菌、致病性大肠埃希菌、伤寒沙门菌等；55 种真菌，如黄曲霉菌、絮状表皮癣菌、白假丝酵母、新生隐球菌等；其他病原生物 1 种，如瘙痒病因子。列入四类（相当于 WHO 的危险度 1 级）的有 6 种病毒，如豚鼠疱疹病毒、金黄地鼠白血病病毒等。

二、病原微生物实验室的分级

根据病原微生物的危害程度及实验室的生物安全防护水平（biosafety level，BSL），可将病原微生物实验室分为四级，以 BSL - 1、BSL - 2、BSL - 3、BSL - 4 表示。其中 BSL - 1 防护水平最低，BSL - 4 防护水平最高。

1. BSL－1 实验室　实验室为普通建筑结构，一般要求室内有洗手池，地面可清洗、消毒。不需特殊的遏制设备和设施。实验人员按照标准的微生物操作规程，在开放的实验台上开展工作。处理对象是对人体、动植物或环境危害较低，不具有对健康成人、动植物致病的致病因子，如大肠埃希菌。

2. BSL－2 实验室　在 BSL－1 实验室的基础上，应配备高压灭菌设备及生物安全柜等设施。实验人员应接受过病原生物处理的特殊培训。处理对象是对人体、动植物或环境具有中等危害或具有潜在危险，对健康成人、动植物和环境不会造成严重危害的致病因子，如肝炎病毒、疱疹病毒、金黄色葡萄球菌等。

3. BSL－3 实验室　实验室应在建设物内自成隔离区，室内有明确分区（如清洁区、半污染区、污染区），且各区之间应有缓冲间。要求有独立的负压保护通风系统，以保证实验室内负压，且排出空气经滤过后不得循环使用。此外，还需配备双电路应急系统，以确保连续供电。实验人员应接受致病性或可能致死的病原生物处理的专业训练。所有与病原有关的操作均需在生物安全柜或其他物理遏制装置中进行，或穿戴防护服进行操作。处理对象是对人体、动植物或环境具有高度危险性，主要通过气溶胶使人类染上严重的甚至致命的疾病，或对动植物和环境具有高度危害的致病因子，如高致病性禽流感病毒、人类免疫缺陷病毒、SARS 冠状病毒、结核分枝杆菌、霍乱弧菌等。

4. BSL－4 实验室　实验室选址应远离人口密集区域，设施应在独立的建筑物内，周围有封闭的安全隔离带。BSL－4 实验室设施与 BSL－3 基本相同，但要求有独立的供气和排气系统，排风装置须双重过滤。实验人员应在处理危险病原方面受过特殊和全面的训练。所有与危险病原有关的工作应限制在三级生物安全柜中，或实验人员使用装备生命支持系统的一体正压防护服，在二级生物安全柜中操作。处理对象是对人体、动植物或环境具有高度危险性，通过气溶胶途径传播或传播途径不明或未知的危险的致病因子，如克里米亚刚果出血热病毒、埃博拉病毒、马尔堡病毒等。

BSL－1、BSL－2 实验室不得从事高致病性病原微生物的实验活动，BSL－3、BSL－4 实验室从事高致病性病原微生物实验活动。但对我国尚未发现或已经宣布消灭的病原微生物，应经有关部门批准后才能从事相关实验活动。

三、病原微生物实验室感染的控制

1. 建立实验室安全管理体系　成立生物安全管理委员会，明确实验室生物安全负责人，严格实行责任制和责任追究制。定期检查实验室的生物安全防护，包括设施设备的运行、维护与更新；病原微生物菌（毒）种的保存与使用；实验室排放的废水、废气及其他废物处理等情况。如果发现问题，必须及时、彻底解决。

2. 遵守实验室安全管理制度　严格执行国家和有关部门的实验室生物安全规范与标准，严格遵守实验室安全操作规程。在从事高致病性病原微生物的实验时，必须有两名以上的实验人员共同进行。不同种类的高致病性病原微生物实验，不能在实验室的同一安全区域内进行。严格进行规范操作，防止传染性气溶胶或飞溅物的产生、扩散及吸入，妥善处理废弃物。严格进行菌、毒种的管理，严防高致病性病原微生物被盗、丢失、泄露，避免造成高致病性病原微生物的播散、流行或其他严重后果。

3. 确保实验人员个人安全 生物安全实验室必须配备符合标准的个人防护装备，实验人员根据需要穿戴适合的工作服或防护服、口罩、手套、防护眼镜、面部防护罩、鞋套、专用鞋、呼吸器等，以确保安全。可产生含生物因子气溶胶的操作均应在生物安全柜中进行，不同等级生物安全实验室应配备相应的生物安全柜。实验人员必要时可进行相关疫苗的预防接种。

如果实验室发生高致病性病原微生物泄漏，应该立即采取以下措施：①封闭被病原微生物污染的实验室或者可能造成病原微生物扩散的区域；②向上级主管部门如实上报；③对密切接触者进行医学观察，必要时隔离治疗；④对相关人员进行医学检查；⑤进行现场消毒；⑥对染疫或者疑似染疫的动物采取隔离、捕杀等措施。

复习思考题

1. 什么是原核细胞型与真核细胞型微生物？两者生物学特性有何区别？
2. 正常菌群的生理作用是什么？
3. 什么是条件致病菌？

第九章　细菌学总论

　　掌握　细菌的形态及结构；细菌合成代谢产物在医学上的意义；内毒素与外毒素的区别。

　　熟悉　细菌特殊结构的意义；革兰阳性菌与革兰阴性菌细胞壁的异同及意义；消毒、灭菌、无菌操作的概念；细菌分解代谢的产物及检测；细菌的感染途径及感染类型。

　　了解　细菌的形态学检查；抗菌免疫的构成及作用特点；细菌的遗传与变异。

第一节　细菌的形态结构

　　细菌属单细胞的原核细胞型微生物，以无性的二分裂方式进行繁殖。在一定的环境条件下，细菌维持着相对稳定的形态和结构。

一、细菌的大小与形态

（一）细菌的大小

　　细菌个体微小，常以微米（μm）为测量单位。不同种类的细菌大小可以不同，同一种细菌的大小也可因菌龄和环境条件的不同而有一定差异。通常，球菌的直径约 $l\mu m$，杆菌长 $0.5 \sim 10\mu m$，宽 $0.3 \sim 0.5\mu m$。

（二）细菌的形态

　　细菌按其外形不同，可分为球菌、杆菌和螺形菌三大类（图 9-1）。

　　1. 球菌　多呈圆球形或近似球形。由于细菌繁殖时的分裂平面及分裂后菌体之间的粘连关系不同，可形成不同的排列方式。

　　（1）双球菌　在一个平面上分裂后两个菌体成双排列。如肺炎链球菌、脑膜炎奈瑟菌。

　　（2）链球菌　在一个平面上分裂，分裂后多个菌体粘连成链状排列。如溶血性链球菌。

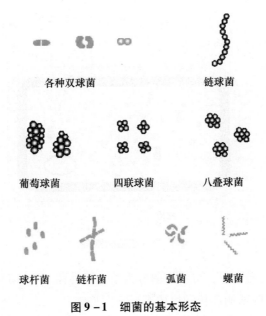

各种双球菌　　　　　链球菌

葡萄球菌　　　　四联球菌　　　　八叠球菌

球杆菌　　链杆菌　　　弧菌　　螺菌

图 9-1　细菌的基本形态

（3）葡萄球菌　在多个不同平面分裂，分裂后杂乱堆积呈葡萄串状排列。如金黄色葡萄球菌。

（4）四联球菌　在两个互相垂直的平面上分裂后，四个菌体粘连在一起呈正方形。

（5）八叠球菌　在三个互相垂直的平面上分裂，分裂后八个菌体粘连呈立方体。

2. 杆菌　杆菌因细菌种类不同而粗细、长短不一。有的呈直杆状，有的略弯曲。杆菌分裂后一般分散存在，但也有成双排列（双杆菌）或链状排列（链杆菌）。菌体两端大多呈钝圆形，少数两端平齐（如炭疽杆菌）或两端尖细呈梭形（如梭杆菌）。粗短近似卵圆形者称为球杆菌，一端或两端膨大呈棒状者称为棒状杆菌。

3. 螺形菌　螺形菌菌体弯曲。只有一个弯曲，呈逗点状或弧形者称为弧菌，如霍乱弧菌；菌体较长，有数个弯曲者称为螺菌，如鼠咬热螺菌；也有的菌体细长弯曲呈螺旋形，称为螺杆菌，如幽门螺杆菌。

二、细菌的结构

细菌的结构包括基本结构和特殊结构。基本结构指所有的细菌都具有的结构，如细胞壁、细胞膜、细胞质和核质等。特殊结构指仅某些细菌具有的结构，如荚膜、鞭毛、菌毛、芽胞等（图 9-2）。

（一）细菌的基本结构

1. 细胞壁　细胞壁是包绕在细胞膜外的一层坚韧而有弹性的结构。其主要功能有：①维持细菌固有的形态；②使细菌能承受菌体内强大的渗透压，保护细菌在低渗环境中不破裂；③参与细菌细胞内外物质交换。另外，细胞壁表面的某些化学结构是细菌的表面抗原，某些成分与细菌的致病性有关。

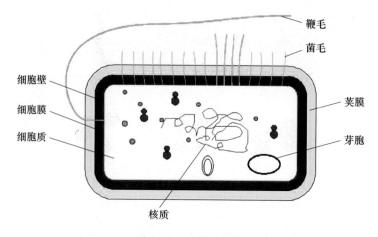

图 9 – 2　细菌的结构

用革兰染色法对细菌染色，可将细菌分为革兰阳性菌（G⁺菌）和革兰阴性菌（G⁻菌），两类细菌的细胞壁结构和化学组成有所不同见表 9 – 1。革兰阳性菌细胞壁主要由肽聚糖和磷壁酸构成，革兰阴性菌细胞壁主要由肽聚糖和外膜组成。

表 9 – 1　革兰阳性菌与革兰阴性菌细胞壁结构比较

细胞壁	革兰阳性菌	革兰阴性菌
强度	较坚韧	较疏松
厚度	20 ~ 80nm	10 ~ 15nm
肽聚糖层数	可多达 50 层	1 ~ 2 层
肽聚糖含量	占细胞壁干重 50% ~ 80%	占细胞壁干重 5% ~ 20%
糖类含量	约 45%	15% ~ 20%
脂类含量	1% ~ 4%	11% ~ 22%
磷壁酸	+	–
外膜	–	+

（1）肽聚糖　肽聚糖是细菌细胞壁中的主要组分，为原核细胞所特有，又称黏肽。G⁺菌的肽聚糖由聚糖骨架、四肽侧链和五肽交联桥三部分组成（图 9 – 3），G⁻菌的肽聚糖仅由聚糖骨架和四肽侧链两部分组成（图 9 – 4）。

聚糖骨架由 N – 乙酰葡糖胺和 N – 乙酰胞壁酸交替间隔排列，经 β – 1,4 糖苷键连接而成，各种细菌的聚糖骨架均相同。

四肽侧链的组成和连接方式随菌种不同而异。如金黄色葡萄球菌（G⁺菌）细胞壁的四肽侧链的氨基酸依次为 L – 丙氨酸、D – 谷氨酸、L – 赖氨酸和 D – 丙氨酸；第三位的 L – 赖氯酸通过由 5 个甘氨酸组成的交联桥连接到相邻聚糖骨架四肽侧链末端的 D – 丙氨酸上，从而构成机械强度十分坚韧的三维立体结构。在大肠埃希菌（G⁻菌）的四肽侧链中，第三位氨基酸是二氨基庚二酸（DAP），并由 DAP 与相邻四肽侧链末端的 D – 丙氨酸直接连接，没有五肽交联桥，因而只形成单层平面的二维结构。

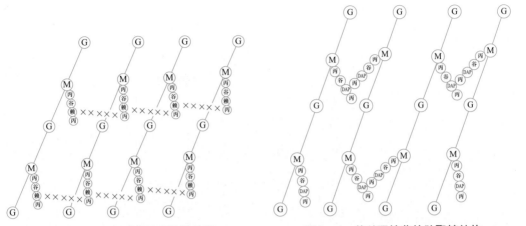

图9-3 革兰阳性菌的肽聚糖结构 **图9-4 革兰阴性菌的肽聚糖结构**

G：N-乙酰葡糖胺；M：N-乙酰胞壁酸；×：甘氨酸；DAP：二氨基庚二酸

G⁺菌细胞壁的肽聚糖含量高（占细胞壁干重的50%~80%），层数多（可达15~50层）。G⁻菌细胞壁肽聚糖含量少（占细胞壁干重的10%左右），层数少（仅1~2层）。某些物质的抗菌作用与其对肽聚糖的影响有关。如溶菌酶能切断β-1,4糖苷键，破坏聚糖骨架，引起细菌裂解。青霉素可抑制五肽交联桥与四肽侧链D-丙氨酸的结合，干扰肽聚糖的合成而损伤细胞壁。G⁺菌肽聚糖含量高，易受溶菌酶和青霉素的影响。而G⁻菌肽聚糖含量少，且有外膜的屏障保护作用，因此对溶菌酶和青霉素有抵抗力，容易形成耐药性。

（2）G⁺菌细胞壁特殊组分——磷壁酸 G⁺菌的细胞壁尚含有大量的磷壁酸，按其结合部位不同，分为壁磷壁酸和膜磷壁酸两种（图9-5）。磷壁酸免疫原性很强，是革兰阳性菌的重要表面抗原。某些磷壁酸具有黏附宿主细胞的作用，与细菌的致病性有关。

此外，某些革兰阳性菌细胞壁表面还有一些特殊的表面蛋白，如A群链球菌的M蛋白等，与致病性有关。

（3）G⁻菌细胞壁特殊组分——外膜 外膜位于肽聚糖的外层，由内到外依次是脂蛋白、脂质双层和脂多糖（图9-6）

脂多糖（lipopolysaccharide，LPS）即G⁻菌的内毒素，由脂质A、核心多糖、特异性多糖三部分组成。①脂质A：是一种糖磷脂，为内毒素的毒性和生物学活性的主要组分。无种属特异性，故各种革兰阴性菌的内毒素毒性作用大致相同。②核心多糖：位于脂质A的外层，具有属特异性，同一属细菌的核心多糖相同。③特异多糖：在脂多糖的最外层，是G⁻菌的菌体抗原（O抗原），具有种特异性，可用于G⁻菌不同菌种的鉴别。

（4）细菌细胞壁缺陷型（细菌L型） 细菌细胞壁的肽聚糖结构受到理化、生物因素的直接破坏或合成被抑制，称为细菌细胞壁缺陷型，也称细菌L型。细菌L型的形态因缺失细胞壁而呈高度多形性，大小不一，呈球形、杆状和丝状，染色多呈革兰阴性。某些L型仍有一定的致病力，通常引起慢性感染，如尿路感染、心内膜炎等。

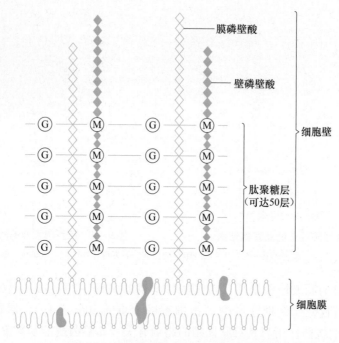

图 9 - 5   革兰阳性细菌细胞壁结构示意图

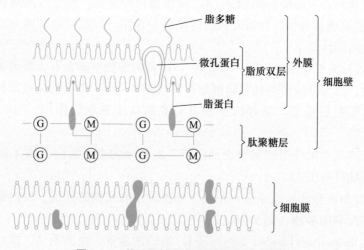

图 9 - 6   革兰阴性细菌细胞壁结构示意图

2. 细胞膜   细胞膜位于细胞壁内侧,紧紧包绕着细胞质。细菌细胞膜的结构与真核细胞细胞膜基本相同,由磷脂和多种蛋白质构成,但不含胆固醇。细胞膜有选择通透作用,参与菌体内外的物质转运。膜上有多种呼吸酶,参与细胞的呼吸和能量代谢。膜上还有多种合成酶,参与细菌蛋白质的合成。细菌细胞膜可以内陷、折叠、卷曲形成囊状物,即中介体。多见于革兰阳性菌,与细菌的分裂、呼吸、胞壁合成和芽胞形成有关。

3. 细胞质   细胞质为细胞膜包裹的溶胶状物质,基本成分是水、蛋白质、脂类、核酸及少量无机盐,其中含有许多重要结构。

（1）核糖体　核糖体是游离于细胞质中的颗粒状结构，是细菌合成蛋白质的场所。细菌核糖体的沉降系数为 70S，由 30S 和 50S 两个亚基组成。链霉素能与细菌核糖体的 30S 亚基结合，红霉素能与 50S 亚基结合，均能干扰细菌蛋白质的合成而导致细菌的死亡。而真核细胞的核糖体为 80S，由 40S 和 60S 两个亚基组成。因此这些药物对人类的核糖体无作用。

（2）质粒　质粒是染色体外的遗传物质，为闭合环状的双链 DNA，控制细菌某些特定的遗传性状。质粒能独立进行复制，并转移到子代细胞。质粒不是细菌生长所必需的，失去质粒的细菌仍能正常存活。质粒除决定细菌自身的某种性状外，还可通过接合或转导作用等方式将有关性状传递给另一细菌。质粒编码的细菌性状有性菌毛、细菌素、耐药性的产生等。

（3）胞质颗粒　细菌细胞质中含有多种颗粒，多为细菌贮藏的营养物质，如糖原、淀粉等多糖、脂类、磷酸盐等。如白喉棒状杆菌胞质中有一种主要成分是 RNA 和多偏磷酸盐的颗粒，嗜碱性较强，用亚甲蓝染色清晰可见，呈紫色，称异染颗粒。异染颗粒位于菌体两端，有助于鉴别细菌。

4. 核质　核质也称拟核，是细菌的遗传物质，决定细菌的遗传特征。其实质为一闭合环状的双链 DNA 分子反复缠绕、折叠形成的团状物，无核膜和核仁。因其功能与真核细胞的染色体相似，习惯上亦称之为细菌的染色体。

（二）细菌的特殊结构

1. 荚膜　是某些细菌向细胞壁外分泌的一层黏液性物质，为多糖或蛋白质的多聚体。黏液性物质牢固地与细胞壁结合，厚度 ≥0.2μm，边界明显者称为荚膜；厚度 < 0.2μm 者称为微荚膜。

荚膜对一般碱性染色剂亲和力低，不易着色，普通染色只能看到菌体周围有无色的透明环状带。如用墨汁负染，则荚膜显现较为清楚。荚膜是构成细菌致病力的重要因素之一。其主要功能包括：①抗吞噬作用：荚膜能保护细菌抵抗吞噬细胞的吞噬和消化，增强细菌的侵袭力。②抗有害物质的损伤作用：荚膜可保护菌体免受溶菌酶、补体、抗体和抗菌药物等有害物质的损伤。③黏附作用：荚膜多糖可使细菌彼此黏连，也可黏附于组织细胞或无生命体表面。④具有抗原性：可用于细菌的分型鉴定。此外，荚膜还有抗干燥等功能。细菌一般在动物体内或含有血清或糖的培养基中容易形成荚膜。有荚膜的细菌在固体培养基上形成光滑型菌落，失去荚膜后菌落变为粗糙型。

2. 鞭毛　在某些细菌菌体上附着的细长、弯曲呈波浪状的丝状物，称为鞭毛，为细菌的运动器官。鞭毛少的仅 1~2 根，多者达数百根，长 5~20μm，需用电子显微镜观察，或用镀银染色法使鞭毛增粗后才能在普通光学显微镜下看到。

根据鞭毛的数量和部位，可将鞭毛菌分成 4 类：①单毛菌：菌体一端有一根鞭毛，如霍乱弧菌；②双毛菌：菌体两端各有一根鞭毛，如空肠弯曲菌；③丛毛菌：菌体一端或两端各有一丛鞭毛，如铜绿假单胞菌；④周毛菌：菌体周身有数量不等的鞭毛，如大肠埃希菌（图 9-7）。

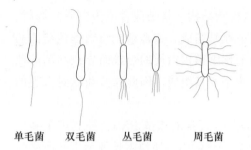

单毛菌　　双毛菌　　丛毛菌　　　周毛菌

图9-7　细菌鞭毛的各种类型

鞭毛的功能包括：①参与细菌运动：有鞭毛的细菌在液体环境中能自由游动。细菌的运动有化学趋向性，常向营养物质处前进，并避开有害物质。②具有抗原性：鞭毛的化学成分主要是蛋白质，具有抗原性（H抗原），对某些细菌的鉴定、分型及分类具有重要意义。③参与某些细菌的致病过程：如霍乱弧菌通过活泼的鞭毛运动穿透小肠黏液层，使菌体黏附于肠黏膜上皮细胞表面，生长繁殖，产生毒素而致病。

3. 菌毛　许多革兰阴性菌和少数革兰阳性菌菌体表面存在的比鞭毛更为纤细、短、直的丝状物，称为菌毛。菌毛在普通光学显微镜下看不到，必须用电子显微镜观察。菌毛可分为普通菌毛和性菌毛两种。

（1）**普通菌毛**　数目较多，可达数百根，遍布菌体表面。普通菌毛是细菌的黏附结构，能与宿主细胞表面的特异性受体结合，与细菌的致病性密切相关。有菌毛菌株的黏附可抵抗肠蠕动或尿液冲洗作用，一旦丧失菌毛，其致病力亦随之减弱或消失。

（2）**性菌毛**　仅见于少数革兰阴性菌，数量少，一个细菌只有1~4根，比普通菌毛长而粗，中空呈管状，性菌毛可介导细菌的遗传变异。性菌毛由F质粒编码，带有性菌毛的细菌称为F^+菌或雄性菌，无性菌毛的细菌称为F^-菌或雌性菌。F^+菌的遗传物质可通过性菌毛的接合作用传递给F^-菌，细菌的毒性及耐药性均可通过这种方式传递。

4. 芽胞　某些细菌在一定的环境条件下，胞质脱水浓缩，在菌体内形成圆形或卵圆形的小体，称为芽胞。芽胞折旋光性强，通透性低。能形成芽胞的细菌均为革兰阳性菌。

芽胞为细菌的休眠体状态，几乎没有代谢活性，但保存了细菌的全部生命必需物质。当环境条件适宜时，芽胞可发芽形成繁殖体。一个细菌只能形成一个芽胞，一个芽胞只能形成一个繁殖体，因此芽胞不是细菌的繁殖方式。

不同细菌芽胞的形态、大小、位置不同，根据芽胞的类型不同可以鉴别细菌的种类（图9-8）。

芽胞对外界各种理化因素如热、干燥、辐射和化学消毒剂等均有很强的抵抗力，以芽胞的形式在自然界可长期存在。细菌芽胞并不直接引起疾病，仅当发芽成为繁殖体后，才能迅速大量繁殖而致病，故细菌的芽胞是重要的传染源。临床上以芽胞是否被杀死作为判断灭菌效果的指标，杀灭芽胞最可靠有效的方法是高压蒸汽灭菌法。

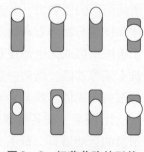

图9-8　细菌芽胞的形状、大小和位置

三、细菌的形态学检查

各种细菌有其相对稳定的大小、形态、排列、特殊结构和染色特性等生物学性状，是细菌形态学检查的主要内容，也是对细菌进行鉴定、鉴别的重要依据。

（一）显微镜观察

观察细菌最常用的显微镜为普通光学显微镜，使用油浸物镜可将物体放大 1000 倍左右。

（二）不染色检查法

观察悬浮于液体中的细菌的大小、形态及运动情况等。在细菌研究中，不染色检查法主要用于观察细菌的运动情况（细菌的动力），还用于动态观察细菌的分裂过程等。

（三）单染色检查法

细菌经染色以后，能更好地显现出其形态学的大部分基本情况。单染色检查法用一种染料（常用美蓝或复红）对细菌着色，可以清楚地显现出细菌的大小、形态与排列，还可观察到芽胞；但所有细菌均被染为同一颜色，鉴别意义不强。

（四）鉴别染色法（复染色法）

用两种以上的染料对细菌染色，除可观察到单染色法的内容外，更重要的是能观察到细菌的染色性，在鉴别细菌上有很重要的实用价值。常用的细菌鉴别染色法有革兰染色法和抗酸染色法。

1. 革兰染色法 细菌经结晶紫初染、碘液媒染、95% 乙醇脱色、复红复染后，菌体为紫色者为革兰阳性（G^+）菌，菌体为红色者为革兰阴性（G^-）菌。革兰染色法具有重要的实际意义：①可将细菌分为 G^+ 菌和 G^- 菌两大类，便于鉴别细菌；②指导选择抗生素；③了解致病性。

2. 抗酸染色法 用于结核分枝杆菌的染色观察。染色步骤为复红初染、3% 盐酸酒精脱色和美蓝复染。细菌经抗酸染色法染色后，呈红色者为抗酸阳性菌，呈蓝色者为抗酸阴性菌。

（五）特殊染色法

用于对细菌的细胞壁、鞭毛、荚膜、芽胞、核质等结构进行染色观察，具体方法很多，可根据需要对某一结构进行选择性染色。

第二节 细菌的生理

细菌的生理活动包括摄取和合成营养物质，进行新陈代谢及生长繁殖。

一、细菌的营养与生长繁殖

细菌的化学组成包括水、无机盐、蛋白质、糖类、脂类和核酸等，其中水是细菌细胞重要的组成成分，占菌体重量的 80% 左右。细菌的生长繁殖与环境条件密切相关，了解细菌生长繁殖的条件、规律、代谢产物和人工培养细菌方法，对细菌性疾病的诊断、预防及治疗均有重要意义。

（一）细菌的营养类型

根据细菌所利用的能源和碳源不同，将细菌分为自养菌和异养菌两大类。

1. 自养菌 能以简单的无机碳化物、氮化物作为碳源、氮源，合成菌体所需的大分子，其能量来自无机化合物的氧化（化学能），也可通过光合作用而获得（光能），如固氮菌。

2. 异养菌 以多种有机物（如蛋白质、糖类等）为原料合成菌体成分并获得能量。异养菌包括腐生菌和寄生菌。腐生菌以动植物尸体、腐败食物等作为营养物；寄生菌寄生在活体内，以宿主的有机物为营养来源。所有的病原菌都是异养菌。

（二）细菌生长繁殖的条件

充足的营养物质和适宜的环境条件是细菌生长繁殖的必备条件。

1. 营养物质 即细菌生长所必需的各种成分的总称。

（1）水 细菌所需的营养物质必需先溶于水，营养的吸收与代谢也需在有水的条件下才能进行。

（2）碳源 含碳的有机物或无机物可被细菌吸收利用，合成菌体组分，也是细菌的主要能量来源。病原菌主要从糖类获得碳源。

（3）氮源 细菌以氮源合成菌体成分。病原菌主要以蛋白质和氨基酸作为氮源。少数病原菌可利用硝酸盐及氮气，但利用率较低。

（4）无机盐 细菌需要的无机盐有钾、钠、钙、镁等。无机盐参与构成菌体成分，调节菌体渗透压，参与能量的储存和转运及维持酶的活性。

（5）生长因子 某些细菌在其生长过程中必需，但自身不能合成或合成量不足以满足机体生长所需的营养物质，包括维生素、氨基酸、嘌呤、嘧啶等。某些细菌还需要特殊的生长因子，如流感嗜血杆菌需要血液中的 V、X 两种因子。

2. 酸碱度（pH） 每种细菌都有一个最适生长 pH 范围。大多数病原菌生长繁殖的最适 pH 为 7.2~7.6，但结核杆菌的最适 pH 为 6.5~6.8，霍乱弧菌的最适 pH 为 8.8~9.0。

3. 温度 各类细菌对温度要求不同，可分为嗜冷菌（最适温度为 10℃~20℃）、嗜温菌（最适温度为 20℃~40℃）和嗜热菌（50℃~60℃）。多数病原菌为嗜温菌，最适生长温度为 37℃。

4. 气体 病原菌生长繁殖所需要的气体主要是氧气（O_2）和二氧化碳（CO_2）。

根据细菌代谢时对分子氧的需求可将细菌分为 4 类：①专性需氧菌：具有完善的酶系统，只能在有氧的环境下生长；②微需氧菌：在低氧压环境（5%~10%）中生长良好，氧压 >10% 时对其有抑制作用；③专性厌氧菌：缺乏完善的呼吸酶系统，必须在无氧的环境中才能生长；④兼性厌氧菌：在有氧和无氧的环境中都能生长，大多数病原菌属于此类。

　　CO_2 对细菌的生长也很重要。大部分细菌在新陈代谢过程中产生的 CO_2 即可满足自身需要，少数细菌如脑膜炎奈瑟菌和布鲁菌，初次人工分离培养时需提供 5% ~ 10% 的二氧化碳气体，才能良好地生长。

（三）细菌生长繁殖的方式与规律

　　细菌的生长繁殖包括细菌的组分和数量的增加。

　　1. 细菌个体的生长繁殖　一般以简单的二分裂方式进行无性繁殖，细菌分裂数量倍增所需要的时间称为代时，细菌的代时取决于细菌的种类和生长环境。大多数细菌繁殖一代只需 20 ~ 30 分钟，少数细菌如结核杆菌繁殖速度比较缓慢，繁殖一代需 18 ~ 20 小时。

　　2. 细菌群体生长繁殖的规律　细菌繁殖速度很快，一般约 20 分钟繁殖一代。按此速度计算，一个细菌 7 个小时可繁殖约 200 万个，10 小时后可达 10 亿个以上，随着时间的延长细菌群体将会庞大到难以想象。事实上由于营养物质的消耗，有害代谢产物的堆积，细菌不可能始终保持高速度的繁殖，细菌的群体繁殖具有一定的规律性。将细菌接种于适宜的液体培养基中，连续间隔一定时间取样测定活菌数，以培养时间为横坐标，培养物中活菌数的对数为纵坐标，可绘出一条反映细菌群体生长规律的曲线，称生长曲线（图 9 - 9）。

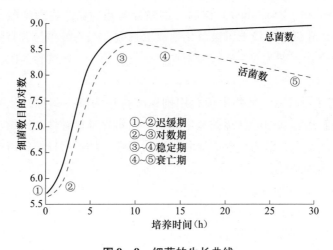

图 9 - 9　细菌的生长曲线

　　根据生长曲线，细菌群体生长繁殖可分为 4 个时期：①迟缓期：该期菌体增大、代谢活跃，但分裂迟缓，繁殖极少。菌数增加不明显，是细菌适应新环境的阶段。一般为培养最初的 1 ~ 4 小时。②对数期：该期细菌生长迅速，菌数呈对数直线上升，细菌的大小、形态、染色性、生理特性等都较典型，是研究细菌生物学性状的最佳时期。此时，细菌对抗生素最敏感。一般为培养后 8 ~ 18 小时。③稳定期：由于培养基中营养物质的消耗，有害代谢产物的积聚，细菌繁殖速度减慢，死亡数逐渐增加，细菌的形态、染色性和生理性状常发生改变，细菌芽胞、外毒素或抗生素等大多在该期产生。④衰亡期：细菌繁殖速度继续减慢或停止，细菌死亡速率增加且活菌数目逐渐减少，该期细菌形态显著改变，生理代谢活动趋于停滞。

二、细菌的新陈代谢产物

细菌的新陈代谢指菌细胞内分解代谢与合成代谢的总和，其显著特点是代谢旺盛和代谢类型的多样化。底物分解和转化为能量的过程称为分解代谢；所产生的能量用于细胞组分的合成称为合成代谢。代谢过程中将产生许多在医学上有重要意义的代谢产物。

（一）分解代谢产物及生化反应

各种细菌的酶系统不同，对营养物质的分解能力不同，其代谢过程也不同。据此特点，通过生物化学方法来鉴别不同的细菌称为细菌的生化反应。

1. 糖发酵试验 不同细菌分解糖类的能力和代谢产物不同。例如，大肠埃希菌能分解葡萄糖和乳糖，伤寒沙门菌只能分解葡萄糖；大肠埃希菌分解葡萄糖产酸产气，而伤寒沙门菌分解葡萄糖仅产酸不产气。

2. 甲基红试验 细菌分解葡萄糖产生丙酮酸，若细菌不含有丙酮酸脱羧酶，则培养基的 pH 降至 4.5 以下，甲基红指示剂呈红色，即为甲基红试验阳性。若细菌含有丙酮酸脱羧酶，可将丙酮酸转变为乙酰甲基甲醇，培养基的 pH 大于 5.4，甲基红指示剂呈桔黄色，为甲基红试验阴性。大肠埃希菌甲基红试验为阳性，产气杆菌为阴性。

3. V－P（Voges－Proskauer）试验 细菌分解葡萄糖产生丙酮酸，若继续脱羧生成乙酰甲基甲醇，在碱性环境下可被氧化生成二乙酰，二乙酰再与含有胍基的化合物反应生成红色的化合物，即为 V－P 试验阳性。产气杆菌 V－P 试验为阳性，而大肠埃希菌 V－P 试验为阴性。

4. 枸橼酸盐利用试验 某些细菌利用枸橼酸盐作为唯一碳源，分解枸橼酸盐生成碳酸盐，同时分解培养基中的氮源铵盐生成氨，使培养基呈碱性，则指示剂溴麝香草酚蓝由淡绿色转为深蓝色，即为枸橼酸盐利用试验阳性。如产气杆菌枸橼酸盐利用试验为阳性，大肠埃希菌为阴性。

5. 吲哚试验 某些细菌如大肠埃希菌、变形杆菌及霍乱弧菌含有色氨酸酶，能分解蛋白质中的色氨酸产生吲哚（靛基质），与对二甲基氨基苯甲醛试剂作用后，形成玫瑰吲哚呈红色，即为吲哚试验阳性。

6. 硫化氢试验 某些细菌如变形杆菌、沙门菌能分解含硫氨基酸，生成的硫化氢与培养基中加入的硫酸亚铁或醋酸铅反应，形成黑色的硫化亚铁或硫化铅黑色沉淀，即为硫化氢试验阳性。

（二）合成代谢产物及意义

在细菌的合成代谢过程中，可合成一些与医学有关的产物，其中有些产物与细菌的致病性有关，有些可用来鉴别细菌或防治疾病。

1. 热原质 热原质泛指注入人或动物体内能引起发热反应的物质。主要指革兰阴性菌细胞壁的脂多糖和革兰阳性菌的多糖。热原质耐高温，高压蒸汽灭菌（121℃ 20 分钟）不被破坏，一般需经 250℃ 干烤 30 分钟或 180℃ 处理 4 小时才能破坏热原质。因此，在制备和使用生物制品过程中应严格无菌操作，防止细菌污染。

2. 毒素与侵袭性酶 细菌的毒素主要有外毒素和内毒素两类。外毒素是细菌分泌到菌体外的毒性蛋白质，多由革兰阳性菌产生；内毒素是革兰阴性菌细胞壁的脂多糖，即细菌死后菌体裂解释放出来的毒性物质。

某些细菌能产生侵袭性酶，能损伤机体组织，促进细菌扩散，是细菌重要的致病物质，如金黄色葡萄球菌产生的血浆凝固酶、链球菌产生的透明质酸酶等。

3. 抗生素 某些微生物产生的一类能抑制或杀死其他微生物或肿瘤细胞的物质。抗生素大多由放线菌或真菌产生，细菌产生的很少，只有多黏菌素、杆菌肽等。

4. 维生素 某些细菌能合成维生素，除供自身需要外，还能分泌至周围环境中。如大肠埃希菌在人的肠道内合成的维生素 B_6、B_{12} 和 K，可被人体吸收和利用。

5. 色素 某些细菌能产生不同颜色的色素，有助于鉴别细菌。细菌的色素有两类：一类是水溶性色素，能弥散到培养基中，如铜绿假单胞菌产生的绿色色素；另一类是脂溶性色素，色素局限于菌落，培养基不着色，如金黄色葡萄球菌产生的金黄色色素。

6. 细菌素 细菌素是指某些菌株产生的仅对与产生菌亲缘关系较近的细菌具有抗菌作用的蛋白质。如大肠埃希菌产生的细菌素称作大肠菌素。主要用于流行病学调查和细菌分型。

三、细菌的人工培养

了解细菌的生理特性及其生长繁殖的规律，可采用人工方法提供细菌所需要的条件来培养细菌，无论在生物学和临床医学上都有重要的意义。

（一）培养基

1. 培养基的概念 培养基是指用人工方法配制的适合微生物生长繁殖需要的混合营养物质。培养基的 pH 值一般为 7.2～7.6，少数细菌按生长要求调整 pH 偏酸或偏碱。

2. 培养基的分类

（1）按培养用途不同分类 分为：①基础培养基：含多数细菌生长繁殖所需要的基本营养成分，是制备特殊培养基的基础，也可作为一般培养基用；②营养培养基：含有一些特殊营养物质，适合某些细菌的生长繁殖，如血琼脂平板等；③选择培养基：在培养基中加入某种化学物质，有利于目标菌的生长，而抑制其他细菌的生长，从而分离出目标菌；④鉴别培养基：在基础培养基中加入特定的作用底物和指示剂，判断细菌对底物分解的能力，用于培养和区分细菌；⑤厌氧培养基：用物理、化学或生物方法造成无氧环境，用于专性厌氧菌的分离、培养和鉴别。

（2）按培养基物理性状分类 分为液体、固体和半固体培养基。液体培养基用于纯种细菌的大量繁殖；固体培养基常用于细菌的分离、纯化和菌种保藏；半固体培养基则用于观察细菌的动力和短期保存细菌。

（二）细菌在培养基中的生长现象

1. 在液体培养基中的生长情况 大多数细菌在液体培养基中生长呈现均匀混浊状态；专性厌氧菌及少数链状细菌呈沉淀生长；结核分枝杆菌等专性需氧菌呈表面生长，常形成菌膜。

2. 在固体培养基中的生长情况 将标本或培养物划线接种在固体培养基表面，使许多原混杂的细菌在培养基表面上散开，为分离培养。单个细菌在培养基上生长繁殖形成肉眼可见的细菌集团，称为菌落。菌落的形状、大小、颜色、透明度、隆起度、表面性状、边缘性状及在血琼脂平板培养基上的溶血性等有助于细菌的鉴别。菌落常表示纯种菌，一般分为3型：①光滑型菌落（S型）：表面光滑、湿润，边缘整齐；②粗糙型菌落（R型）：表面粗糙、干燥，呈皱纹或颗粒状，边缘不整齐；③黏液型菌落（M型）：黏稠、有光泽，似水珠样。斜面培养基采用连续划线法进行接种，菌落密集，融合在一起形成菌苔。

拓展阅读

固体培养基的由来

德国学者郭霍（Robert Koch，1843—1910）首先创用固体培养基分离细菌。在液体培养基中细菌混杂在一起，无法分离鉴定。而郭霍利用从海藻中提取的琼脂制成固体培养基，使单个的细菌在凝胶体上无法移动，通过分裂和再分裂，就会产生一块衍生的菌斑，这就是一种细菌的菌落。然后，细菌可以移种到动物身上，或是再培养新的菌落。这一发明不仅使从标本分离细菌及细菌的纯培养成为可能，而且更是对当时细菌学的发展有着重大意义。

3. 在半固体培养基中的生长情况 有鞭毛的细菌可自由游动，沿穿刺线呈云雾状或羽毛状混浊生长，无鞭毛的细菌沿穿刺线呈明显的线状生长。根据细菌在半固体培养基上的生长现象，可鉴别细菌是否具有动力。

（三）细菌人工培养的意义

1. 在疾病的诊断、预防、治疗方面

（1）细菌学研究 对病原菌的生物学特性、致病性、免疫性、耐药性等方面的研究都离不开细菌的培养。

（2）感染性疾病的病原学诊断和治疗 对病人的标本进行细菌的分离培养、鉴定及药物敏感试验，其结果可指导临床用药。

（3）生物制品的制备 疫苗、类毒素、抗血清和免疫检测试剂等的制备均来自培养的细菌或其代谢产物。

2. 在基因工程中的应用 将带有目的基因的重组DNA转化给受体菌，利用细菌繁殖快、易培养的特点，使目的基因得以大量表达。基因工程技术目前已成功用于胰岛素、干扰素、乙肝疫苗的制备。

3. 在工农业生产中的应用 细菌的培养物和发酵过程的多种代谢产物在工农业生产中有广泛用途，可制成抗生素、维生素、酱油、酒等产品，也可用于处理废水和垃圾等。

第三节 消毒与灭菌

细菌为单细胞生物，极易受外界物理和化学因素的影响。因此，可采用理化或生物方法来抑制或杀灭环境中的病原微生物，达到控制污染、感染或消灭传染病的目的。

拓展阅读

消毒灭菌方法的创建

为有效防止酒类发酵变酸，巴斯德采用加温处理的方法杀死污染微生物，发明了巴氏消毒法。经后人改进，巴氏消毒法用于彻底杀灭酒、牛奶等液体中的病原体。在此启发下，英国外科医生李斯特使用石炭酸消毒空气、手术器械、洗手等措施，大大降低了术后和产后死亡率。至此，创建了医院消毒灭菌和无菌操作的方法。

1. 消毒 杀死物体上或环境中病原微生物的方法，芽胞或非病原微生物可能仍存活。

2. 灭菌 杀灭物体上所有微生物的方法，包括抵抗力极强的细菌芽胞。经过灭菌的物品称为无菌物品。

3. 防腐 防止或抑制体外微生物生长繁殖的方法。微生物一般不死亡。

4. 无菌 无菌是指没有活的微生物存在的状态。防止微生物进入人体或其他物品的操作技术，称为无菌操作。外科手术必须无菌操作以防细菌进入伤口。

消毒与灭菌的方法可分为物理方法和化学方法两大类。

一、物理消毒灭菌法

物理消毒灭菌的方法主要有热力法、射线法和过滤法 3 种。超声波、干燥、冷冻也能杀菌抑菌。

（一）热力灭菌法

热力灭菌法是利用热能使蛋白质或核酸变性、破坏细胞膜来杀死微生物。分干热灭菌法和湿热灭菌法两大类。

1. 干热灭菌法 干热是利用热能使细菌干燥脱水、大分子变性而被杀死。常用的干热灭菌方法有：

（1）焚烧 用火焚烧是一种彻底的灭菌方法，破坏性大，仅适用于废弃物品或动物尸体等。

（2）烧灼　直接用火焰灭菌，适用于实验室的金属器械（镊、剪、接种环等）、玻璃试管口和瓶口等的灭菌。

（3）干烤　在干烤箱内进行，加热至160℃～170℃维持2小时，可杀灭包括芽胞在内的所有微生物。适用于耐高温的玻璃器皿、瓷器、玻璃注射器等。

（4）红外线　红外线是波长为770nm～1000μm的电磁波，以1μm～10μm波长的热效应最强。红外线的热效应只能在照射到的物品表面产生，不能使物体均匀加热，常用于碗、筷等餐具的灭菌。

2. 湿热灭菌法　在同一温度下，湿热法的灭菌效果比干热法要好。常用的湿热灭菌法有：

（1）巴氏消毒法　由法国化学家巴斯德建立。方法是61.1℃～62.8℃加热30分钟，或者71.7℃ 15～30秒，可杀死乳制品中的链球菌、沙门菌、布鲁菌等病原菌，但仍保持其中不耐热成分不被破坏，用于乳制品和酒类消毒。

（2）煮沸法　1个大气压下水的沸点为100℃，细菌繁殖体在沸水中5分钟能被杀死，芽胞需1～2小时才被杀灭。

（3）流通蒸汽消毒法　在一个大气压下利用100℃的水蒸汽进行消毒。器械是Arnold消毒器或普通蒸笼。15～30分钟可杀灭细菌繁殖体，但不保证杀灭芽胞。

（4）间歇蒸汽灭菌法　反复多次利用流通蒸汽加热，杀灭所有微生物，包括芽胞。方法同流通蒸汽消毒法，但要重复3次以上，每次间歇将要灭菌的物体放到37℃孵箱过夜，目的是使芽胞发育成繁殖体。

（5）高压蒸汽灭菌法　可杀灭包括芽胞在内的所有微生物，是灭菌效果最好、应用最广泛的灭菌方法。方法是将需灭菌的物品放在高压锅内，加热时蒸汽不外溢，高压锅内温度随着水蒸汽压力的增加而升高。在103.4kPa蒸汽压下，温度达到121.3℃，维持15～20分钟。适用于普通培养基、生理盐水、手术器械、玻璃容器及注射器、敷料等物品的灭菌。

（二）射线灭菌法

常用的射线是紫外线和电离辐射。

1. 紫外线　波长200nm～300nm的紫外线（包括日光中的紫外线）具有杀菌作用，以265nm～266nm最强。紫外线通过干扰DNA的复制和转录，导致微生物的变异或死亡。紫外线穿透力较弱，普通玻璃、纸张、尘埃、水蒸气等均能阻挡紫外线，一般用于手术室、病房、实验室的空气消毒或物品表面的消毒。紫外线可损伤皮肤和角膜，应注意防护。

2. 电离辐射　包括γ射线、x射线和高能量的电子束等，对各种微生物均有致死作用，细菌繁殖体对射线比芽胞要敏感。其机制是直接或者通过产生游离基，破坏DNA分子的共价键。辐射源常用放射性核素[60]Co，用于一次性医用塑料制品批量灭菌。

（三）过滤除菌法

过滤除菌法是用物理阻留的方法将液体或空气的细菌除去，以达到无菌目的。所用的器具是含有微小孔径的滤菌器。主要用于血清、毒素、抗生素等不耐热生物制品及空气的除菌。常用的滤菌器有薄膜滤菌器（0.45μm 和 0.22μm 孔径）、陶瓷滤菌器、石棉滤菌器等。

二、化学消毒灭菌法

使用化学消毒剂杀灭细菌的方法为化学消毒灭菌法。其原理是：①促进菌体蛋白变性或凝固，如酚类、醇类、重金属盐类、酸碱类、醛类；②干扰微生物的酶系统和代谢，如氧化剂、重金属盐类；③损伤细菌细胞膜或病毒包膜，如酚类、表面活性剂、脂溶剂等。

（一）消毒剂的主要种类

不同消毒剂的杀微生物能力差异很大，应根据目的选用不同的消毒剂。消毒剂通常对人体组织有害，只能外用。常用消毒剂的种类、浓度和用途见表9-2。

表9-2 常用消毒剂的应用

类别	消毒剂名称	使用浓度	用途
醇类	乙醇（酒精）	70% ~75%	皮肤、体温表消毒、HIV浸30分钟
酚类	苯酚（石炭酸）	3% ~5%	地面、家具、器皿等表面消毒
氧化剂	高锰酸钾	0.1%	皮肤及尿道消毒，冲洗蛇咬伤创口
	过氧化氢	3%	冲洗污染伤口、口腔黏膜消毒
	碘酒	2.0% ~2.5%	皮肤、黏膜、清洁伤口消毒
	氯	0.2 ~0.5ppm	饮水及游泳池消毒
	漂白粉	10% ~20%	饮水消毒、地面、厕所、排泄物消毒
表面活性剂	新洁尔灭	0.05% ~0.1%	外科手术洗手，浸泡手术器械
	杜灭芬	0.05% ~0.1%	橡胶、塑料、金属、棉织物等制品消毒
重金属盐类	红汞	2%	小创伤消毒
	硝酸银	1%	新生儿滴眼，预防淋球菌感染
酸碱类	醋酸	5 ~10ml/m³ 加等量水，加热使其蒸发	空气消毒，控制呼吸道感染
	生石灰	加水1:4 ~1:8	地面、排泄物消毒及病禽尸体处理
烷化剂	戊二醛	2%	精密仪器、内镜消毒
	环氧乙烷	50mg/L	手术器械、敷料
染料	龙胆紫	2% ~4%	对葡萄球菌作用强，浅表创伤消毒

（二）影响消毒灭菌效果的因素

消毒剂的灭菌效果受环境、微生物种类及消毒剂性质等多种因素的影响。

1. 消毒剂的性质、浓度与作用时间 消毒剂的杀菌力与其化学性质相关，例如，醛对细菌繁殖体、真菌和病毒都有强消毒作用，也可杀死细菌芽胞，是广谱的消毒剂。表面活性剂只对细菌繁殖体和某些病毒有作用、不能杀死真菌和细菌芽胞。一般规律是消毒剂浓度越高，作用时间越长，杀菌效果越好。许多消毒剂在高浓度时有杀菌作用，低浓度时只有抑菌作用；但醇类例外，70%~75%乙醇（酒精）的消毒效果比高于此浓度更好，可能与高浓度乙醇迅速凝固蛋白质，无法渗入微生物内部有关。

2. 温度与酸碱度 通常消毒剂的杀菌作用随温度升高而增强，酸碱度也影响消毒剂的杀菌作用。例如相同浓度的新洁尔灭，杀菌作用随 pH 降低而减弱。

3. 微生物的种类、数量 不同微生物对消毒剂的敏感性不同。革兰阳性菌通常比革兰阴性菌对消毒剂更敏感。结核分枝杆菌、细菌芽胞和真菌孢子对消毒剂有较强的抵抗力。因此，必须根据消毒对象选择合适的消毒剂。此外，微生物的数量越大，所需消毒的时间越长。

4. 有机物 细菌常与血液、尿液、痰或脓汁混合，这些液体中的有机物，尤其是蛋白质易与消毒剂作用，可以稀释或中和消毒剂，影响消毒剂的效果。受有机物影响较大的消毒剂是表面活性剂、乙醇、次氯酸盐、升汞等，酚类消毒剂受有机物影响相对小。

第四节 细菌的遗传与变异

遗传与变异是所有生物的共同特征。遗传指子代与亲代间生物性状的相似性。变异指子代与亲代间生物学性状的差异性。遗传可使生物保持性状的稳定，变异则使生物产生一些新的性状。

一、细菌遗传变异的物质基础

（一）细菌染色体

细菌的染色体是细菌的核质，为环状、双股、超螺旋 DNA 长链，是细菌遗传的物质基础。

（二）质粒

质粒是含数十到数百个基因的闭合双链环状 DNA 分子。质粒 DNA 的基本特征有：①自我复制能力；②可自行丢失或经紫外线、高温等因素作用后消除，随着质粒的丢失和消除，其编码的性状也随着消失；③转移性：质粒可以在细菌间传递；④兼容性与不兼容性：质粒因其 DNA 的同源性可表现不兼容性和兼容性，前者指它们无法在同一细菌内稳定共存，后者指几种不同的质粒可同时共存于一个细菌内。

质粒不是细菌生长繁殖必需的遗传物质，却可编码很多重要的生物学性状。按其编码性状可分为以下类型：①F 质粒或称致育质粒：能编码性菌毛，决定细菌的"性别"，引起细菌接合；②R 质粒或称耐药性质粒：能编码细菌对抗菌药物或重金属盐类药物的耐药性；③Vi 质粒即毒力质粒：可编码与致病性有关的毒力因子，如某些致病性大肠埃希菌产生的耐热性肠毒素就是由 Vi 质粒编码的；④细菌素质粒：可编码细菌素，如 Col 质粒编码大肠埃希菌产生的大肠菌素；⑤代谢质粒：可编码产生相关的代谢酶，如假单胞菌的分解性质粒可使其能利用樟脑、辛烷为碳源。

（三）转位因子

转位因子是一类能够在 DNA 分子内或 DNA 分子间移动的特异性核苷酸片段，存在于细胞基因组（染色体）、质粒、噬菌体 DNA 分子上。它可在 DNA 分子中或其间移动，改变其位置，能造成基因组或基因表达的变化。转位因子主要有三类：插入序列、转座子、转座噬菌体。

（四）噬菌体（phage）

噬菌体是感染细菌、真菌、放线菌或螺旋体等微生物的病毒（图 9 – 10）。其与细菌的变异密切相关。当噬菌体感染细菌时，通过尾管将其基因组 DNA 注入细菌体内。进入细菌的 DNA 以两种不同的方式复制：①溶菌方式：此类噬菌体（亦称毒性噬菌体）的 DNA 多以滚环方式复制，很快形成很多子代噬菌体，通过裂解菌体而释放。②溶原方式：此类噬菌体（亦称温和噬菌体）DNA 进入细菌后整合入细菌的染色体中，随细菌染色体 DNA 复制传给细菌子代，并赋予子代细菌某些遗传特性。此类整合在细菌染色体的噬菌体的基因组称为前噬菌体，含有前噬菌体的细菌则称为溶原菌。

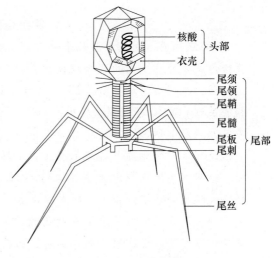

图 9 – 10 噬菌体的结构

二、细菌的变异现象

（一）细菌形态结构的变异

受外界条件影响，细菌的形态、大小及结构均可发生变异。如正常形态的细菌在 β – 内酰胺类抗生素、溶菌酶或抗体补体的作用下，细胞壁合成受到影响，可出现细胞壁缺陷型变异（L 型变异）；一些细菌的结构，像荚膜、鞭毛等也在一定条件下可消失或重新出现。如肺炎链球菌在无血清的培养基上培养会丧失荚膜；变形杆菌在含 0.1% 石炭酸的培养基上培养可失去鞭毛，该变异称为 H – O 变异，将失去鞭毛的细菌转移至一般培养基上培养后，鞭毛又可出现。

（二）细菌毒力变异

细菌毒力变异包括毒力增强和毒力减弱。白喉棒状杆菌本身无毒力、不致病，被β-棒状噬菌体感染变成溶原性细菌后，则获得产生白喉外毒素的能力，引起白喉。某些致病力强的细菌长期在人工培养基上传代或加入特殊影响其生长的物质，可使毒力减弱或消失。

（三）细菌耐药性变异

细菌对某种抗菌药物可由敏感变为耐药，成为耐药菌株。有的细菌可表现为对多种抗菌药物同时耐受，即多重耐药性。抗生素滥用使细菌对抗生素的耐药性不断增长，给临床治疗带来很大的困难，已成为当今医学上的重要问题。某些细菌变异后甚至可产生对药物的依赖性，如痢疾志贺菌链霉素依赖株，需提供链霉素方可生长。

拓展阅读

"超级细菌"

"超级细菌"是指那些几乎对所有抗生素都有抵抗能力的细菌，它们的出现恰恰是因为抗生素的不合理使用导致细菌耐药性变异。中国是抗生素的使用大国，人均消费是美国的10倍。如何合理使用抗生素已经引起世界各国的极大关注。WHO研究报告指出，如果"超级细菌"得不到有效遏制，全球每年可能造成1000万人死亡。

这种"超级细菌"能在人身上造成脓疮和毒疮，甚至逐渐使人的肌肉坏死。这种病菌的可怕之处并不在于它对人的杀伤力，而是它对普通杀菌药物——抗生素的抵抗能力，对这种病菌，人们几乎无药可用。

金黄色葡萄球菌是感染率最高的严重耐药致病菌之一。据报导，中国科学家们即将研制出这种"超级细菌"的疫苗——重组金黄色葡萄球菌疫苗。

（四）菌落变异

菌落的 S-R 变异多发生于肠道杆菌。由 S 型转变为 R 型的细菌，其毒力、抗原性及生化反应等其他性状也会发生变化。多数致病菌的 S 型菌落细菌的毒力较强，也有少数 R 型菌落细菌的毒力强。

三、细菌的变异机制

按照是否发生基因改变，可将细菌的变异机制分为表型变异和基因型变异两种类型。表型变异是指外界环境条件引起生物的某些基因（主要为诱导性基因）表达调控变化而出现的差异。基因型变异则是由基因结构的改变引起的变异，亦称遗传性变异，其机制主要有基因的突变和基因的转移与重组两类。

（一）基因突变

突变是指生物遗传物质的结构发生可遗传的改变并导致的生物性状的改变。突变既可自发产生，也可由理化因素（射线、诱变剂等）诱导产生。细菌自发突变率一般在 $10^{-6} \sim 10^{-9}$，如用 X 射线、紫外线、烷化剂等理化因素诱导细菌突变，可使突变发生率提高 $10 \sim 1000$ 倍。生物的基因组上核苷酸序列的改变仅为一个或几个碱基的置换、插入或丢失，出现的突变只影响到一个或几个基因，引起较少的性状变异，称为小突变或点突变；若涉及大段的 DNA 发生改变，称为大突变或染色体畸变。

（二）基因的转移与重组

基因转移指外源性遗传物质由供体菌转入受体菌细胞内的过程。被转移的基因与受体菌的 DNA 整合在一起并使受体菌获得新的性状，为基因的重组。细菌之间基因的转移重组是发生可遗传变异的重要原因之一。

1. 转化 受体菌直接摄取外源 DNA 片段（来自供体菌或质粒），将其整合到基因组中，从而使受体菌获得新的遗传性状，这种现象称为转化。

拓展阅读

肺炎链球菌转化实验

1928 年，英国学者 F. Griffith 用肺炎链球菌进行试验，首次发现了转化现象。肺炎链球菌存在着光滑型（S 型）和粗糙型（R 型）两种类型 . S 型的菌株产生荚膜，有毒力，可致人体肺炎，注入小鼠体内可引起败血症死亡；R 型的菌株不产生荚膜，无毒力，对人或动物无致病性。Griffith 将加热杀死的 S 型细菌和活的 R 型细菌混合注射到小鼠体内，小鼠死亡，而单纯注射加热杀死的 S 型细菌或活的 R 型细菌均不能使小鼠发病。Griffith 称此现象为转化作用，实验证明 S 型菌体内可能存在一种转化物质，它能通过某种方式进入 R 型细菌，并使 R 型细菌获得稳定的遗传性状。1944 年 O. T. Avery 等人以更精确的试验对转化的本质进行了深入的研究。他们用 S 型细菌的 DNA 代替杀死的 S 型细菌重复 Griffith 的实验，得到相同的结果。实验结果表明将 R 型细菌转化为 S 型细菌的遗传物质是 DNA。

2. 接合 供体菌与受体菌通过性菌毛接触而进行的遗传物质转移，称为接合。接合不是细菌的一种固有功能，是接合质粒编码的功能，当接合质粒丢失后，细菌间就不能进行接合。接合质粒涉及 F 质粒、R 质粒、Col 质粒和毒力质粒等。大肠埃希菌的 F 质粒是最早发现的一种接合质粒，当有性菌毛的 F^+ 菌与无性菌毛的 F^- 菌杂交时，F^+ 菌的性菌毛末端与 F^- 菌表面受体接合，F 质粒 DNA 中的一条链断开并通过性菌毛通道进入 F^- 菌内，单股 DNA 链以滚环式进行复制，可在杂交的两菌中各自形成完整的 F 质粒；F^- 菌获得 F 质粒后长出性菌毛，也成为 F^+ 菌。R 质粒最早在福氏志贺菌耐药菌株内发现，随后发现很多细菌的耐药性都与 R 质粒的接合转移有关。

3. 转导 以温和噬菌体为媒介，将供体菌的 DNA 片段转移至受体菌内，使受体菌获得供体菌的部分遗传性状的过程，称为转导。根据转导基因片段的范围，可将转导分为两类：普遍性转导（转导的 DNA 可为供体菌染色体上的任意部分）和局限性转导（转导的 DNA 只限供体菌染色体上的特定基因）

4. 溶原性转换 某些温和噬菌体感染敏感菌后，前噬菌体可导致溶原菌的性状改变，称之为溶原性转换。例如 β‑棒状噬菌体感染白喉棒状杆菌后，使无毒的白喉棒状杆菌获得产生白喉毒素的能力，很多病原性细菌均可通过溶原性转换而产生相应的毒素。

四、细菌变异在医学上的应用

（一）影响传染病的细菌学诊断

细菌形态、结构和菌落的变异，常使细菌失去典型的形态，给细菌的鉴定及疾病的诊断带来困难。如失去细胞壁的 L 型细菌，用常规方法分离培养呈阴性，常导致临床漏诊、误诊。当患者有明显感染症状，常规培养呈阴性时，须考虑 L 型细菌感染的可能，可用高渗含血清的培养基分离培养。因此，在进行临床检验时，需注意变异现象。多数细菌变异后，基因型改变不会太大，可用分子生物学方法检测其保守 DNA 片段以辅助诊断。

（二）制备菌苗预防疾病

细菌的某些变异也有一定的应用价值。如利用细菌毒力的变异，将强毒力的细菌多次传代变为毒力减弱但抗原性保持稳定的菌种，来制备减毒活疫苗。卡介苗就在结核病的预防上取得了良好效果。

（三）参与基因工程，制备生物制剂

利用基因重组原理建构工程菌，将许多不易从生物体中分离的活性物质相应基因转移到细菌载体中，使其表达，可大量生产胰岛素、干扰素、生长激素等生物制剂，以及工业上用的酶添加剂等。或利用细菌基因重组的原理，将某一供体菌的目的 DNA 片段切割，然后与载体（质粒、噬菌体）DNA 重组，转入受体菌，筛选重组菌后可大量培养，扩增外源 DNA，用以研究其结构和功能。

（四）检测致癌物质

基于细菌基因突变可由诱变剂引起，而能诱导细菌突变的物质也常可诱发人体细胞的基因突变，这些物质可能是潜在的致癌物质。Ames 试验（污染物致突变性检测）就是根据有关原理设计的检测潜在致癌物质的快速方法，已用于食品、药品等各领域的致癌物质检测。

第五节　细菌的感染与免疫

细菌的感染是指细菌入侵宿主，在宿主体内定居、生长繁殖、释放毒性产物，导致机体发生不同程度病理变化的过程。感染的发生、发展取决于细菌的致病性与机体的免疫力。

一、细菌的致病性

细菌引起疾病的能力称为致病性。细菌的致病性是针对特定宿主而言，具有种的特异性，有的细菌仅对人致病，有的仅对动物致病，还有的对人和动物均可致病。

病原菌的致病性主要与其毒力强弱有关。此外，病原菌侵入机体的数量及途径也与病原菌的致病性有密切关系。

（一）细菌的毒力

细菌致病能力的强弱程度称为毒力。不同致病菌的毒力不同，细菌的毒力常用半数致死量（median lethal dose，LD_{50}）或半数感染量（median infective dose，ID_{50}）表示，即以某种感染途径，在一定的时间内，使一定体重或年龄的实验动物半数死亡或感染需要的最小细菌数或毒素量。细菌毒力的主要因素包括侵袭力和毒素。

1. 侵袭力　致病菌能突破宿主的屏障结构，进入宿主体内定植、繁殖和扩散的能力，称为侵袭力。构成侵袭力的物质包括细菌的某些表面结构和侵袭性物质。

（1）**细菌表面结构**　主要有黏附素和荚膜结构。①黏附素：黏附是细菌感染的第一步，具有黏附作用的细菌特殊结构及相关物质称为黏附素。革兰阴性菌的黏附素通常为菌毛，革兰阳性菌为菌体表面的毛发样突出物，如 A 群链球菌的脂磷壁酸（LTA）。黏附素受体通常是宿主靶细胞表面的糖类或糖蛋白。②荚膜、微荚膜：荚膜和微荚膜都具有抗吞噬作用，并能保护细菌免受体液中有害物质（如补体、溶菌酶、抗体和抗菌药物等）的损伤，使细菌得以在体内存活并大量繁殖。

（2）**侵袭性物质**　主要包括侵袭素和侵袭性酶类。①侵袭素：某些细菌具有侵袭基因，编码产生的蛋白质称为侵袭素，其作用是可介导这些细菌侵入细胞并扩散到其他细胞。如伤寒沙门菌、肠侵袭性大肠杆菌等。②侵袭性酶类：许多细菌可合成释放侵袭性酶类。如金黄色葡萄球菌的血浆凝固酶有抗吞噬作用；A 群链球菌产生的透明质酸酶、链激酶、链道酶等，均有助于细菌的扩散。

2. 毒素　毒素是细菌在新陈代谢过程中产生的对机体有毒性的物质。致病菌常可产生多种细菌毒素，按其来源、性质和作用等的不同，分为外毒素（exotoxin）和内毒素（endotoxin）。

（1）**外毒素**　外毒素主要是由革兰阳性菌产生的，如白喉棒状杆菌等；少数革兰阴性菌也可产生，如痢疾志贺菌等。外毒素的特性是：①化学本质主要是蛋白质。②毒性作用强，对组织器官有高度选择性。如 1mg 纯品的肉毒毒素能杀死 2 亿只小鼠，其毒性比氰化钾强 1 万倍，对人的最小致死量约为 0.1μg。不同种细菌外毒素能选择性地作用于各种不同的组织，引起特殊的病变。根据外毒素对宿主靶细胞的亲和性及作用机制不同，可分为神经毒素、细胞毒素和肠毒素三大类（见表 9 - 3）。③外毒素的稳定性较差，易受加热等理化因素作用而破坏。④免疫原性强，可在 0.3% ~ 0.4% 甲醛作用下，使其失去毒性而保留免疫原性，制成类毒素。

表 9 - 3　细菌外毒素的种类及作用机制

类别	外毒素名称	产生细菌	作用机制
神经毒素	痉挛毒素	破伤风梭菌	封闭抑制性神经元
	肉毒毒素	肉毒梭菌	阻断乙酰胆碱释放
细胞毒素	白喉毒素	白喉棒状杆菌	抑制多种蛋白质合成
	致热外毒素	A 群链球菌	破坏毛细血管内皮细胞
肠毒素	霍乱肠毒素	霍乱弧菌	激活腺苷酸环化酶，使肠上皮细胞内 cAMP 水平增高
	肠毒素	产毒素型大肠埃希菌	同霍乱肠毒素的机理
	葡萄球菌肠毒素	金黄色葡萄球菌	刺激呕吐中枢
	产气荚膜梭菌肠毒素	产气荚膜梭菌	刺激结肠黏膜腺体分泌

　　（2）内毒素　内毒素是革兰阴性菌细胞壁中的脂多糖（LPS）组分，菌体崩解时释放出来。细菌内毒素的化学成分是脂多糖，由脂质 A、非特异的核心多糖和 O 特异性多糖 3 部分组成。内毒素的特性是：①来源于革兰氏阴性菌细胞壁，化学本质是脂多糖。②理化性质比较稳定，耐热，60℃数小时不被破坏，只有加热160℃经 2 ~ 4 小时，或用强碱、强酸或强氧化剂加热煮沸 30 分钟才被灭活。③毒性作用较弱，对组织无选择性。各种革兰阴性菌产生的内毒素毒性作用大致相同，主要有发热反应、白细胞反应、内毒素血症、弥散性血管内凝血（DIC）等。④免疫原性较弱，不能用甲醛脱毒制成类毒素。

　　内毒素与外毒素的主要区别见表 9 - 4。

表 9 - 4　内毒素与外毒素的主要区别

区别	外毒素	内毒素
来源	革兰阳性菌及部分革兰阴性菌	革兰阴性菌细胞壁成分
存在部分	细菌胞浆内合成分泌至胞外，少数由菌体崩解后释放	细菌崩解后释放
化学成分	蛋白质	脂多糖
稳定性	60℃ ~80℃，30 分钟破坏	160℃，2 ~ 4 小时破坏
抗原性	强，刺激机体产生抗毒素，经甲醛脱毒可制成类毒素	弱，可刺激机体产生抗菌抗体，甲醛处理不能制成类毒素
毒性作用	强，对组织有高度的选择性，引起特殊的临床表现	较弱，无选择性，各种细菌的毒性作用大致相同，引起发热、白细胞反应、休克及 DIC 等

（二）细菌的侵入数量

　　感染的发生，除细菌具有一定的毒力外，还需有足够的数量。引起感染所需的细菌数量取决于致病菌的毒力和宿主免疫力。一般是细菌毒力愈强，引起感染所需的菌量愈少，反之则菌量愈多。

（三）细菌的侵入部位

致病菌有一定毒力和足够数量，如果侵入部位不适宜，也不能引起感染。例如伤寒沙门菌须经口侵入肠道，脑膜炎奈瑟菌通过呼吸道侵入，破伤风梭菌则侵入伤口深部才能致病。各种细菌通常都有特定的侵入部位，但少数致病菌可有多个侵入部位，如结核分枝杆菌通过呼吸道、消化道或皮肤创伤等途径都可以引起感染。

二、机体的抗菌免疫

机体的抗菌免疫是指机体对入侵病原菌的防御能力，包括非特异性免疫和特异性免疫。非特异免疫是机体防御感染的第一道防线，是通过遗传获得的免疫；特异性免疫即获得性免疫，是机体因受某种微生物抗原刺激而产生的，针对该微生物抗原的特异性免疫应答，包括特异性体液免疫及特异性细胞免疫。

（一）非特异性免疫

1. 屏障结构

（1）皮肤与黏膜屏障　皮肤黏膜有机械阻挡作用，还经常分泌多种杀菌物质。另外，存在于该部位的正常菌群对病原菌的入侵具有一定的拮抗作用。

（2）血脑屏障　由软脑膜、脉络丛、脑毛细血管和星状胶质细胞构成，能阻挡病原微生物及其代谢产物从血流进入脑组织或脑脊液，从而保护中枢神经系统。

（3）胎盘屏障　由母体子宫内膜的基蜕膜和胎儿绒毛膜共同组成。此屏障能防止病原微生物及其有害产物通过胎盘屏障进入胎儿体内。

2. 吞噬细胞　吞噬作用是非特异性免疫中最有效的防御机制之一。小吞噬细胞主要指血液中的中性粒细胞；大吞噬细胞为血流中的单核细胞和各组织中的巨噬细胞，统称为单核–巨噬细胞系统。当细菌突破了屏障结构侵入机体，首先遇到的是吞噬细胞，它们能够非特异吞噬、杀伤和消化侵入的病原微生物。吞噬细胞吞噬和消化过程包括以下几个步骤：

（1）接触　吞噬细胞与病原菌可通过随机相遇而接触，也可通过趋化因子的作用相互吸引。

（2）吞入　吞噬细胞与细菌接触后，胞膜内陷，伸出伪足将病原微生物包围并摄入细胞内，形成吞噬体，称为吞噬。对较小的病原微生物，则只在其附着处的细胞膜内陷形成吞饮体，将病原微生物等包裹在内，称为吞饮。

（3）杀灭　吞噬体与溶酶体融合成吞噬溶酶体，溶酶体内的抗菌蛋白和酶（如溶菌酶、过氧化物酶、乳铁蛋白、防御素等）杀死病原菌，最后将不能消化的残渣排除细胞外。

病原菌被吞噬细胞吞噬后，其后果并不完全相同。病原体被消灭和消化，未消化的残渣被排出细胞外，称为完全吞噬。例如，化脓菌被吞噬后，5～10 分钟内死亡，30～60 分钟被消化破坏。在免疫力缺乏或低下的机体中，某些胞内寄生菌虽被吞噬却不被杀灭，称不完全吞噬。如结核分枝杆菌、布鲁菌、伤寒沙门菌等。不完全吞噬可使这些病原菌在吞噬细胞内得到保护或随吞噬细胞的游走而在体内扩散。

3. 正常组织和体液中的抗菌物质 正常机体组织和体液中有多种杀菌或抑菌物质，较为重要的有下列几种：

（1）补体 活化的补体成分通过趋化因子活性、调理作用和免疫黏附作用，增强吞噬细胞的吞噬功能。

（2）溶菌酶 溶菌酶是一种碱性蛋白，主要来源于吞噬细胞，广泛分布在血清及体液中。它可作用于革兰阳性菌使之裂解。

（3）防御素 防御素是一类富含精氨酸的小分子多肽，主要存在于中性粒细胞的嗜天青颗粒中。防御素主要作用于胞外菌，破坏病原菌细胞膜，导致其不可逆的损伤而溶解死亡。

（二）特异性免疫

特异性免疫包括体液免疫和细胞免疫两方面。对不同类型的细菌感染，体液免疫和细胞免疫分别以不同的方式发挥作用。对由外毒素致病的细菌感染，通常依靠机体产生的特异性抗毒素的中和作用；对化脓性细菌感染，抗体和吞噬细胞共同发挥重要作用；对于兼性胞内寄生菌（结核分枝杆菌、麻风分枝杆菌、布鲁菌等）及真菌和病毒的感染，则以细胞免疫作用为主。

1. 体液免疫 机体受到病原微生物抗原刺激后，针对该病原微生物的抗原所产生的抗体，通常对机体具有较好的保护作用。特异性抗体的作用包括：①血清中抗体介导的调理作用，促进吞噬细胞的吞噬功能；②IgG 或 IgM 抗体与相应抗原结合的复合物活化补体系统，促进吞噬作用；③sIgA 可防止病原菌黏附于黏膜上皮细胞，从而阻断感染过程。

2. 细胞免疫 在对胞内寄生菌的细胞免疫中起重要作用的因素主要有：①T 细胞依赖的巨噬细胞活化的杀菌作用。活化的 $CD4^+$ T 淋巴细胞释放多种细胞因子，导致以巨噬细胞浸润为主的炎症反应。②$CD8^+$ 细胞毒 T 淋巴细胞的靶细胞杀伤作用。某些靶细胞作为抗原递呈细胞，将抗原分子与 I 类 MHC 分子结合，并呈递给 $CD8^+$ T 细胞，活化的 $CD8^+$ T 细胞对靶细胞具有杀伤作用。

三、感染的发生与发展

细菌对人或动物具有一定的致病性，但细菌的致病性或所引起的感染是相对于宿主机体而言，在感染的发生与发展过程中，宿主的免疫防御功能也具有重要作用。

（一）细菌感染的来源

1. 外源性感染 来源于宿主体外细菌的感染称外源性感染，包括细菌感染患者、带菌者及病畜和带菌动物向外环境排出的病原菌。

（1）患者　患者是最重要的感染来源。病原菌可通过多种方式在人与人之间传播。感染性疾病的患者潜伏期一直到恢复期的一段时间内仍有大量病原菌排出体外，污染周围环境和传播给健康人群。

（2）带菌者　隐性感染或显性感染后，细菌在体内继续存在一定时间，但不产生临床症状，称为带菌者。带菌者可持续或间歇性向体外排菌，成为重要的传染源之一。

（3）病畜和带菌动物　某些细菌可由动物传染给人，能引起人畜共患疾病。如鼠疫耶氏菌、炭疽芽胞杆菌和布鲁菌等。

2. 内源性感染　致病菌通常来自体内的正常菌群，各种原因导致的机体免疫力低下，或由于治疗中长期大量使用抗生素导致菌群失调。此时，往往可发生内源性感染。

（二）感染的类型

细菌感染的发生、发展和结局，是宿主机体同病原菌在一定条件下相互作用和较量的过程。根据两者力量的对比，进而表现不同的临床类型。

1. 隐性感染　当机体抗感染免疫力较强，或侵入机体的病原菌数量较少，且毒力不强时，感染者不出现或出现不明显的临床症状，称为隐性感染。隐性感染后，机体可获得特异性免疫，如结核、白喉和伤寒等常形成隐性感染。

2. 显性感染　当机体免疫力较弱，或侵入机体的病原菌数量较多且毒力较强时，感染后机体组织受到不同程度的明显损害，生理功能紊乱，并出现一系列临床症状，称为显性感染。

（1）按病情缓急分类　显性感染分为：

1）急性感染：发病急，病程短，一般数日至数周，病愈后病原菌从宿主体内消失。如脑膜炎奈瑟菌、霍乱弧菌等。

2）慢性感染：病程较长，一般数月至数年。其病原菌往往为胞内寄生菌，如结核分枝杆菌、麻风分枝杆菌。

（2）按感染部位分类　显性感染分为：

1）局部感染：病原菌仅局限于机体某一部位，引起局部病变。如化脓性球菌引起的疖子、痈等。

2）全身感染：病原菌或其代谢产物引起全身播散，出现全身症状。临床上常见的几种全身感染是：①毒血症：病原菌只在侵入机体的局部生长繁殖，不侵入血流，但其产生的外毒素进入血流，引起特殊的中毒症状。如破伤风、白喉等。②内毒素血症：革兰阴性菌侵入血流，并在其中大量繁殖、崩解后释放大量内毒素，或病灶中的细菌死亡后释放的内毒素进入血流，引起内毒素血症。③菌血症：病原菌由侵入门户进入血流，未在血中繁殖，只是一过性地经过血流。如伤寒病早期的菌血症。④败血症：病原菌侵入血流，在其中大量繁殖和产生毒性产物，引起全身中毒症状，如高热、皮肤黏膜淤斑，甚至肾衰竭等。⑤脓毒血症：化脓性细菌侵入血流，在其中大量繁殖，并经血流播散到其他组织器官，形成新的化脓性病灶。如金黄色葡萄球菌引起的脓毒血症常可导致多发性肝脓肿、皮下脓肿和肾脓肿等。

3. 带菌状态 在显性感染和隐性感染后，病原菌并未被及时清除，继续存在于体内，与机体的免疫力处于相对平衡状态，称为带菌状态，该宿主即为带菌者。伤寒、白喉等病后常可出现带菌状态。

四、医院感染

医院感染又称医院内感染或医院获得性感染，是指患者在就医或住院期间发生的感染。医院工作人员在医院内获得的感染也属医院感染。

1. 特点 医院感染的特点是：①感染发生的地点是在医院内，时间界限为患者在医院期间和出院后不久出现的感染；②感染来源以内源性感染为主，主要是机会致病性微生物；③感染的对象是在医院内活动的人群，主要为住院患者；④分离的病原菌多为耐药菌株。

2. 分类 根据感染来源不同，医院感染分为两类：

（1）内源性感染（自身感染） 指免疫机能低下的病人由自身正常菌群引起的感染。

（2）外源性感染（交叉感染） 病原体来自病人体外，可直接来自其他病人、医务人员等，或通过病原携带者污染医院环境而间接引起病人发生感染。包括：①交叉感染：由患者之间及患者与医护人员之间通过咳嗽、交谈、经手或生活用品等方式发生的直接感染；③医院型感染：因使用消毒不严格或受到污染的医护用品、诊疗设备，以及通过外环境如微生物气溶胶获得的感染。

3. 控制措施 易感人群、环境及病原微生物是发生医院感染的主要因素。控制医院感染应采取综合措施：①成立控制医院感染的管理组织；②严格执行无菌操作技术；③实施消毒隔离制度，切断传播途径；④合理使用抗菌药物。

复习思考题

1. 试比较革兰阳性菌和革兰阴性菌细胞壁结构上的差异如何影响两菌在致病性、抗原性、染色性和药物敏感性上的不同？

2. 细菌的特殊结构有哪些？各有何主要功能及医学意义？

3. 试述细菌合成代谢产物及其在医学上的意义。

4. 在防治疾病过程中，为什么强调医务人员一定要树立无菌观念和严格执行无菌操作？

5. 细菌的毒力因素有哪些？

6. 试比较内、外毒素的主要区别。

7. 细菌的感染类型有哪些？

第十章　常见病原性细菌

 学习目标

　　掌握　常见病原性细菌的致病性；破伤风梭菌的致病条件及防治原则；结核分枝杆菌的免疫性及其引起的超敏反应。

　　熟悉　常见化脓性球菌和肠道杆菌的生物学性状；破伤风梭菌、产气荚膜梭菌、肉毒梭菌、霍乱弧菌的生物学特性。

　　了解　各类病原性细菌的微生物学检查方法及防治原则；肥达反应、结核菌素试验的原理。

第一节　化脓性球菌

　　病原性球菌常引起化脓性感染，故又称化脓性球菌。根据革兰染色性的不同，球菌分为革兰阳性（如葡萄球菌、链球菌和肺炎链球菌）和革兰阴性（如脑膜炎奈瑟菌、淋病奈瑟菌）两类。

一、葡萄球菌属

　　葡萄球菌属（Staphylococcus）广泛分布于自然界，如空气、土壤、人和动物体表及与外界相通的腔道中。葡萄球菌属细菌种类很多，仅少数为致病菌。对人致病的主要是金黄色葡萄球菌。

（一）生物学性状

　　1. 形态与染色　菌体呈球形，直径 $1\mu m$ 左右，呈葡萄串状排列。无鞭毛及芽胞，幼龄菌可见荚膜。革兰染色阳性。在某些物质（如青霉素）作用下，可裂解或变成 L 型细菌。

　　2. 培养特性与生化反应　需氧或兼性厌氧，营养要求不高，在普通培养基上生长良好。在普通琼脂平板上，可形成圆形、凸起、光滑、湿润、不透明的菌落，菌落因种型不同可产生不同的脂溶性色素，如金黄色、白色、柠檬色等。在血琼脂平板上，多数致病性葡萄球菌的菌落周围可形成明显的透明溶血环。多数菌株能分解葡萄糖、麦芽糖及蔗糖，产酸不产气。致病性葡萄球菌能在无氧条件下分解甘露醇产酸。

3. 抗原结构 抗原结构复杂，有 30 多种，主要是磷壁酸、A 蛋白、荚膜多糖等。葡萄球菌 A 蛋白（SPA）是葡萄球菌的表面抗原，存在于细胞壁表面。SPA 可与人和多种动物血清中 IgG 的 Fc 段发生非特异性结合，从而竞争性结合 IgG 的 Fc 段，降低抗体对吞噬细胞的调理作用。

4. 分类 葡萄球菌根据其色素、生化反应等的不同，可分为金黄色葡萄球菌、表皮葡萄球菌和腐生葡萄球菌 3 种。金黄色葡萄球菌为凝固酶阳性菌，致病性强，是主要的致病性葡萄球菌。在某些条件下，凝固酶阴性葡萄球菌也可致病，尤其是引起免疫功能低下人群的感染。3 种葡萄球菌的主要生物学性状见表 10-1。

表 10-1 3 种葡萄球菌的主要生物学性状比较

性状	金黄色葡萄球菌	表皮葡萄球菌	腐生葡萄球菌
菌落色素	金黄色	白色	白色或柠檬色
血浆凝固酶	+	-	-
葡萄糖发酵	+	+	-
甘露醇发酵	+	-	-
葡萄球菌溶血素	+	-	-
耐热核酸酶	+	-	-
A 蛋白	+	-	-
致病性	强	弱	无

5. 抵抗力 葡萄球菌对理化因素的抵抗力强于其他无芽胞菌。干燥脓汁、痰液中能存活 2~3 个月。60℃加热 1 小时或 80℃加热 30 分钟才被杀死，在 3%~5% 石炭酸中 10~15 分钟死亡。对碱性染料极敏感，1:10 万~1:20 万的龙胆紫溶液可抑制其生长。对青霉素、红霉素、金霉素敏感。近年来，金黄色葡萄球菌对青霉素 G 的耐药性菌株高达 90% 以上，是医院内感染最常见的致病菌。

（二）致病性

1. 致病物质

（1）血浆凝固酶 绝大多数致病性葡萄球菌能产生此酶。血浆凝固酶可使血浆中的纤维蛋白原变为纤维蛋白沉积于细菌表面，阻碍吞噬细胞的吞噬和免受体液中杀菌物质的作用。因此，葡萄球菌感染病灶局限化、脓汁较稠。血浆凝固酶是鉴定致病性葡萄球菌的重要指标。

（2）杀白细胞素 能破坏中性粒细胞和巨噬细胞，具有抵抗吞噬、增强细菌侵袭力的作用。

（3）葡萄球菌溶血素 能溶解人和多种动物的红细胞，对白细胞、血小板和多种组织有毒性作用。

（4）葡萄球菌肠毒素 金黄色葡萄球菌的某些菌株产生，为外毒素，此毒素耐热，煮沸 30 分钟仍保持部分活性，人食入后能引起急性肠炎。

（5）表皮剥脱性毒素　能使表皮组织的棘状颗粒层裂解，使表皮与真皮脱离，引起剥脱性皮炎（又称烫伤样皮肤综合征）。

（6）毒性休克综合征毒素–1（TSST–1）　能引起发热，多组织、多器官功能紊乱或毒性休克综合征。

2. 所致疾病

（1）侵袭性疾病（化脓性感染）　①皮肤化脓性感染：如毛囊炎、疖、痈等，其感染病灶局限，脓汁黏稠，炎症灶与周围组织界限明显；②各种器官的化脓性感染，如气管炎、支气管炎、脓胸、中耳炎等；③全身性感染：如败血症、脓毒血症等。

（2）毒素性疾病　①食物中毒：摄入含肠毒素的食物1~6小时后，可出现恶心、呕吐、腹泻等急性胃肠炎症状，即食物中毒。1~2天内可自行恢复。②烫伤样皮肤综合征：多见于婴幼儿和免疫力低下的成人。开始皮肤出现红斑，1~2天后出现表皮起皱、水泡，最后表皮脱落。③毒性休克综合征：病人表现为突然高热、呕吐、腹泻、弥漫性红疹、脱皮、低血压，严重的甚至出现心、肾衰竭，直至发生休克。④假膜性肠炎：由于长期大量使用广谱抗生素，造成肠道内菌群失调，耐药性金黄色葡萄球菌乘机在肠道内大量繁殖，产生肠毒素，引起肠炎。其特点是肠黏膜表面形成一层炎性假膜。患者表现为呕吐、腹泻、排水样便或排出肠黏膜样物（由炎症渗出物、肠黏膜坏死物及细菌组成）。

（三）微生物学检查

1. 标本直接涂片镜检　根据感染部位不同采取相应的标本，如脓液、呕吐物、血液、脑脊液、尿液和骨髓穿刺液等。取标本涂片，根据细菌形态、排列和染色性可做出初步判断。

2. 分离培养和鉴定　将标本接种至血琼脂平板，经37℃孵育18~24小时后，挑选可疑菌落进行染色镜检。血液标本需经肉汤培养基增菌后，再接种于血琼脂平板。

3. 药敏试验　金黄色葡萄球菌易产生耐药性变异，例如约90%的菌株可成为青霉素的耐药菌株。对临床分离的菌株，需做药物敏感试验，找到敏感药物。

4. 葡萄球菌肠毒素检测　取食物中毒患者的呕吐物、粪便或剩余食物做细菌分离培养和鉴定外，也可用ELISA法检测微量肠毒素。

（四）防治原则

注意个人卫生。皮肤有化脓性感染者，注意消毒隔离，未治愈前不宜从事食品制作或饮食服务行业。治疗葡萄球菌感染应根据药物敏感试验结果选择抗菌药物，防止耐药性菌株扩散。反复发作的顽固性疖病者，可采用自身菌苗疗法。中药金银花、黄连、黄芩等对葡萄球菌有一定的抑菌效果。

二、链球菌属

链球菌属（Streptococcus）广泛分布于自然界和人的鼻咽部及肠道中，多数为非病原菌，少数为病原菌。致病性链球菌可引起人类多种感染及超敏反应性疾病。

（一）生物学性状

1. 形态与染色　呈球形或卵圆形，链状排列，革兰染色阳性。幼龄菌大多有透明质酸形成的微荚膜，如延长培养时间，微荚膜可被细菌自身产生的透明质酸酶分解而消失。无芽胞，无鞭毛，有菌毛样结构，含 M 蛋白。

2. 培养特性　兼性厌氧或需氧，其营养要求较高，普通培养基中需加入血液、血清等才能生长。血琼脂平板上形成灰白色、表面光滑、边缘整齐、直径 0.5 ~ 0.75mm 的细小菌落，不同菌株有不同的溶血现象。

3. 生化反应　分解葡萄糖，产酸不产气；不分解菊糖，不被胆汁或 1% 去氧胆酸钠溶解，该特性可用来鉴定甲型溶血性链球菌和肺炎链球菌。

4. 分类

（1）根据在血平板上的溶血情况分类　分为以下 3 类：①甲型溶血性链球菌：菌落周围有狭窄的草绿色溶血环，称 α 溶血或不完全溶血。多为条件致病菌。②乙型溶血性链球菌：菌落周围形成宽大的无色透明溶血环，称 β 溶血或完全溶血。乙型溶血性链球菌致病性最强。③丙型链球菌：菌落周围无溶血环，一般不致病。

（2）根据抗原结构分类　根据链球菌细胞壁中多糖抗原不同，分为 20 群（A ~ H，K ~ V）。对人致病的链球菌菌株，90% 左右属于 A 群。

5. 抵抗力　链球菌的抵抗力不强，60℃加热 30 分钟可被杀死，对常用化学消毒剂敏感，在干燥尘埃中可存活数月，对青霉素、红霉素、氯霉素和四环素等均敏感，很少产生耐药性。

（二）致病性

1. 致病物质　A 群链球菌有较强的侵袭力，其致病物质有：

（1）胞壁成分　①黏附素：包括脂磷壁酸和 F 蛋白，它们与细胞膜有高度亲和力，是该菌吸附于皮肤和呼吸道黏膜等上皮细胞的主要因素。②M 蛋白：具有抗吞噬作用，与心肌、肾小球基底膜有共同抗原，与该菌感染后发生超敏反应性疾病如急性肾小球肾炎等有关。

（2）外毒素　①链球菌溶血素：根据对氧的稳定性分为链球菌溶血素 O（SLO）和链球菌溶血素 S（SLS）。SLO 有较强的免疫原性，对红细胞、中性粒细胞、血小板、巨噬细胞、神经细胞等有毒性作用。链球菌感染 2 ~ 3 周 85% ~ 90% 的患者体内可出现 SLO 的抗体，并在 1 年内仍可检出。通过测定 SLO 抗体的含量，可辅助诊断链球菌感染后引起的超敏反应性致病。SLS 对血小板、白细胞及多种组织细胞有破坏作用。②致热外毒素：又称猩红热外毒素，是引起人类猩红热的主要致病物质，引起发热和出疹等临床表现。

（3）侵袭性酶　①透明质酸酶：能分解疏松结缔组织基质中的透明质酸，使细菌易在组织中扩散。②链激酶：又称链球菌纤维蛋白酶，能使血浆中的纤维蛋白酶原转化为纤维蛋白酶，溶解血凝块或阻止血液凝固，有利于细菌扩散。③链道酶：又称链球菌 DNA 酶，能分解脓汁中黏稠的 DNA，使脓汁稀薄，利于细菌扩散。

2. 所致疾病

（1）化脓性感染 ①皮肤和皮下组织感染：如伤口化脓、脓疱疮、痈、淋巴管炎、淋巴结炎、丹毒和蜂窝组织炎等。②其他系统感染：如咽峡炎、扁桃体炎、喉炎、气管炎、肺炎和鼻窦炎等。③全身感染：病原菌侵入血液生长繁殖可引起败血症。产妇分娩时，如被溶血性链球菌从子宫创面侵入而引起的败血症，称为产褥热。

（2）猩红热 该病是产生致热外毒素的乙型溶血性链球菌，经呼吸道感染而引起的急性传染病。常发生于儿童，主要症状为发热、咽炎、全身弥漫性鲜红色皮疹和疹退后的明显脱屑。

（3）超敏反应性疾病 链球菌反复感染后，患者可能发生急性肾小球肾炎、风湿热等超敏反应性疾病。

（三）微生物学检查

1. 直接涂片镜检 取脓液、咽拭子等标本，直接涂片进行革兰染色，镜检发现典型的链状排列球菌时，可做出初步判断。

2. 抗链球菌溶血素"O"试验 简称抗"O"试验，常用于风湿热的辅助诊断。风湿热患者血清中抗"O"抗体比正常人显著增高，大多在 250 单位左右，活动性风湿热患者一般超过 400 单位。

（四）防治原则

加强锻炼，增强抵抗力。对空气、器械、敷料注意消毒。青霉素 G 为首选药物，尽早治疗局部感染，如咽峡炎、扁桃体炎等，防止反复感染，对预防风湿热及急性肾小球肾炎的发生具有重要意义。

三、肺炎链球菌

肺炎链球菌（*Streptococcus pneumoniae*）俗称肺炎球菌。常寄居于正常人的鼻咽腔中，多数不致病，仅少数可引起大叶性肺炎等疾病。

（一）生物学性状

1. 形态与染色 革兰阳性球菌，菌体呈矛头或瓜子仁状，以钝端相对成双排列。无鞭毛和芽胞，在机体内或含血清的培养基上有较厚的荚膜。

2. 培养特性和生化反应 营养要求较高，须在含血液或血清的培养基上才能生长。在血琼脂平板上的菌落细小、灰白色、圆形、光滑，有草绿色溶血环，与甲型链球菌相似。若培养超过 48 小时，可产生自溶酶而使菌体自溶，故菌落中央下陷呈脐状。

3. 抵抗力 本菌抵抗力弱，加热 56℃ 经 20 分钟即死亡。对一般消毒剂敏感，有荚膜株抗干燥力较强，在干燥痰中可存活 1～2 个月。对青霉素、红霉素及林可霉素等敏感。

（二）致病性

1. 致病物质 主要为荚膜，荚膜是该菌的主要侵袭力，失去荚膜其毒力即降低或消失；其次是神经氨酸酶，在新分离株中发现，可能与该菌能在鼻咽部和支气管黏膜上定居、繁殖和扩散有关。

2. 所致疾病 主要引起大叶性肺炎。该菌存在于正常人的口腔及鼻咽部，一般不致病，只形成带菌状态。当机体免疫力下降时才致病，尤其在呼吸道病毒感染后或婴幼儿、年老体弱者易发生肺炎。肺炎后可继发胸膜炎、脓胸，也可引起中耳炎、乳突炎、副鼻窦炎、脑膜炎和败血症等。

（三）微生物学检查

根据感染部位不同采取痰液、脓液、血液、脑脊液等标本，革兰染色后，镜检发现革兰阳性、具有荚膜的双球菌，即可做出初步判断。

（四）防治原则

青霉素 G 为首选治疗药物。但目前已发现肺炎链球菌对青霉素、红霉素、四环素的耐药菌株。肺炎链球菌荚膜多糖多价疫苗用于儿童、老人和慢性病患者等预防肺炎链球菌感染。

四、奈瑟菌属

奈瑟菌属（Neisseria）是一群革兰染色阴性，常成双排列的球菌。此菌属中淋病奈瑟菌及脑膜炎奈瑟菌是引起人类疾病的病原菌。

（一）淋病奈瑟菌

淋病奈瑟菌（*Neisseria gonorrhoeae*）简称淋球菌，是我国目前发病人数最多的性传播疾病——淋病的病原体。淋病奈瑟菌主要侵犯人类泌尿生殖道的黏膜上皮细胞，侵入黏膜下层，引起化脓性炎症。

1. 生物学性状 革兰阴性双球菌，呈肾形或咖啡豆状，有荚膜和菌毛。营养要求高，常用巧克力血琼脂培养基，在 5% CO_2 的条件下生长，最适生长温度为 37℃。分解葡萄糖，产酸不产气。对热、冷、干燥和消毒剂都极度敏感。

2. 致病性

（1）**致病物质** 主要包括：①菌毛：增强细菌与易感细胞的黏附作用。实验证明，只有有菌毛的淋病奈瑟菌有毒力。②外膜蛋白：可介导细菌黏附，破坏宿主细胞膜，抑制抗体的活性。③IgA1 蛋白酶：此酶可裂解并灭活黏膜表面存在的特异性 IgA1 抗体，使细菌黏附于黏膜上皮细胞表面。

（2）**所致疾病** 人类是淋病奈瑟菌唯一的天然宿主。成人淋病绝大多数是通过性接触感染，故淋病是重要的性传播疾病之一。淋病奈瑟菌侵入泌尿生殖道黏膜，产生急性化脓性炎症，进而细菌侵犯组织，形成慢性炎症及组织纤维化。男性感染一般为尿道炎，患者出现尿频、尿急、尿痛、尿道流脓。女性感染淋病奈瑟菌初始部位为子宫颈内膜，继之可侵犯尿道和阴道。如不能得到控制，感染可继续扩展到输卵管，导致输卵管纤维化、阻塞。患淋菌性输卵管炎的女性患者中，有20%的病例可导致不孕。

感染淋病奈瑟菌的孕妇在分娩时，胎儿通过产道可被感染，引起新生儿淋菌性结膜炎，有大量脓性分泌物排出，称为"脓漏眼"。

3. 微生物学检查 采取泌尿生殖道、眼结膜脓性分泌物。标本采集后应注意保湿保温，并尽快检测。直接涂片镜检后如观察到中性粒细胞内大量成双排列的革兰阴性球菌时，具有诊断意义。

4. 防治原则 淋病是一种性传播性疾病。开展防治性病的知识教育、禁止卖淫嫖娼及防止不正常的两性关系非常重要。治疗可选用青霉素、新青霉素及博来霉素等药物。

婴儿出生时，无论母亲有无淋病，都应以氯霉素链霉素合剂滴入双眼，防止新生儿感染淋病奈瑟菌。

（二）脑膜炎奈瑟菌

脑膜炎奈瑟菌（*Neisseria meningitidis*）简称为脑膜炎球菌，是流行性脑脊髓膜炎（简称流脑）的病原菌。

1. 生物学性状 肾形或豆形，革兰阴性双球菌。营养要求高，常用巧克力血琼脂培养基，专性需氧，在37℃ 5%～10% CO_2 条件下生长更佳。分解葡萄糖和麦芽糖，产酸不产气。

2. 致病性

（1）**致病物质** ①荚膜：脑膜炎奈瑟菌荚膜可抵抗宿主吞噬细胞的吞噬作用，增强细菌的侵袭力。②菌毛：介导细菌黏附在宿主易感细胞表面，有利于细菌在宿主体内定居、繁殖。③内毒素：是脑膜炎奈瑟菌的主要致病物质。内毒素作用于小血管或毛细血管，引起血栓、出血，表现为皮肤出血性淤斑；严重败血症时，大量内毒素释放可引起弥漫性血管内凝血（DIC）及中毒性休克，预后不良。

（2）**所致疾病** 人类是脑膜炎奈瑟菌唯一的易感宿主，多数人感染后表现为带菌状态或隐性感染，细菌仅在体内短暂停留后被机体清除。只有少数人发展成流行性脑脊髓膜炎，简称流脑。

脑膜炎奈瑟菌感染的发病过程可分为3个阶段：①局部感染：病原菌首先由鼻咽部侵入，依靠菌毛黏附在鼻咽部黏膜上皮细胞表面，引起局部感染。②菌血症：随后细菌侵入血流，引起菌血症，伴随恶寒、发热、呕吐、皮肤出血性淤斑等症状。③脑膜炎：侵入血流的细菌大量繁殖，由血液及淋巴液到达脑脊髓膜，引起脑脊髓膜化脓性炎症，患者出现高热、头痛、喷射性呕吐、颈项强直等脑膜刺激症状。严重者可导致DIC，循环系统功能衰竭，于发病后数小时内进入昏迷。

3. 微生物学检查　标本应保温保湿。取患者脑脊液或刺破皮肤出血淤斑取渗出物，带菌者检测可取鼻咽拭子。直接涂片镜检、分离培养与鉴定。

4. 防治原则　预防脑膜炎奈瑟菌感染的关键是要尽快消除传染源、切断传播途径及提高人群免疫力。我国 1980 年正式使用 A 群多糖菌苗，临床观察表明对学龄儿童和成人保护率可达 90%。流脑的治疗首选药物为青霉素 G，剂量要大。对青霉素过敏者，可用氯霉素或红霉素。

第二节　肠道杆菌

肠道杆菌是一大群寄生于人和动物肠道内，生物学性状相似的革兰阴性杆菌。大多数属肠道正常菌群，当宿主免疫力低下或细菌寄居部位改变时，成为条件致病菌而引起疾病。少数是致病菌，如伤寒沙门菌、痢疾志贺菌、致病性大肠埃希菌等。

肠道杆菌属细菌有以下共同特性：

1. 形态结构　为中等大小 $(0.5 \sim 1)\mu m \times (1.0 \sim 3.0)\mu m$、两端钝圆的革兰阴性杆菌，无芽胞，多数有周鞭毛，少数有荚膜，致病菌多有菌毛。

2. 培养特性　营养要求不高，需氧或兼性厌氧，在普通琼脂平板培养基上生长良好，形成圆形、边缘整齐、表面光滑、灰白色、直径 $2 \sim 3mm$ 中等大小菌落。在液体培养基中呈均匀浑浊生长。

3. 生化反应　活泼，能分解多种糖和蛋白质，产生不同的代谢产物。可用于鉴别细菌。在 SS 琼脂培养基上，肠道非致病菌能分解乳糖产酸，形成红色的菌落；而致病菌一般不分解乳糖，形成无色菌落，可用于鉴别肠道杆菌致病性。

4. 抗原构造　抗原结构复杂，主要包括菌体抗原（O 抗原）、鞭毛抗原（H 抗原），有的还有荚膜抗原（K 抗原或 Vi 抗原）。常作为肠道杆菌分类或分型及菌种鉴定的依据。

5. 抵抗力　不强。对理化因素敏感，加热 60℃30 分钟可杀死，易被一般消毒剂杀灭。胆盐、煌绿等染料对非致病性肠道杆菌有选择性抑制作用，常用于制备选择培养基来分离肠道致病菌。在自然界中生存力强，在水、粪便中可存活较长时间。

一、埃希菌属

埃希菌属（Escherichia）有 6 个种，大多为人和动物肠道中的正常菌群，一般不致病。其中的大肠埃希菌是临床最常见的一个分离菌种，主要表现在：①大肠埃希菌俗称大肠杆菌，是人体肠道中重要的正常菌群，并能为宿主合成一些具有营养作用的物质；②宿主免疫力下降或细菌侵入肠道外，作为条件致病菌可引起肠道外感染；③某些致病性大肠埃希菌可引起人类胃肠炎；④大肠埃希菌在环境卫生和食品卫生学中，常被用作粪便污染的卫生学检测指标。

（一）生物学性状

1. 形态染色　革兰阴性、短小、无芽胞杆菌，大小为 $(0.4 \sim 0.7)\mu m \times (1 \sim 3)\mu m$，

多数有周鞭毛，能运动，致病菌株有菌毛。

2. 培养特性和生化反应 兼性厌氧，在液体培养基中呈均匀混浊生长，营养要求不高，在普通琼脂平板37℃培养24小时后形成圆形、凸起、灰白色、直径2～3mm的S型菌落，在肠道鉴别培养基上可形成有色菌落。生化反应活泼，能分解多种糖类产酸产气。

3. 抗原结构 主要有O、H、K三种抗原，是血清学分型的基础。大肠埃希菌血清型的表示方式按O∶K∶H排列，如O111∶K58（B4）∶H2。

4. 抵抗力 对热的抵抗力较其他肠道杆菌强，但对常用化学消毒剂敏感。在自然界中生存力强，在土壤、水中可存活数周至数月。对链霉素、磺胺类、氯霉素等抗菌药物敏感，但易产生耐药性。

（二）致病性

1. 致病物质

（1）定居因子 又称黏附素，是由质粒控制产生的特殊菌毛，具有使细菌紧密黏附于肠道和泌尿道黏膜上皮细胞的能力。

（2）肠毒素 主要包括：①由肠产毒型大肠埃希菌产生的肠毒素，分为不耐热肠毒素（LT）和耐热肠毒素（ST）；②肠出血型大肠埃希菌产生的志贺样毒素；③肠集聚型大肠埃希菌产生的肠集聚耐热毒素等。以上均可导致肠黏膜细胞分泌功能亢进，引起腹泻。

此外，大肠埃希菌的致病物质还有内毒素、K（荚膜）抗原等。

2. 所致疾病

（1）肠道外感染 多数大肠埃希菌在肠道内不致病，当侵入肠道外组织或器官时，则可引起肠道外感染。肠道外感染以泌尿系统感染和化脓性感染最为常见，如尿道炎、膀胱炎、肾盂肾炎、阑尾炎、胆囊炎、腹膜炎、手术创口感染、新生儿脑膜炎和败血症等。

（2）肠道内感染（胃肠炎） 大肠埃希菌某些血清型可引起人类胃肠炎，与食入污染的食品和饮水有关，为外源性感染。常见的主要有5种类型，见表10-2。

表10-2 引起胃肠炎的大肠埃希菌

菌株	作用部位	疾病与症状	致病机制
肠产毒型大肠埃希菌（ETEC）	小肠	婴幼儿、旅行者腹泻，自限性水样泻，常伴恶心，呕吐，腹痛，低热	LT和（或）ST肠毒素，大量分泌液体和电解质
肠致病型大肠埃希菌（EPEC）	小肠	婴儿腹泻，水样便，恶心，呕吐，发热	黏膜上皮细胞结构和功能受损，无肠毒素产生
肠侵袭型大肠埃希菌（EIEC）	大肠	较大儿童和成人似细菌性痢疾，少量黏液脓血便，腹痛，发热	侵袭和破坏结肠黏膜上皮细胞
肠出血型大肠埃希菌（EHEC）	大肠	先水样便，后大量出血，剧烈腹痛，低热或无热，可并发肾功不全、血小板减少性紫癜等	Vero毒素，引起出血性结肠炎，小肠绒毛受损致吸收受损
肠集聚型大肠埃希菌（EAEC）	小肠	婴儿持续性水样腹泻，伴呕吐，脱水，低热	毒素，黏附素集聚性粘附上皮细胞，阻止液体吸收

（三）微生物学检查方法

1. 标本 肠道感染取新鲜粪便。肠道外感染根据感染部位可采集中段尿、脓液、血液、脑脊液等。

2. 直接镜检 取标本涂片染色镜检，同时做细菌分离培养和鉴定。尿路感染尚需计数中段尿细菌总数，每毫升含菌量大于或等于 10^5 才有诊断价值。

3. 分离培养和鉴定 粪便标本直接划线接种于选择培养基，挑选可疑菌落并鉴定；血液标本需先经过增菌，再接种于血琼脂平板；尿路标本和其他标本直接接种于血琼脂平板分离。鉴定方法可用生化反应、血清学试验分群定型，必要时用 ELISA、核酸杂交、PCR 等方法检测肠毒素和其他毒力因子。

4. 卫生细菌学检查 大肠埃希菌能随粪便不断排出体外，可污染周围环境、水源、饮料和食品。样品中检出大肠埃希菌越多，表示被粪便污染越严重，间接提示有肠道致病菌污染的可能。因此，卫生学以"大肠菌群数"作为饮用水、食品被粪便污染的指标之一。我国《生活饮用水卫生标准》（GB5749—2006）规定，在 100mL 饮用水中不得检出大肠菌群。

（四）防治原则

加强饮食卫生检查，避免食用不洁食物或饮用污染的水。采取适宜的措施减少医院感染。目前尚无用于人群的有效疫苗。对腹泻病人应进行隔离，及时纠正水和电解质平衡，使用有效抗菌药物可缩短病程。抗菌药物治疗应在药敏试验的指导下进行。

二、志贺菌属

志贺菌属（Shigella）是人类细菌性痢疾的常见病原菌，俗称痢疾杆菌。

（一）生物学性状

1. 形态染色与培养 大小为 $(0.5 \sim 0.7)\mu m \times (2 \sim 3)\mu m$，革兰阴性杆菌，无荚膜，无鞭毛，无芽胞，有菌毛。营养要求不高，在普通琼脂平板上生长 24 小时后形成中等大小、半透明的光滑型菌落，在肠道鉴别培养基上形成无色半透明菌落。

2. 生化反应 分解葡萄糖，产酸不产气。除宋内志贺菌个别菌株能迟缓发酵乳糖外，均不发酵乳糖。

3. 抗原结构与分类 志贺菌属有抗原和 K 抗原，无 H 抗原。O 抗原是分类依据，分为群特异性抗原和型特异性抗原。根据 O 抗原和生化反应不同，将志贺菌属分为 4 群，40 多个血清型（包括亚型）。对人致病的主要有痢疾志贺菌、福氏志贺菌、鲍氏志贺菌、宋内志贺菌。我国临床分离菌最常见的是福氏志贺菌，其次是宋内志贺菌。

4. 抵抗力 志贺菌对理化因素的抵抗力较其他肠道杆菌弱，60℃10 分钟即被杀死，对酸和一般消毒剂敏感。在污染物品及瓜果、蔬菜上可存活 10 ～ 20 天。对磺胺类、喹诺酮类抗菌药物敏感，但易产生耐药性，还可引起多重耐药。

（二）致病性

1. 致病物质 志贺菌的致病因素主要包括侵袭力和内毒素，有的菌株还能产生外毒素。

（1）侵袭力 志贺菌通过菌毛黏附于回肠末端和结肠部位的黏膜上皮细胞表面，进入上皮细胞内生长繁殖，并向相邻的细胞扩散，形成黏膜固有层局部炎症病灶。细菌基本不入血，侵袭肠黏膜上皮细胞是志贺菌致病的前提条件。

（2）内毒素 志贺菌所有菌株都有强烈内毒素。内毒素可作用于肠黏膜细胞，使其通透性增高，促进内毒素进一步的吸收，引起发热、神志障碍，甚至产生中毒性休克等症状；内毒素还可破坏肠黏膜，导致炎症、溃疡、出血和坏死，引起典型的黏液脓血便；内毒素也可作用于肠壁自主神经系统，使肠功能紊乱、肠蠕动失调和痉挛，尤其以直肠括约肌痉挛最为明显，从而出现腹痛、里急后重等表现。

（3）外毒素 由A群志贺菌I型和II型产生的一种外毒素，称为志贺毒素。其主要生物活性有：①神经毒性：作用于中枢神经系统，引起致死性感染，导致四肢麻痹、死亡；②细胞毒性：作用于人肝细胞、猴Vero细胞等，使蛋白合成中断、细胞变性、坏死；③肠毒素毒性：有类似于霍乱肠毒素的活性，引起水样腹泻。志贺毒素可以协同内毒素加重局部和全身症状。

2. 所致疾病 志贺菌引起的细菌性痢疾，是最常见的消化道传染病。夏秋季多发，传染源是患者和带菌者，主要通过污染的食物、水等经粪–口途径传播。常见的感染类型有以下3种：

（1）急性菌痢 起病急，有腹痛、腹泻、里急后重、黏液脓血便等典型菌痢的临床表现。急性期患者排毒量大，每克粪便可有$10^5 \sim 10^8$个菌体，传染性强。

（2）中毒性菌痢 多发生于小儿，发病急骤，常无明显的消化道症状，而全身中毒症状严重，以突发高热（≥40℃）、休克、惊厥为主要表现，病死率高。

（3）慢性菌痢 病程迁延两个月以上，多由于急性菌痢治疗不及时、不彻底而导致的。部分志贺菌感染者可成为带菌者，是本病的重要传染源。

志贺菌感染恢复后，大多数人在血液中可产生循环抗体，但无保护作用。抗感染免疫主要靠消化道黏膜产生的SIgA，菌痢感染后，免疫期短暂，免疫力不牢固，不能防止再感染。

（三）微生物学检查方法

1. 标本 标本采集应在使用抗生素之前，挑取新鲜粪便的黏液或脓血部分，避免与尿混合，立即送检。若不能及时送检，应保存于30%甘油缓冲盐水或专门送检的培养基中。疑似中毒性菌痢者可取肛拭子。

2. 培养与鉴定 标本直接接种于肠道鉴别培养基中，37℃培养18~24小时，挑取无色半透明的可疑菌落，进行生化反应和血清学试验，确定菌群和菌型。

3. 快速诊断法 采用免疫凝集法、免疫荧光菌球法、协同凝集试验、乳胶凝集试验、分子生物学方法等进行快速诊断。

此外，还可进行细菌毒力试验，检测侵袭力和毒素。

（四）防治原则

非特异性预防应以人为中心，防治人的感染和传播。加强食品卫生学检查及水源、粪便管理。早发现、早治疗、彻底治疗菌痢患者和带菌者。可采用口服多价志贺菌链霉素依赖株（Sd）减毒活疫苗进行特异性预防。志贺菌属对磺胺类、氯霉素、喹诺酮类药物敏感，但易出现多重耐药菌株，治疗时应根据药敏试验选择抗菌药物。

三、沙门菌属

沙门菌属（Salmonella）是一大群寄生于人和动物肠道中，生化反应和抗原结构相似的革兰阴性杆菌。目前已发现 2500 多个血清型，对人致病的仅少数，如引起肠热症的伤寒沙门菌、甲型副伤寒沙门菌、肖氏沙门菌、希氏沙门菌是人的病原菌；鼠伤寒沙门菌、猪霍乱沙门菌、肠炎沙门菌等对人和动物均有致病作用，可引起人类食物中毒和败血症。

（一）生物学性状

1. 形态与染色　革兰阴性杆菌，大小为 $(0.5 \sim 1.0)\,\mu m \times (2 \sim 3)\,\mu m$，大多有菌毛，除个别菌外都有周鞭毛，一般无荚膜，均无芽胞。

2. 培养与生化反应　兼性厌氧，营养要求不高，在普通琼脂平板上生长良好，可形成中等大小、圆形、无色、半透明的 S 型菌落，不发酵乳糖和蔗糖，在肠道鉴别培养基中因不能分解乳糖而形成无色菌落。生化反应对沙门菌属细菌的鉴定具有重要意义。

3. 抗原结构　细菌抗原结构复杂，主要有 O 抗原和 H 抗原，有的菌株还有毒力抗原（Vi 抗原）。

（1）O 抗原　细菌细胞壁脂多糖中的特异性多糖部分，耐热。O 抗原刺激机体主要产生 IgM 抗体。

（2）H 抗原　存在于细菌鞭毛中的蛋白质，不耐热。H 抗原刺激机体主要产生 IgG 类抗体。

（3）Vi 抗原　沙门菌的一种表面抗原，可阻止 O 抗原与其相应抗体的凝集反应。从患者标本中新分离出的伤寒沙门菌、希氏沙门菌有 Vi 抗原。其性质不稳定，免疫原性弱，刺激机体产生的抗体效价低。当细菌被清除后，Vi 抗体随之消失，所以测定 Vi 抗体有助于诊断伤寒及副伤寒带菌者。

4. 抵抗力　沙门菌抵抗力较弱，湿热 65℃ 15 ~ 30 分钟可将其杀死。对 5% 石炭酸等化学消毒剂敏感。对胆盐、煌绿等耐受性比其他肠道菌强，故可用于沙门菌分离培养。该菌在水中可存活 2 ~ 3 周，粪便中能存活 1 ~ 2 个月，冰中能存活更长时间。对氯霉素、磺胺类等抗菌药物敏感。

（二）致病性

1. 致病物质　沙门菌有较强的内毒素和一定的侵袭力，有的菌株还可产生外毒素。大多数沙门菌感染需要经口进入足够的数量才能致病。

（1）**侵袭力**　沙门菌可借助于菌毛吸附于小肠黏膜，并进入黏膜细胞内生长繁殖到达皮下组织。沙门菌还可抗吞噬，被吞噬细胞吞噬后，能在细胞内生长繁殖并扩散至其他部位。

（2）**内毒素**　沙门菌死亡后裂解、释放的内毒素可导致肠道局部炎症反应；吸收入血可致宿主体温升高、白细胞减，甚至中毒性休克等全身症状。

（3）**肠毒素**　某些沙门菌如鼠伤寒沙门菌能产生肠毒素，可导致水样腹泻，引起急性胃肠炎。

2. 所致疾病　沙门菌感染传染源是患者和带菌者（恢复期带菌者和健康带菌者），健康带菌者是最重要的传染源。通过粪－口途径传播，人群普遍易感。人类沙门菌感染主要有以下类型：

（1）**肠热症**　包括伤寒和副伤寒，主要由伤寒沙门菌、甲型副伤寒沙门菌、肖氏沙门菌和希氏沙门菌感染引起。细菌随食物进入消化道，经胃到达小肠后借助菌毛黏附于小肠黏膜表面，并侵入肠壁淋巴组织，被吞噬细胞吞噬后，在其中生长繁殖，部分细菌经过淋巴管到达肠系膜淋巴结大量增殖，此时机体不出现临床症状，为潜伏期。细菌在淋巴组织中大量繁殖后，经胸导管入血，引起第1次菌血症，此时相当于病程的第1周，称初期，患者出现发热、乏力、全身酸痛等前驱症状。细菌随血流到达骨髓、肝、脾、肾、胆等器官后，大量繁殖，再次入血，引起第2次菌血症，该时段相当于病程的第2~3周，称极期，患者症状明显而典型，可出现持续高热（>39℃）、相对缓脉、肝脾肿大、皮肤玫瑰疹、外周血白细胞减少等临床表现；胆囊中的细菌随胆汁排至肠道，一部分随粪便排出体外，另一部分刺激已致敏的肠壁淋巴组织发生Ⅳ型超敏反应，导致局部坏死、溃疡，严重者可出现肠出血、肠穿孔等并发症；肾中细菌可随尿排出。若无并发症，第3~4周后病情逐渐好转称恢复期。少数伤寒或副伤寒患者病愈后仍继续排菌达1年或更长时间，成为带菌者，是伤寒、副伤寒的重要传染源。

（2）**急性胃肠炎（食物中毒）**　常因食入被大量鼠伤寒沙门菌、猪霍乱沙门菌、肠炎沙门菌等污染的食物而引起，是最常见的沙门菌感染。潜伏期一般为6~24小时，主要有发热、恶心、呕吐、腹痛、腹泻等症状，病程短，一般2~4天可自愈。婴幼儿、老人、免疫功能低下者可伴发迅速脱水，导致休克、肾衰竭而死亡。

（3）**败血症**　致病菌多见于鼠伤寒沙门菌、猪霍乱沙门菌、希氏沙门菌、肠炎沙门菌等，多发生于儿童和免疫力低下的成人。症状严重，有高热、寒战、厌食和贫血等。

肠热症感染后机体可获得牢固免疫力。特异性免疫以细胞免疫为主，体液免疫也有一定作用，SIgA对胃肠炎恢复及阻止病原菌黏附有重要作用。

（三）微生物学检查方法

1. 标本　肠热症随病程发展，采集标本的部位不同，第1周取外周血，第2周起取粪便，第 3 周起可取尿液，整个病程中均可取骨髓。食物中毒取患者粪便、呕吐物和可疑食物。败血症取血液。胆道带菌者可取十二指肠引流液。

2. 分离培养和鉴定　血液和骨髓需要先增菌培养，再划线接种于肠道选择鉴别培养基；粪便和经离心的尿沉渣可直接接种于 SS 琼脂平板等肠道选择鉴别培养基。培养后挑取可疑菌落进一步做系统生化反应和玻片凝集试验予以鉴定。

3. 快速诊断　可采用 ELISA、SPA 协同凝集试验、乳胶凝集试验、对流免疫电泳等检测患者尿液、血液、粪便中的沙门菌可溶性抗原，还可用 PCR 技术检测沙门菌 DNA。

4. 血清学诊断　用于肠热症辅助诊断的血清学方法有肥达试验、间接血凝法、EIA 法等，其中以肥达试验最常用。

肥达试验是用已知伤寒沙门菌菌体 O 抗原、鞭毛 H 抗原，以及甲型副伤寒沙门菌、肖氏沙门菌和希氏沙门菌鞭毛 H 抗原的诊断液与受检者血清做试管或微孔定量凝集试验，测定受检血清中有无相应抗体及其效价，以协助诊断伤寒和副伤寒的试验。肥达试验结果需要结合临床症状、病程、地区特点进行综合分析。

（1）正常值　正常人因沙门菌隐性感染或预防接种，血清中可含有一定量的相关抗体。一般是伤寒沙门菌 O 凝集效价≥1∶80，H 凝集效价≥1∶160，副伤寒沙门菌 H 凝集效价≥1∶80 才有辅助诊断意义。

（2）动态观察　有时单次效价测定不能定论，可在疾病早期和中后期分别采集 2 次血清，若第二份血清的抗体效价比第一份增高 4 倍或 4 倍以上者有诊断意义。

（3）O 和 H 抗体的诊断意义　感染伤寒沙门菌、副伤寒沙门菌或预防接种后，IgM 型 O 抗体出现较早，持续仅半年左右，消失后不易受非特异性抗原刺激而重现；IgG 型 H 抗体则出现较晚，持续时间长达数年，消失后易受非特异性抗原刺激而短暂地重现。故若 O、H 凝集效价均超过正常值，则肠热症的可能性大；若 O、H 凝集效价均低，则肠热症的可能性小。少数肠热症患者，在整个病程中肥达试验结果始终在正常范围内，可能是因感染早期应用大量抗生素治疗或患者免疫功能低下所致；若 O 凝集效价高而 H 凝集效价不高，则可能是感染早期或沙门菌属中其他细菌感染引起的交叉凝集反应；若 H 凝集效价高而 O 凝集效价不高，则可能是预防接种的结果或是非特异性回忆反应。

（四）防治原则

加强水源和食品卫生监督管理，注意个人饮食卫生。及时发现、确诊并正确治疗患者和带菌者。特异性预防可用伤寒 Vi 荚膜多糖疫苗。治疗可用 β 内酰胺类和氟喹诺酮类抗菌药物，目前的有效药物主要是环丙沙星、氯霉素等。

第三节　弧　菌　属

弧菌属（Vibrio）细菌是一群弯曲成弧形、菌体短小、一端有单鞭毛的革兰阴性菌。弧菌属细菌广泛分布于自然界，以淡水和海水中最多。弧菌属目前已确定有 70 余种，至少约 20 种与人类感染有关，如霍乱弧菌、副溶血性弧菌等。

一、霍乱弧菌

霍乱弧菌是引起烈性传染病霍乱的病原体，两千多年前已有记载。自1817年以来，其古典生物型曾引发了6次霍乱世界性大流行，其后其 El Tor 生物型引发了第7次世界性大流行。1992年一种 O139 型霍乱弧菌在印度、孟加拉等地区出现，也引发了一轮几乎遍及亚洲的霍乱大流行。

（一）生物学性状

1. 形态与结构 菌体弧状或逗点状，革兰染色阴性。人工培养稍久，可成为杆状，很难与肠道杆菌区别。有菌毛，无芽胞，有些菌株可有荚膜。菌体一端有一根较粗的单鞭毛，运动活泼。若直接用病人的米泔水样便做悬滴观察，可见细菌排列呈"鱼群"样穿梭状运动。

2. 培养特性 兼性厌氧，营养要求不高。耐碱不耐酸，在 pH8.8～9.0 的碱性蛋白胨水或平板中生长良好。因其他细菌在此 pH 不易生长，故碱性蛋白胨水可作为选择性增殖霍乱弧菌的培养基。适宜生长的温度为 18℃～37℃。在碱性琼脂平板培养 12～18 小时后形成圆形、透明、扁平的大菌落。霍乱弧菌过氧化氢酶试验阳性，氧化酶为阳性，能发酵单糖、双糖和醇糖，产酸不产气。

3. 抗原构造与分型 霍乱弧菌有耐热的 O 抗原和不耐热的 H 抗原。根据 O 抗原的不同，可将弧菌属分为 155 个血清群。其中仅 O1 群和 O139 群可引起霍乱流行；其余血清群分布广泛，有的可引起人类急性胃肠炎等疾病。

4. 抵抗力 不强，对热、干燥、日光、化学消毒剂均敏感。不耐酸，在正常胃酸存活 4 分钟。55℃ 10 分钟或 100℃ 1～2 分钟即可杀死该菌。对化学消毒剂敏感，如 0.5ppm 氯 15 分钟可杀菌。El Tor 生物型在河水中可存活 1～3 周。对链霉素、氯霉素、四环素等抗生素敏感。

（二）致病性与免疫性

1. 致病物质

（1）**霍乱肠毒素** 是目前已知致泻能力最强的外毒素，是肠毒素的典型代表。霍乱肠毒素由 1 个 A 亚单位和 5 个 B 亚单位组成。A 亚单位（A1、A2）具有肠毒素的生物活性，A1 为毒素的活性部分，A2 可与 B 亚单位连接。B 亚单位能与易感细胞上的 GM1 神经节苷酯受体结合，介导 A 亚单位进入细胞。A 亚单位在蛋白酶作用下裂解为 A1 和 A2。A1 活化后具有酶活性，可使腺苷酸环化酶活性增强，细胞内 cAMP 升高，主动分泌 Na^+、K^+、Cl^- 和水等，导致严重的腹泻和呕吐。

（2）**鞭毛与菌毛** 霍乱弧菌活泼的鞭毛运动有助于细菌穿过肠黏膜表面，进而接近小肠上皮细胞。菌毛则是霍乱弧菌定居于小肠所必需的因子。

2. 所致疾病 霍乱弧菌引起烈性肠道传染病霍乱，为我国的甲类法定传染病。人类是霍乱弧菌的唯一易感者。传染源为病人和带菌者，传播途径主要通过污染的水或食物经口摄入感染。病菌在小肠黏附于肠黏膜表面，并迅速繁殖产生肠毒素而致病，病人在吞食细菌后 2 ~ 3 天突然剧烈地腹泻和呕吐，每小时失水量可达 1L，排出米泔样排泻物。致死原因主要是严重脱水引起水和电解质紊乱，发生酸中毒，最终导致肾功能衰竭和休克而死亡。如未经治疗处理，死亡率高达 50% ~ 75%。如及时补充大量液体和电解质，死亡率可降至 1%。古典生物型所致霍乱较 El Tor 生物型严重，O139 群霍乱弧菌则更严重，死亡率高。

病愈后，部分患者在 2 周内短期带菌，个别 El Tor 型感染患者病后可带菌长达数月至数年，病菌主要存在于胆囊中。

3. 免疫性 感染后机体获得牢固免疫力，再次感染少见。血液及肠腔中出现抗菌抗体、抗肠毒素抗体和 SIgA。由于 O1 群脂多糖 O 抗原与 O139 群者存在显著差异，故二者刺激机体产生的免疫力无交叉保护作用。

（三）微生物学检查

霍乱为烈性传染病，发现可疑病人后须快速进行病原学诊断，尽早确诊，有效隔离，及时做出疫情报告。

1. 直接镜检 取米泔水样粪便、呕吐物，直接涂片镜检，可见革兰阴性弧菌。以悬滴法观察其穿梭样运动，有助于诊断。

2. 分离培养 将标本接种到碱性蛋白胨水增菌，37℃ 孵育 6 ~ 8 小时，镜检并用 TCBS 选择培养基进行分离培养。细菌繁殖后挑选黄色可疑菌落进行生化反应，O1 群及 O139 群抗血清做凝集反应鉴定细菌。

（四）防治原则

以预防为主，改良环境，保护水源，加强饮水消毒和食品卫生管理；培养良好个人卫生习惯。特异性预防可通过接种疫苗增强免疫力。O1 群霍乱弧菌死菌苗保护力为 50% 左右，维持时间为 3 ~ 6 个月，O139 尚无预防疫苗。治疗主要是补充液体和电解质，以及抗生素治疗。用于霍乱的抗菌药物有四环素、多西环素、氯霉素、呋喃唑酮等，但易产生耐药性。

二、副溶血性弧菌

副溶血性弧菌存在于近海的海水、海底沉积物和鱼类、贝壳等海产品中，以日本、东南亚、美国多见，也是我国沿海地区食物中毒最常见的病原菌。

（一）生物学性状

副溶血性弧菌嗜盐，在培养基中以含 35g/L NaCl 最为适宜，无盐不能生长。菌体呈弧形、杆状、丝状等多种形态，无芽胞和荚膜，有单鞭毛，运动活泼，革兰染色阴性。

（二）致病性与免疫性

食入被副溶血性弧菌污染的海产品如海蜇、鱼虾及贝类，或食物容器及砧板生熟不分污染本菌后，都可发生食物中毒。该病常年均可发生，潜伏期 5~72 小时，有腹痛、腹泻、呕吐和低热等症状。恢复较快，病后免疫力不强，可重复感染。

（三）防治原则

对加工海产品的器具应进行严格清洗、消毒。海产品要彻底加热煮透，生熟用具、操作要分开。烹调和调制海产品时可加适量食醋。

第四节 厌氧性细菌

厌氧性细菌是一群必须在无氧环境下才能生长繁殖的细菌，分为厌氧芽胞梭菌属和无芽胞厌氧菌属。

一、厌氧芽胞梭菌属

厌氧芽胞梭菌属是一群革兰阳性杆菌，能产生芽胞，对外界抵抗力强。因芽胞直径大于菌体宽度，使菌体膨大呈梭形，因而得名。其广泛分布于自然界中，常存在于土壤、人和动物肠道中。多数为非致病菌，少数为致病菌。常见致病厌氧芽胞梭菌主要有破伤风梭菌、产气荚膜梭菌、肉毒梭菌和艰难梭菌等。

（一）破伤风梭菌

1. 生物学特性

（1）形态与结构　菌体细长，大小为 (0.5~1.7)μm×(2.1~18.1)μm。周身鞭毛，无荚膜。芽胞正圆形，位于菌体顶端，芽胞直径大于菌体横径，呈鼓槌形，为本菌典型特征。

（2）培养特性　严格厌氧，血平板培养有微透明溶血环，菌落中心紧密，四周疏松，边缘呈羊齿状。庖肉培养基上肉渣微黑，有气体，有腐臭味。生化反应不活泼，不发酵糖类，不分解蛋白质。

（3）抵抗力　芽胞抵抗力强，100℃ 1小时可被破坏，在土壤中可存活几十年，繁殖体对青霉素敏感。

2. 致病性与免疫性

（1）致病条件　破伤风梭菌由伤口侵入人体，其感染的重要条件是局部伤口形成厌氧微环境：①伤口窄而深（如刺伤），伴有泥土或异物污染；②坏死组织较多（如大面积烧伤、创伤等），局部组织缺血；③伤口合并有需氧菌的感染。这些情况均易造成伤口局部的厌氧微环境，利于破伤风梭菌繁殖。

（2）致病物质　该菌侵袭力不强，仅在局部繁殖，其致病作用主要有赖于破伤风梭菌产生的两种外毒素：破伤风痉挛毒素和破伤风溶血毒素。①破伤风痉挛毒素：是引起破伤风的主要致病物质，属神经毒素，毒性极强，对人致死量小于1μg，不耐热。在伤口局部产生后，可通过末梢神经、血液、淋巴等途径到达中枢神经系统进而致病。

②破伤风溶血毒素：其功能和抗原性与链球菌溶血素 O 相似，对人体致病作用尚不清楚。

（3）*所致疾病*　破伤风痉挛毒素与脊髓及脑干组织中的神经节苷脂受体结合，阻止抑制性神经介质（γ - 氨基丁酸、甘氨酸）的释放。生理情况下，机体屈肌的运动神经元受到刺激兴奋时，同时会有冲动传递给相应的抑制性神经元，使其释放抑制性介质，抑制同侧伸肌的运动神经元，肢体屈伸动作协调。当破伤风痉挛毒素阻止抑制性神经介质的释放，使肌肉的兴奋与抑制失调，导致屈肌、伸肌同时强烈收缩，骨骼肌出现强烈痉挛，发生破伤风。

破伤风潜伏期从几天至数周，典型症状是咀嚼肌痉挛导致的苦笑面容、牙关紧闭、持续性背部痉挛所致角弓反张等症状。患者多因呼吸肌痉挛而窒息死亡。新生儿破伤风俗称脐风、七朝风，系分娩接生时操作不当引起破伤风梭菌感染所致，病死率高。

（4）*免疫性*　机体对破伤风梭菌的免疫主要靠抗毒素发挥中和作用。病后不会产生牢固免疫力。

3. 微生物学检查　主要依据病史和典型的临床症状即可诊断。因伤口直接涂片或用庖肉培养基厌氧培养阳性率很低，故一般不进行细菌培养。

4. 防治原则

（1）*正确处理伤口*　防止厌氧微环境形成是重要的预防措施，应尽早清创扩创，清除异物，切除坏死组织，用3%过氧化氢或1∶400 高锰酸钾冲洗伤口。

（2）*特异性预防*　①人工主动免疫：对儿童、军人等注射破伤风类毒素。目前我国采用含有白喉类毒素、百日咳死菌苗、破伤风类毒素的白百破三联疫苗，对3 ~6 个月的儿童进行免疫，可同时获得对这三种常见病的免疫力。具体程序为出生后第3、4、5 个月连续免疫3 次，2 岁、7 岁时各加强一次，建立基础免疫。②人工被动免疫：对伤口严重又未经过基础免疫者，应立即注射破伤风抗毒素（TAT）进行紧急预防，剂量为1500 ~3000 单位，同时注射类毒素作主动免疫。

（3）*特异性治疗*　对已发病者应早期足量注射TAT，一旦毒素与其受体结合，抗毒素就不能中和其毒性。一般剂量为10 万 ~20 万单位。由于TAT 是用破伤风类毒素免疫马获得的马血清纯化制剂，故须做皮肤试验，避免发生超敏反应。必要时可采用脱敏注射法。近年来，开始使用人抗破伤风免疫球蛋白，疗效优于 TAT，并且不引起超敏反应。②抗菌治疗：可采用大剂量青霉素等抗生素辅助治疗。

（二）肉毒梭菌

1. 生物学特性　革兰阳性杆菌，长 $0.9\mu m \times (4 ~6)\mu m$，有周鞭毛，无荚膜，芽胞为椭圆形，位于次极端，直径大于菌体，呈汤匙状或网球拍状。在严格厌氧条件下可在普通平板上生长；在卵黄培养基上，菌落周围形成浑浊圈。肉毒梭菌芽胞抵抗力很强，能耐受100℃高温1 小时及高压蒸汽灭菌30 分钟。

2. 致病性

（1）*致病物质*　肉毒毒素为其主要致病物质。该毒素为神经毒素，是已知的毒性最强的物质，1mg 能杀死 2 亿只小鼠，对人的致死量约为 0.1μg。肉毒毒素不耐热，100℃ 1 分钟即能灭活。

（2）所致疾病 肉毒毒素作用于外周胆碱能神经，抑制神经肌肉接点处神经介质乙酰胆碱的释放，导致肌肉迟缓性麻痹。主要疾病有：①食物中毒：食品制作过程中如被肉毒梭菌污染，肉毒梭菌在厌氧环境中增殖，产生肉毒毒素，食入被肉毒毒素污染的食物造成食物中毒。肉毒毒素引起的食物中毒通常没有明显的胃肠道症状，主要为神经末梢麻痹，从乏力、头痛发展为眼部肌肉麻痹、吞咽和咀嚼困难、口齿不清等咽部肌肉麻痹症状，最终呼吸肌麻痹，导致死亡。国外此类中毒常源于罐头、香肠、腊肉制品，国内多为发酵豆制品（臭豆腐、豆瓣酱）、发酵面制品（甜面酱）等。②肉毒梭菌感染：肉毒梭菌感染伤口后，长期寄居于伤口处，释放毒素，毒素吸收后导致发病，表现为长期乏力，多无胃肠道症状，潜伏期较长，发病率低。③婴儿肉毒病：1 岁以下，特别是 6 个月以内的婴儿，食用肉毒梭菌污染的食物（如蜂蜜、奶粉等），因肠道缺乏能拮抗肉毒梭菌的正常菌群而感染，出现便闭、吸乳及啼哭无力、吞咽困难、眼睑下垂及其他肉毒毒素食物中毒症状，通常病程较长（1~3 个月），死亡率不高。

3. 微生物学检查 病原学检查重点是检查肉毒毒素及其能否被抗毒素中和。疑似食物中毒可取剩余食物、呕吐物、粪便等经厌氧培养分离病原体，涂片染色镜检；将培养液接种于小鼠腹腔，若于 1~2 天后出现眼睑下垂、四肢麻痹等，为毒力试验阳性。

4. 防治原则 应以预防为主，加强食品卫生管理和监督。食品加热消毒是预防的关键。对病人应尽早注射多价抗毒素，加强护理及对症治疗，特别是维持呼吸功能，以降低死亡率。

（三）产气荚膜梭菌

1. 生物学特性 为革兰阳性粗大杆菌，两端平切，大小为（0.6~2.4）μm×（3~19）μm。在动物体内能形成荚膜，无鞭毛，可呈链状排列。芽胞为椭圆形，位于菌体次极端，芽胞直径小于菌体横径。专性厌氧菌，代谢活跃，生长迅速，42℃培养分裂一代仅需 8 分钟。在血平板上菌落周围形成双层溶血环；在庖肉培养基上，可发酵糖类产生大量气体，肉渣粉红；在牛乳培养基中会出现本菌特有的"汹涌发酵"现象。根据产生的外毒素毒性不同，产气荚膜梭菌可分为 A 到 E 五个型，对人致病的主要为 A、C 和 D 型。A 型可引起气性坏疽和食物中毒，C 型引起坏死性肠炎。

2. 致病性

（1）致病物质 致病物质主要有：①荚膜：能抵抗吞噬细胞的吞噬作用。②侵袭性酶：能产生透明质酸酶、卵磷脂酶、纤维蛋白酶等，具有强大的侵袭力。③外毒素：产生多种外毒素，如使组织细胞坏死的致死性毒素和肠毒素等。其中的 α 毒素毒性最强，能分解细胞膜脂蛋白，造成血管内皮细胞及血细胞溶解，引起血管通透性增加、溶血、组织坏死、器官功能受损等，在气性坏疽形成中起非常重要的作用。A 型产气荚膜梭菌 α 毒素产生量最大。

（2）所致疾病 所致疾病主要有：①气性坏疽：多由 A 型产气荚膜梭菌引起，致病条件与破伤风梭菌相似，常见于战伤、大面积烧伤、开放性骨折等。因细菌侵袭力强，气性坏疽潜伏期短（仅为 8~48 小时）；创口部位细菌繁殖产生大量毒素和酶类，分解破坏局部的细胞及细胞间质，病变蔓延迅速，并分解发酵肌肉和组织中的糖类，产生大量的气体，造成组织气肿；同时血管通透性增加，浆液渗出，局部水肿。病变组织水气夹杂（触摸有捻发感，并有恶臭）可出现剧烈胀痛、大块坏死，并可因各种毒素吸收入血引起毒血症、休克而死亡。该病发展迅速，病情险恶，死亡率高。②食物中毒：由肠毒素引起，此肠毒素与霍乱肠毒素相似。食入该菌污染的食物（主要为肉类食品），在 8~12 小时后突发剧烈的腹痛、腹泻，无发热及恶心、呕吐，通常 1~2 天自愈。③坏死性肠炎：由 C 型菌株产生的 β 毒素引起，潜伏期短，24 小时发病，剧烈腹痛、腹泻，可并发周围循环衰竭、腹膜炎等，病死率高达 40%。

3. 微生物学检查　由于本病发病急，后果严重，所以要迅速诊断。一般根据典型临床表现可获初步诊断。取深部伤口标本涂片，如见有荚膜革兰阳性大杆菌，伴有其他杂菌，白细胞少见且形态不典型等特点即可判定。进一步可取坏死组织悬液接种于血平板或庖肉培养基进行分离培养及生化鉴定，接种牛乳培养基观察"汹涌发酵"现象等进行鉴定。

4. 防治原则　因气性坏疽多为混合型感染及产气荚膜梭菌型别多样，故无特异性预防方法。处理与破伤风类似，即消除厌氧微环境，用双氧水冲洗处理伤口，切除坏死组织，必要时截肢以防止病变扩散。大剂量使用抗生素杀灭病菌和混合感染的其他细菌。感染早期可用多价抗毒素治疗、高压氧舱疗法等。

二、无芽胞厌氧菌

无芽胞厌氧菌主要分布于口腔、上呼吸道、肠道、泌尿生殖道，是人体正常菌群中的优势菌群，包括革兰阳性和革兰阴性的球菌及杆菌。其数量为非厌氧菌的 10~1000 倍，其中有些种类作为条件致病菌可引起内源性感染，占临床厌氧菌感染的 90% 以上。

（一）致病条件

机体受机械或病理性损伤，使皮肤黏膜屏障被破坏，机体免疫功能下降；局部组织坏死、缺血，存留异物或伴有需氧菌感染，形成局部厌氧微环境；菌群失调；寄居部位发生改变。

（二）感染特征

无芽胞厌氧菌的感染一般呈慢性过程，无特定病型，引起的感染可累及全身各种器官和组织，大多是化脓性感染，也可侵入血流引起败血症。

感染部位的分泌物或脓液呈血性或黑色，有恶臭，有时有气体产生。

（三）所致疾病

1. 口腔感染，为无芽胞厌氧菌单一菌或混合感染，是坏死性溃疡性牙龈炎、牙周炎、坏疽性口腔炎等口腔感染的主要病因。

2. 女性生殖道及盆腔感染。

3. 腹腔感染，占半数以上的肝脓肿由厌氧菌引起。

4. 肺部和胸膜炎症感染。

5. 颅内感染，包括硬膜外和硬膜下脓肿、血栓性静脉炎、脑膜炎和脑脓肿等。

6. 败血症，厌氧菌败血症占败血症的 10% ~ 20%。

7. 感染性心内膜炎。

8. 皮肤软组织慢性脓肿。

第五节 分枝杆菌属

分枝杆菌属（Mycobacterium）是一类细长略弯曲的杆菌，因有分枝生长的趋势而得名。细胞壁富含脂质，不易着色，但经加温或延长染色时间而着色后，能抵抗盐酸乙醇的脱色，故又称抗酸菌。分枝杆菌种类较多，对人致病的种类主要有结核分枝杆菌和麻风分枝杆菌。本节主要介绍结核分枝杆菌。

一、生物学特性

（一）形态与结构

为细长略带弯曲的杆菌。大小（1~4）μm×0.4μm，有荚膜，无鞭毛，无芽胞。在痰和组织中呈分枝状排列或聚集成团。经抗结核药物作用，在体内可成为 L 型菌，呈丝状或颗粒状。抗酸染色法染色后，结核分枝杆菌被染成红色。其抗酸性与细胞壁脂质有关。

（二）培养特性

为专性需氧菌。营养要求高，在含有鸡蛋、甘油、马铃薯、无机盐、孔雀绿等的固体培养基上才能生长。最适生长温度为37℃，最适 pH 为6.5~6.8。生长缓慢，18小时~24小时分裂一次，培养3~4周才出现肉眼可见的菌落。菌落呈乳白或淡黄色，干而粗糙，不透明，许多菌落堆集一处呈菜花样。在液体培养基中生长时，形成粗糙皱纹状菌膜。

（三）变异性

结核分枝杆菌可发生形态、菌落、毒力和耐药性等变异。变异结核分枝杆菌的菌落为光滑型，对异烟肼、链霉素、利福平等较易形成耐药性，耐药菌株常毒力减弱。Calmette 和 Guerin 于 1908 年将有毒的牛型结核杆菌培养在含甘油、胆汁、马铃薯的培养基中，经230次传代，历时13年，获得减毒菌株，即用于预防结核病的卡介苗（BCG）。

（四）抵抗力

结核分枝杆菌细胞壁含有大量脂质，对化学杀菌剂和干燥的抵抗力较其他无芽胞细菌强。在空气尘埃上能保持传染性达 7～10 日，在干燥的痰膜中可存活 5～8 个月之久。结核分枝杆菌对酸、碱有较强的抵抗力，在 3% HCL、4% NaOH 溶液中能耐受 30 分钟。结核分枝杆菌对湿热敏感，在液体中 62℃～63℃加热 15 分钟即被杀死。对紫外线敏感，直接日光照射 3～6 小时可被杀死。对 75% 酒精敏感。结核分枝杆菌对链霉素、异烟肼、利福平等敏感，但长期用药易出现耐药性。

二、致病性与免疫性

（一）致病性

结核杆菌无内毒素，也不产生外毒素和侵袭性酶类，其致病物质主要是菌体成分，致病作用与菌体在组织细胞内大量繁殖引起炎症、代谢产物的毒性及机体对菌体成分产生的免疫损伤等有关。

1. 致病物质 结核分枝杆菌的致病物质主要包括细胞壁的脂质成分（磷脂、索状因子、蜡质 D 和硫酸脑苷脂）、菌体多种蛋白质和荚膜样物质。

2. 所致疾病 结核分枝杆菌可经呼吸道、消化道、泌尿生殖道、损伤的皮肤等多种途径感染机体，引起各系统器官结核病，其中以呼吸道感染引起的肺结核最多见。肺结核分为原发感染和原发后感染。

（1）原发感染 为首次感染结核杆菌，多见于儿童。结核分枝杆菌随同飞沫和尘埃通过呼吸道进入肺泡。在肺泡局部引起中性粒细胞及淋巴细胞浸润为主的渗出性炎症，称为原发灶。结核分枝杆菌可经淋巴管扩散至肺门淋巴结，引起肺门淋巴结肿大。原发灶、淋巴管炎和肿大的肺门淋巴结称为原发综合征。感染 3～6 周后，机体产生特异性细胞免疫，同时也出现迟发型超敏反应。病灶中结核分枝杆菌可抑制酶对组织的溶解，使病灶组织溶解不完全，产生干酪样坏死，并促使巨噬细胞转化为上皮样细胞包裹在周围，与外侧的淋巴细胞、巨噬细胞和纤维母细胞等形成结节。随着特异性免疫的产生，90% 以上的原发感染可经纤维化或钙化而自愈。但病灶内仍有一定量的结核分枝杆菌长期潜伏，潜伏的结核分枝杆菌不但能刺激机体产生免疫，也可作为以后内源性感染的来源。有少数患者因免疫力低下，结核分枝杆菌可经血流扩散，引起全身粟粒性结核，并常侵犯淋巴结、骨、关节、肾及脑膜，引起相应的结核病。

（2）原发后感染 常见于成年人。结核分枝杆菌可以是潜伏于原发感染灶内的或从外界再次吸入的，由于机体已形成对结核分枝杆菌的特异性细胞免疫，对再次侵入的结核杆菌有较强的局限能力，因此病灶常限于局部，被纤维囊包围的干酪样坏死灶可钙化痊愈。若干酪样坏死发生液化，结核分枝杆菌则在液化灶中大量繁殖。病灶在气管、支气管时，结核分枝杆菌可随痰排出，传染性强。

（二）免疫性与超敏反应

1. 免疫性 人类对结核分枝杆菌的感染率很高，但发病率不高，表明人类对结核分枝杆菌有一定的免疫力。机体感染结核分枝杆菌后，虽能产生多种抗体，但无保护作用。抗结核免疫主要是细胞免疫。结核分枝杆菌作用于 T 细胞使其致敏，致敏 T 细胞可释放出多种淋巴因子如 IFN 和白细胞介素等，能激活巨噬细胞，使活化的巨噬细胞吞噬能力增强，对杀灭原发灶中的结核分枝杆菌起着显著作用。

抗结核免疫力的持久性，依赖于结核杆菌在机体内的存活，一旦体内结核分枝杆菌消失，抗结核免疫力也随之消失，这种免疫称为带菌免疫或传染性免疫。

2. 超敏反应 在机体形成抗结核分枝杆菌特异性细胞免疫的同时，也形成了对结核分枝杆菌的迟发型超敏反应，二者均为 T 细胞介导的结果。在结核分枝杆菌感染部位形成以单个核细胞浸润为主的炎症反应，容易发生干酪样坏死，甚至液化形成空洞。

3. 结核菌素试验 结核菌素试验是用结核分枝杆菌蛋白来检测受试者能否对其发生迟发型超敏反应的皮肤试验。将一定量结核菌素注入皮内，如受试者曾感染过结核分枝杆菌，则在注射部位出现迟发型超敏反应炎症。

结核菌素试剂有两种：一种为旧结核菌素（OT），主要成分是结核蛋白；另一种为纯蛋白衍生物（简称 PPD），是 OT 经三氯醋酸沉淀后的纯化物。目前多采用 PPD 法。取 5 个单位 PPD 注入受试者前臂掌侧皮内，48～72 小时后观察结果。红肿硬结 <5mm 者为阴性，表明受试者可能未感染过结核分枝杆菌或未接种过卡介苗，但应注意受试者处于原发感染早期，尚未产生超敏反应或正患严重的结核病如全身粟粒性结核和结核性脑膜炎时无反应能力，或患其他严重疾病（麻疹、结节病、恶性肿瘤），或使用过免疫抑制剂时，结核菌素反应均可为阴性；≥5mm 者为阳性，表明机体对结核分枝杆菌有特异性免疫力，已经感染过结核分枝杆菌或卡介苗接种成功；≥15mm 为强阳性，表明可能有活动性结核病。

结核菌素试验可用于：①测定卡介苗接种后的免疫效果；②诊断婴幼儿结核病；③测定肿瘤患者的细胞免疫功能；④对未接种卡介苗的人群做结核分枝杆菌感染的流行病学调查。

三、微生物学诊断

1. 标本 可采集痰、尿、粪便、腹水、脑脊液等。

2. 直接涂片镜检 标本直接涂片后，若找到抗酸阳性菌，结合临床症状可初步诊断。

3. 分离培养 标本接种罗氏培养基，37℃培养6～8周，每周观察一次。根据细菌生长速度、菌落特点及抗酸染色结果做出判断。

4. 动物试验 取集菌处理后的标本注入豚鼠腹股沟皮下，3～4周后发现局部淋巴结肿大，结核菌素试验阳性，即可进行解剖，观察局部淋巴结、肺、肝等器官有无病变，涂片检查或分离培养。若6～8周仍不见发病，也应进行解剖检查。

5. 快速诊断 目前已将多聚酶链反应技术（PCR）应用于结核分枝杆菌鉴定，每毫升标本只需含几个细菌即可获得阳性结果。

四、防治原则

1. 预防 按我国计划免疫程序接种卡介苗进行特异性预防。婴儿因免疫力低，为卡介苗接种的主要对象。6 个月以内健康儿童可直接接种，较大儿童须做结核菌素试验，阴性者接种。一般在接种后 6～8 周如结核菌素试验转阳，则表示接种者已产生免疫力。试验阴性者应再行接种。

2. 治疗 结核病的治疗在于控制疾病，促使病灶愈合，消除症状和防止复发。抗结核药物治疗应注意以下原则：早期、足量、全程、联合用药。常用的药物有异烟肼（INH）、链霉素、对氨水杨酸钠（PAS）、利福平、乙胺丁醇等。各种抗痨药物如合并应用，有协同作用，且能降低耐药性的产生，减少毒性。因耐药菌株出现较多，因此由病人体内分离的结核菌株在治疗过程中应做药敏试验，以测定耐药性的产生情况。

第六节 其他常见致病菌

本节介绍的是一群与医学相关而又分属于不同种属的细菌，主要有假单胞菌属、克雷伯菌属、螺杆菌属、军团菌属、棒状杆菌属、嗜血杆菌属、弯曲菌属等细菌。它们广泛存在于自然界，大多是条件致病菌。但近年临床标本中检出率较高，且多为耐药菌，常引起医院内感染。

一、铜绿假单胞菌

铜绿假单胞菌（*Pseudomonas aeruginosa*）俗称绿脓杆菌，在自然界中广泛存在，是一种常见的条件致病菌，因生长过程中产生绿色水溶性色素，使感染后的脓汁变成绿色而得名。

（一）生物学性状

1. 形态染色 革兰阴性，直或微弯杆菌，大小为（0.5～1.0）μm×（1.5～3.0）μm，无芽胞，有荚膜、鞭毛和菌毛。

2. 培养特性 专性需氧，对营养的要求不高，在普通培养基上培养，最佳生长温度为 35℃，最佳产毒温度为 26℃，该菌一大特点是可在 42℃生长但不能在 4℃生长。能产生水溶性绿色色素，使培养基变成亮绿色。在液体培养基中浑浊生长，可在表面形成菌膜。

3. 抗原结构 铜绿假单胞菌有两种抗原：O 抗原和 H 抗原。O 抗原成分包括原内毒素蛋白和内毒素脂多糖。原内毒素蛋白免疫原性强，广泛存在于多种革兰阴性菌中，其抗体可对不同血清型的细菌具有保护作用。

4. 抵抗力 该菌抵抗力比其他革兰阴性菌强，耐热，能耐受多种化学消毒剂作用，对多种抗生素耐药。

（二）致病性

1. 致病物质 主要致病物质为内毒素，还可产生胞外酶和外毒素，此外还有菌毛、荚膜等致病因子。

2. 所致疾病 铜绿假单胞菌是机会致病菌，常引起医院内感染，可引起创伤、烧伤、及术后伤口感染，导致化脓性炎症；也可引起医院内肺炎、尿路感染、心内膜炎、脓胸、脑膜炎等；还可引起败血症、菌血症等全身感染。

（三）微生物学检查方法

根据感染部位和检查目的不同，可采集脓液、血液、炎性分泌物、脑脊液等标本。传染源调查可检查医院内医疗器械、手术室物品甚至实验室水浴器、热水管等。

标本采集后可用血琼脂平板进行非选择性培养，也可用麦康凯琼脂进行弱选择培养。培养后从生物学特性、生化反应等方面对细菌进行鉴定，血清学反应常用于流行病学调查。

（四）防治原则

铜绿假单胞菌传播途径多，易引起医源性感染，故在操作时应严格无菌操作。铜绿假单胞菌治疗方案根据临床表现和个体对抗生素的敏感性而制定。可选用氨基糖苷类、多粘菌素类及喹诺酮类药物治疗，因易耐药，常常两种抗生素联合用药。铜绿假单胞菌的疫苗以 OEP 疫苗效果最好，其不受菌型限制，毒性低。

二、肺炎克雷伯菌肺炎亚种

肺炎克雷伯菌属（Klebsiella）包括 7 个种，其中肺炎克雷伯菌肺炎亚种俗称肺炎杆菌，是最常见的分离菌种。该菌主要存在于人和动物的呼吸道、肠道和泌尿生殖道，是医院内感染常见的条件致病菌。

（一）生物学性状

1. 形态染色 革兰阴性球杆菌，无鞭毛，有菌毛和荚膜。

2. 培养特性 兼性厌氧菌，营养要求不高，可在普通培养基上呈黏液型菌落，用接种环挑之易拉成丝。最佳生长温度为 37℃，但可在 15℃~45℃ 范围内生长。

3. 抗原结构 肺炎克雷伯菌肺炎亚种抗原有 O 抗原和 K 抗原两种。K 抗原可用于菌型鉴定，耐热。

4. 抵抗力 55℃ 30 分钟可被杀死，但在培养基上存活时间较长。肺炎克雷伯菌肺炎亚种能产生多种使抗生素失活的酶，如超广谱 β - 内酰胺酶（ESBLs）、氨基钝化酶等导致肺炎克雷伯菌肺炎亚种对多种抗生素产生耐药性。

（二）致病性

肺炎克雷伯菌肺炎亚种产生内毒素致病，荚膜与其毒力有关，菌毛是黏附因子。

肺炎克雷伯菌肺炎亚种可引起典型的原发性肺炎，也可引起尿路感染、创伤感染、败血症等。

（三）微生物学检查方法

可根据疾病不同采集不同标本，主要是痰液标本。标本涂片、革兰染色后，观察细菌的荚膜。将标本接种于血平板进行分离培养，通过生化反应及荚膜肿胀实验鉴定细菌。

（四）防治原则

由于肺炎克雷伯菌肺炎亚种是条件致病菌，且容易耐药，其防治以预防为主，严格执行消毒与隔离制度，加强院内监管，避免滥用抗生素，减少和预防感染。目前尚无疫苗预防。治疗时应根据药敏试验结果，选用敏感抗生素。

三、幽门螺杆菌

幽门螺杆菌（*Helicobacter pylori*）是 1982 年澳大利亚学者 Marshall 和 Warren 首次从人胃黏膜组织中分离出来的。目前认为，它是慢性胃炎和消化性溃疡的致病菌，与胃癌的关系极为密切。

拓展阅读

幽门螺杆菌的发现

1979 年 4 月，澳大利亚学者 Warren 在一份胃黏膜标本中意外地发现螺旋状细菌。1982 年 4 月，Marshall 从胃黏膜样本中成功培养和分离出了一种细菌。为了进一步证实这种细菌就是导致胃炎的罪魁祸首，Marshall 和另一位医生"以身试菌"喝下含有这种细菌的培养液，结果患上胃炎，并经过抗菌治疗后痊愈。这一发现打破了此前医学界的普遍认识：健康的胃是无菌的，胃酸会将人吞入的细菌迅速杀灭，胃炎、胃溃疡是由于压力、刺激性食物和胃酸过多引起的。

2005 年诺贝尔生理学或医学奖授予澳大利亚学者 Barry Marshall 和 Robin Warren，以表彰他们发现了幽门螺杆菌及该细菌对消化性溃疡病的致病机理。随后的大量研究表明：幽门螺杆菌感染是慢性活动性胃炎、消化性溃疡和胃癌的主要致病因素。1994 年 WHO 将幽门螺杆菌定为Ⅰ类致癌原。而且，现在已将幽门螺杆菌检测做为体检的一个常规项目。

（一）生物学性状

1. 形态染色 革兰阴性杆菌，菌体细长呈螺旋状弯曲，常形成 S 形或海鸥状，大小为（2~4）μm×（0.5~1.0）μm，镜下常聚集成团或呈鱼群样排列。一端或两端多鞭毛，运动活泼。

2. 培养特性 微需氧菌，在含 5% 的 O_2 和 5% ~ 10% 的 CO_2 环境中生长良好，营养要求高，培养基中需要加血清或血液，需要一定湿度，生长速度缓慢，3 ~ 5 天后才能长出针尖状圆形无色透明的光滑型菌落。

3. 生化反应 生化反应不活泼，不分解糖类。尿素酶丰富，能迅速分解尿素释放氨，过氧化氢酶、氧化酶及尿素酶均呈阳性。可通过快速尿素酶试验鉴定幽门螺杆菌。

(二) 致病性

幽门螺杆菌通过人与人之间传播，传播途径主要是粪-口途径，儿童感染常由于家长口-口喂食造成。人群感染普遍，本菌在胃炎、胃溃疡和十二指肠患者的胃黏膜中检出率可达 80% ~ 100%。

1. 致病物质 目前认为幽门螺杆菌的致病物质主要有细胞空泡毒素、细菌毒素相关蛋白、尿素酶、热休克蛋白、蛋白酶、鞭毛等。该菌常定居于胃窦，可导致胃酸产生减少及酸性降低，杀菌能力减弱；鞭毛使得细菌能穿过胃黏液屏障到达上皮细胞；毒素与脂多糖能损伤黏膜细胞；尿素酶分解尿素产生的氨也可直接破坏细胞。多种因素作用导致胃上皮细胞和胃腺萎缩，细胞凋亡。现已确定幽门螺杆菌是慢性胃炎的病原因子，与胃溃疡、十二指肠溃疡、胃癌的发生密切相关。

2. 所致疾病 幽门螺杆菌引起的急性胃炎可出现恶心、腹泻等症状，一般持续 1 周。感染常发展为慢性浅表性胃炎，主要表现为上腹部不适，但大多数慢性感染者无症状。

人感染幽门螺杆菌后可产生特异性抗体，并持续数年。

(三) 微生物学检查方法

1. 直接涂片镜检 胃镜下采集病变处胃黏膜活标本，进行革兰染色，镜检找细菌。

2. 分离培养 也可进行细菌的分离培养，即将取得的组织标本接种于鉴别培养基，37℃培养 2 ~ 7 天后进行鉴定。

3. 尿素酶活性检测 可用于临床活检标本或分离培养物，检测尿素酶的碱性产物。快速尿素酶试验操作简便、费用低，是目前临床常用的幽门螺杆菌诊断方法。

4. 血清学检测 采用 ELISA 法检测所收集血清中的特异性抗体，抗体效价因个体不同或药物治疗情况而异。

(四) 防治原则

目前尚无疫苗预防。治疗方案因人而异，抗菌疗法多采用三联疗法或四联疗法，即枸橼酸铋钾或（和）质子泵抑制剂，再加两种抗生素。

四、其他常见致病菌

见表 10 - 3。

表 10 - 3　其他常见致病菌

菌名	生物学特性	致病性	防治原则
嗜肺军团菌	G⁻短杆菌，多形性，有鞭毛，有菌毛，专性需氧，营养要求高，BCYE培养基，3～5天形成灰白色S型菌落，抵抗力强	通过呼吸道感染，其致病与酶、毒素及菌毛有关，引起军团病。医院空调水中可检出该菌，可导致医院感染	目前无疫苗，治疗首选红霉素
白喉棒状杆菌	细长微弯G⁺棒状杆菌，无荚膜、无鞭毛、不形成芽胞，需氧或兼性厌氧，吕氏培养基上生长，菌落形态典型，异染颗粒明显。该菌易发生变异，对湿热、消毒剂敏感	常见于儿童呼吸道感染引起白喉，致病物质有白喉毒素、索状因子、K抗原等	①白-百-破三联疫苗预防；②治疗用白喉抗毒素配合青霉素、红霉素
百日咳鲍特菌	G⁻短小杆菌，有毒株有荚膜和菌毛，专性需氧，营养要求高，菌落易变异，抵抗力弱	以荚膜、菌毛、毒素致病，侵犯婴幼儿呼吸道，引起百日咳	①白-百-破三联疫苗预防；②隔离、治疗首选红霉素
流感嗜血杆菌	G⁻小杆菌或球杆菌，有荚膜和菌毛，需氧或兼性厌氧，巧克力平板培养，抵抗力较弱	条件致病，呼吸道感染，多见于儿童，可起原发或继发感染，以荚膜、菌毛、内毒素和酶致病	①接种荚膜多糖疫苗；②治疗选用广谱抗生素和磺胺类
布鲁菌属	动物疫源性细菌，G⁻短小杆菌，有微荚膜，无芽胞，无鞭毛，专性需氧，营养要求高，生长缓慢，抵抗力较强	内毒素、微荚膜、酶参与致病，通过多种途径感染，可引起人类布鲁菌病（波浪热），引起母畜流产	①接种减毒活疫苗；②加强动物检疫；③急性期病人可用抗生素治疗
鼠疫耶尔森菌	动物疫源性细菌，G⁻球杆菌，有荚膜，无鞭毛，无芽胞，兼性厌氧，最适生长温度为27～30℃，营养要求高，对湿热敏感，自然界中生存力强	通过鼠蚤叮咬传播，致病物质有荚膜、F1抗原、V/W抗原、外膜抗原及鼠毒素等，可引起鼠疫（烈性传染病）	①防鼠、灭鼠切断传播，加强国境检疫；②早发现、隔离病人；③无毒株EV活疫苗接种
炭疽芽胞杆菌	G⁺大杆菌，可形成芽胞，有荚膜，专性需氧，普通培养基中生长呈灰白色粗糙菌落，抵抗力强，其芽胞在干燥环境中能存活20余年	以荚膜和炭疽毒素致病，通过呼吸道、皮肤、胃肠道感染，可引起人类炭疽病	①接种炭疽减毒活疫苗；②病畜隔离处死，焚烧或深埋在2米以下，严禁宰杀出售；③治疗首选青霉素，也可选用其他广谱抗生素
鲍曼不动杆菌	G⁻球杆菌，有荚膜，无芽胞，无鞭毛，专性需氧	内源性感染，多为条件致病，可引起医院内感染；外源性感染可经接触和空气传播	多重耐药，治疗可用β-内酰胺类、喹诺酮类、氨基糖苷类药物联合应用
空肠弯曲菌	G⁻杆菌，弧形、S形，有鞭毛，无芽胞，无荚膜。微需氧，最适生长温度42℃，营养要求高，抵抗力弱	致病性与鞭毛、菌毛和毒素有关，常引起散发性细菌性胃肠炎	①注意饮水和食品卫生，加强粪便管理；②用红霉素、氯霉素、氨基糖苷类药治疗

复习思考题

1. 试述金黄色葡萄球菌的主要致病物质与所致疾病的关系。

2. 肠道杆菌有哪些共同特点？

3. 破伤风梭菌的主要致病物质及其致病条件有哪些？如何防治破伤风？

4. 结核菌素试验的原理及其意义是什么？

5. 临床哪些情况下应考虑有厌氧菌感染？

6. 简述铜绿假单胞菌与金黄色葡萄球菌引起化脓性病灶的主要区别。

7. 肉毒梭菌的肉毒毒素的致病机制是什么？

8. 试述常见的动物源性细菌及其致病性和防治原则。

第十一章　其他原核细胞型微生物

第一节　支　原　体

支原体（Mycoplasma）是一类缺乏细胞壁，呈高度多形性，能通过滤菌器，可在无生命培养基上生长繁殖的最小的原核细胞型微生物，因能形成有分支的长丝，故称之为支原体。

一、概述

支原体广泛存在于人和动物体内，大多不致病，能引起人类疾病的主要有**肺炎支原体**（*Mycoplasma pneumoniae*）、**人型支原体**（*Mycoplasma hominis*）、**生殖支原体**（*Mycoplasma genitalium*）、**穿透支原体**（*Mycoplasma penetrans*）和**溶脲脲原体**（*Ureaplasma urealyticum*）等。

（一）形态与结构

支原体大小为 $0.3 \sim 0.5\,\mu m$，可通过滤菌器，呈高度多形性，有球形、杆形、丝状和分支状等。革兰染色阴性但不易着色，常用 Giemsa 染色法可染成淡紫色。细胞膜中的胆固醇有保持细胞膜完整性的作用。有的支原体细胞膜外有一层多聚糖组成的荚膜，有毒性，与支原体致病性有关。

（二）培养特性

支原体的营养要求比一般细菌高，培养基中需加入 10% ~ 20% 的人或动物血清。生长缓慢，在琼脂含量较少的固体培养基上，2 ~ 7 天长出典型的"荷包蛋样"菌落，菌落小。支原体以二分裂繁殖为主，还有断裂、分枝、出芽等方式。

（三）抵抗力

支原体无细胞壁，对理化因素的抵抗力比细菌弱，对干扰蛋白质合成的抗生素敏感，如多西环素、红霉素、氯霉素等，对阻碍 DNA 复制的抗生素亦敏感，如左旋氧氟沙星等。但对干扰细胞壁合成的抗生素不敏感，如青霉素、头孢菌素等。

二、主要致病性支原体

（一）肺炎支原体

肺炎支原体主要引起人类支原体肺炎（又称原发性非典型肺炎），传染源为患者或携带者，经呼吸道传播。多发生于夏末秋初，以 5～15 岁青少年发病率最高。肺炎支原体主要通过其顶端结构中的黏附蛋白，黏附于宿主呼吸道上皮细胞，并在局部增殖，损伤细胞膜，并释放核酸酶、过氧化氢等，引起宿主黏膜上皮细胞的病理性损害，出现肿胀、坏死、脱落的现象，使微纤毛运动减弱或停止。此外，肺炎支原体还可引发机体产生超敏反应，引起细胞损伤。

潜伏期 2～3 周，临床症状一般较轻，可出现咳嗽、发热、头痛、刺激性咳嗽等症状，X 线检查肺部有明显浸润。有时可并发支气管肺炎，个别病例可见呼吸道外的并发症，如皮疹、心血管和神经系统症状。肺炎支原体感染后可产生多种抗体，主要是呼吸道黏膜局部产生的 SIgA 有明显的保护作用。病后免疫力不强，可重复感染。

肺炎支原体感染取可疑患者的痰或咽拭子接种在含有血清酵母浸液的培养基中分离培养鉴定，出现油煎蛋样菌落有助于诊断，但阳性率不高。目前临床诊断倾向抗原、抗体和核酸检测。

目前尚无预防支原体感染的有效疫苗。治疗可选用大环内酯类药物如罗红霉素、克拉霉素、阿奇霉素或喹诺酮类药物等。

（二）溶脲脲原体

溶脲脲原体主要通过性接触传播，引起人类非淋菌性尿道炎、前列腺炎、附睾炎、阴道炎等泌尿生殖系统的感染；亦可通过胎盘感染胎儿，引起流产、早产和死胎，或分娩时经产道引起新生儿呼吸道感染。溶脲脲原体感染后，还可引起不育症。

溶脲脲原体感染可取患者中段尿、前列腺液、子宫分泌物等进行分离培养与核酸检测。预防措施主要是加强宣传教育，注意性卫生。治疗用大环内酯类、喹诺酮类抗生素，但有耐药株产生。

（三）其他支原体

人型支原体和生殖支原体主要通过性接触传播，可引起非淋菌性尿道炎、盆腔炎和前列腺炎等泌尿生殖系统感染。

第二节 衣 原 体

衣原体（Chlamydia）是一类严格细胞内寄生，具有独特发育周期，能通过滤菌器的原核细胞型微生物。

一、概述

衣原体广泛寄生于人类、鸟类及哺乳动物体内。仅少数能致病，能引起人类疾病的主要有**沙眼衣原体**（*Chlamydia trachomatis*）、**鹦鹉热衣原体**（*Chlamydia psittaci*）和**肺炎衣原体**（*Chlamydia pneumoniae*）。

（一）发育周期与形态染色

衣原体在宿主细胞内生长繁殖，具有独特的发育周期。在光学显微镜下可看到原体和始体两种衣原体的形态结构。①**原体**（elementary body）：呈球形、椭圆形或梨形，小而致密，直径 0.2 ~ 0.4μm，Giemsa 染色呈紫色，Macchiavello 染色呈红色。原体在宿主细胞外较为稳定，无繁殖能力，有感染性，当进入易感细胞后，在细胞膜围成的空泡内逐渐发育、增大成为始体；②**始体**（initial body）：呈圆形或椭圆形，大而疏松，直径 0.5 ~ 1μm，Macchiavello 染色呈蓝色。始体是衣原体发育周期中的繁殖型。在细胞内代谢活泼，以二分裂方式繁殖，在空泡内形成许多子代原体，子代原体成熟后从破裂的感染细胞中释出，再感染新的易感细胞，开始新的发育周期。每个发育周期为 48 ~ 72 小时。

（二）培养特性

衣原体为专性细胞内寄生，不能在人工培养基上生长。大多数能在 6 ~ 8 天龄鸡胚或鸭胚卵黄囊中生长繁殖，也可采用动物接种及某些原代或传代细胞培养。

（三）抵抗力

衣原体耐冷不耐热，60℃仅能存活 5 ~ 10 分钟，－70℃感染性可保持 5 年，冷冻干燥保存 30 年以上仍可复苏。对常用消毒剂敏感，如用 0.1% 甲醛液 24 小时、75% 乙醇 1 分钟、2% 的来苏儿 5 分钟均可灭活衣原体。红霉素、强力霉素和四环素等有抑制衣原体繁殖的作用。

二、主要致病性衣原体

（一）沙眼衣原体

衣原体能产生与革兰阴性菌内毒素相似的毒性物质，可抑制宿主细胞代谢。衣原体外膜蛋白能阻止吞噬体与溶酶体的融合，有助于衣原体在宿主细胞内繁殖并破坏宿主细胞。沙眼衣原体主要引起以下疾病：

1. 沙眼 由沙眼衣原体亚种引起。主要通过眼－眼或眼－手－眼途径传播。沙眼衣原体感染眼结膜上皮细胞后，在其中繁殖引起局部炎症。沙眼的早期症状是流泪、有黏液脓性分泌物、结膜充血和滤泡增生，后期出现结膜瘢痕、眼睑内翻、倒睫及角膜血管翳引起的角膜损伤，影响视力或致盲，是目前致盲的首要因素。

2. 包涵体结膜炎 由沙眼亚种引起。该病有婴儿型和成人型两种．前者是胎儿经产道时受染；后者可因性接触经手传染至眼，也可经污染的游泳池水传染至眼。两者均引起滤泡性结膜炎，症状类似沙眼，但无沙眼的后期症状，一般经过数周或数月可痊愈。

3. 泌尿生殖道感染 由沙眼亚种引起，经性接触传播。男性感染后通常引起尿道炎，未经治疗者多数转变成慢性，或合并附睾炎和前列腺炎等。女性感染后可引起尿道炎、宫颈炎、输卵管炎和盆腔炎等。约 70% 的女性和 50% 的男性感染者无症状，成为重要的传染源。

4. 性病淋巴肉芽肿 由性病淋巴肉芽肿亚种 L1、L2、L2a 和 L3 血清型引起，主要通过性接触在人类传播。男性感染后侵犯腹股沟淋巴结，引起化脓性淋巴结炎和慢性淋巴肉芽肿，常引起瘘管。女性感染后主要侵犯会阴、肛门和直肠，形成肠－皮肤瘘管，也可引起会阴－肛门－直肠狭窄和梗阻。

沙眼急性期可在眼结膜病灶做刮片，用 Giemsa 染色直接镜检或免疫荧光检查，观察上皮细胞内有无特殊包涵体。包涵体结膜炎及性病淋巴肉芽肿也可从病变部位取材涂片，染色镜检，观察有无衣原体。也可用感染组织匀浆或渗出液做细胞培养或接种鸡胚卵黄囊分离衣原体。亦可采用微量免疫荧光试验、ELISA、PCR 等技术进行诊断。

注意个人卫生，不共用毛巾和脸盆，避免直接和间接接触传染源，可预防沙眼，目前尚无有效疫苗。预防泌尿生殖道衣原体感染应广泛开展卫生宣教，积极治疗患者和带菌者。衣原体病的治疗药物可选用罗红霉素、阿奇霉素、加替沙星等抗生素。

(二) 肺炎衣原体

肺炎衣原体主要引起青少年急性呼吸道感染，尤其是引起儿童的咽炎、鼻窦炎、支气管炎和肺炎等。起病缓慢，临床表现为咽痛、声音嘶哑、发热、咳嗽和气促等症状，还可引起心包炎、心肌炎和心内膜炎、甲状腺炎及格林巴利综合征等。近年发现肺炎衣原体与冠状动脉硬化性心脏病的发生有关。

(三) 鹦鹉热衣原体

人类主要通过呼吸道吸入携带鹦鹉热衣原体的鸟类粪便或尘埃而感染。临床表现为非典型肺炎，寒战、发热、咳嗽和胸痛，发病急，呼吸道分泌物有传染性。少数患者起病缓慢，通常出现发热、白细胞减少、咳嗽和胸痛等肺炎体征，可持续 1~3 周。

第三节 螺 旋 体

螺旋体（Spirochete）是一类细长、柔软、弯曲呈螺旋状、运动活泼的原核细胞型微生物。其基本结构与细菌相似，如有细胞壁、原始核质，以二分裂方式繁殖和对抗生素敏感等，因此，在分类上将其列入广义的细菌范畴。螺旋体广泛分布于自然界和动物体内，种类很多，其中对人和（或）动物致病的主要有3个属：①钩端螺旋体属：螺旋细密、规则，一端或两端弯曲呈钩状；②密螺旋体属：螺旋细密、规则，两端尖直，③疏螺旋体属：螺旋稀疏、不规则，呈波浪状。

一、钩端螺旋体

钩端螺旋体（Leptospira）简称钩体，包括问号状钩端螺旋体和双曲钩端螺旋体。致病的钩端螺旋体主要是问号状钩端螺旋体，能引起人畜共患的钩端螺旋体病，简称钩体病。该病呈世界性分布，在我国绝大多数地区有不同程度的流行，尤以南方各省最为严重。

（一）生物学性状

菌体螺旋细密、规则，在暗视野显微镜下观察形似细小珍珠排成的珠链，一端或两端弯曲成钩状，使菌体呈 C、S 等字形，运动活泼。革兰染色阴性，但不易着色，常用 Fontana 镀银染色，菌体被染成棕褐色。

需氧或微需氧，营养要求较高，常用含 10% 兔血清的柯索夫（Korthof）培养基。适宜生长温度为 28℃～30℃，最适 pH 7.2～7.6。生长缓慢，培养 1～2 周后，在液体培养基呈半透明云雾状生长。在固体培养基上可形成透明、不规则、细小的扁平菌落。

钩端螺旋体有属特异性蛋白抗原、群特异性抗原和型特异性抗原，可用于分群和分型。目前问号状钩端螺旋体至少可分为 25 个血清群、273 个血清型，其中我国至少发现了 19 个血清群、161 个血清型。

钩端螺旋体对干燥、热、日光和酸的抵抗力弱，加热至 56℃ 10 分钟即死亡，常用消毒剂如石炭酸、来苏儿等能将其杀死。对青霉素、多西环素等敏感。在湿土或水中可存活数月，这在疾病的传播上有重要意义。

（二）致病性与免疫性

1. 致病物质 ①内毒素样物质：是钩端螺旋体细胞壁中类似革兰阴性菌脂多糖物质，但毒性较低；②溶血素：能破坏红细胞膜，引起贫血、出血、肝肿大、黄疸及血尿；③细胞毒因子：可导致肌肉痉挛、呼吸困难、死亡；④致细胞病变作用物质：该物质能引起细胞退行性改变。

2. 所致疾病 钩端螺旋体病为人畜共患传染病，在野生动物和家畜中广泛流行，其中鼠类和猪为主要传染源和储存宿主，钩端螺旋体在感染动物的肾小管中生长繁殖，并不断随尿液排出体外，污染水源和土壤。当人接触疫水或疫土，钩端螺旋体能穿过破损甚至完整的皮肤黏膜侵入人体，孕妇感染钩体后，也可经胎盘感染胎儿而流产。钩体病多流行于夏秋季。钩体在局部繁殖后经淋巴系统或直接进入血液循环引起钩体血症，出现中毒症状如畏寒、发热、全身肌肉酸痛、乏力、头痛、眼结膜充血、腓肠肌疼痛、淋巴结肿大等。钩端螺旋体还可侵犯肝、肾、心、肺及中枢神经系统，引起病变。临床上根据损伤脏器不同，将钩体病分为流感伤寒型、肺出血型、黄疸出血型、肾衰竭型、脑膜脑炎型等。部分患者恢复期还可能因超敏反应引起眼葡萄膜炎、脑动脉炎、失明、瘫痪等并发症。

3. 免疫性 隐性或显性感染后可获得对同型钩端螺旋体的持久免疫力，以体液免疫为主，但抗体对肾脏中的钩端螺旋体无明显作用。

(三) 微生物学检查

1. 病原学检查 可取样直接镜检或分离培养。发病 10 天内取血液样本，第 1 周后可采集尿液，有脑膜炎症状者取脑脊液样本。

2. 血清学诊断 一般在病初和发病后 2～3 周各采血一次。做显微镜凝集试验，一般凝集效价在 1∶300 以上或晚期血清比早期血清效价增长 4 倍以上有诊断意义。也可用间接凝集试验或 ELISA 方法检测血清中相应钩端螺旋体抗体。

3. 分子生物学诊断 用 PCR 或 DNA 探针等方法检测标本中钩端螺旋体核酸较培养法快速、敏感。

(四) 防治原则

做好灭鼠工作，加强病畜管理；保护好水源，避免与疫水接触；对易感人群接种钩端螺旋体疫苗。治疗的基本措施为抗菌疗法，首选青霉素、庆大霉素等。

二、梅毒螺旋体

梅毒螺旋体（*Treponema pallidum*）又称为苍白密螺旋体，是引起人类梅毒的病原体。梅毒是性传播疾病中危害较严重的一种。

(一) 生物学性状

菌体螺旋细密规则，两端尖直，运动活泼。用普通染料不易着色，Fontana 镀银染色呈棕褐色。有些菌株可在家兔睾丸或眼前房内生长，但繁殖缓慢。抵抗力极弱。对冷、热及干燥均特别敏感。在血液中 4℃放置 3 天即可死亡，故血库冷藏 3 天以上的血液无传播梅毒的危险。50℃加热 5 分钟或离体后干燥 1～2 小时即死亡。对常用化学消毒剂敏感，对青霉素、四环素、红霉素等敏感，但近年有青霉素耐药株的报道。

(二) 致病性与免疫性

1. 致病物质 梅毒螺旋体表面的荚膜样物质具有黏附宿主细胞和抗吞噬作用，有利于在宿主体内存活；产生的透明质酸酶可以分解组织中的透明质酸，有利于其扩散。此外，产生的前列腺素 E2 可抑制巨噬细胞的活性、降低机体的免疫性。免疫病理损伤也是主要病因之一。

2. 所致疾病 梅毒螺旋体是引起人类梅毒的病原体，人是唯一的传染源。根据感染方式的不同，分为获得性梅毒和先天性梅毒两种。

（1）**获得性梅毒**　主要通过性接触传播，极少数经输血等间接途径感染，分为三期，有反复、潜伏和再发的特点。一期梅毒，发生于感染后 3 周左右，外生殖器出现无痛性硬下疳。二期梅毒发生于硬下疳出现后 2 ~ 8 周，全身皮肤黏膜常出现梅毒疹，淋巴结肿大，也可累及骨、关节、眼及其他器官。一期梅毒和二期梅毒称为早期梅毒，破坏性小，但传染性强。三期梅毒又称晚期梅毒，发生于感染后 2 年以上。病变侵犯器官或组织，出现慢性肉芽肿的病变，严重者引起心血管及中枢神经系统的病变，出现动脉瘤、脊髓痨或全身麻痹等，肝、脾及骨骼常被累及，可危及生命。

（2）**先天性梅毒**　亦称胎传梅毒，是梅毒孕妇通过胎盘感染胎儿，引起胎儿全身性感染，可导致流产、早产及死胎。出生后存活的新生儿，称为梅毒儿，表现为梅毒疹、马鞍鼻、锯齿形牙、间质性角膜炎、先天性耳聋等。

3. 免疫性　人体对梅毒的免疫属传染免疫，包括细胞免疫和体液免疫，但以前者为主。

（三）微生物学检查

1. 病原学检查　取一期梅毒硬下疳渗出液、二期梅毒疹渗出液或局部淋巴结抽出液，在暗视野显微镜下检查或镀银染色后镜检，亦可将标本与荧光标记的梅毒螺旋体抗体结合后，在荧光显微镜下观察。

2. 血清学诊断　血清学试验有非螺旋体抗原试验和螺旋体抗原试验。非螺旋体抗原试验用正常牛心肌的心类脂作为抗原检测患者血清中的反应素（抗脂质抗体），此方法会出现假阳性反应，常用于初筛。螺旋体抗原试验用梅毒螺旋体抗原检测患者血清中抗梅毒螺旋体特异性抗体，特异性强，可用于辅助诊断梅毒。

此外，也可应用 PCR 法直接检测梅毒螺旋体特异性基因片段。

（四）防治原则

加强性卫生宣传教育和严格社会管理，对患者要早期确诊，彻底治疗。治疗多用青霉素，剂量和疗程要足够，以血清中抗体转阴为治愈标准。

第四节　立克次体

立克次体（Rickettsia）是一类以节肢动物为传播媒介、严格细胞内寄生的原核细胞型微生物。

一、概述

立克次体的共同特点是：①专性细胞内寄生，有 DNA 和 RNA 两类核酸，以二分裂方式繁殖；②大小介于细菌和病毒之间，有多种形态，主要为球形，革兰染色阴性；③大多为人畜共患病的病原体；④与节肢动物关系密切，或为寄生宿主，或为储存宿主，或同时为传播媒介；⑤对多种抗生素敏感。

（一）形态与染色

立克次体形态多样，以球杆状或杆状为主；大小为（0.3~0.6）μm×（0.8~2.0）μm。革兰染色阴性，但不易染色；常用 Giemsa 染色，立克次体被染成紫蓝色，常有两极浓染；也可用 Gimenez 染色，立克次体被染成红色。

（二）培养特性

大多数立克次体只能在活的细胞内生长，繁殖一代需 6~10 小时。常用的培养方法有动物接种、鸡胚接种和细胞培养。

（三）抗原构造

立克次体有群和型特异性抗原。斑疹伤寒等立克次体的脂多糖与变形杆菌菌体抗原有共同抗原，由于变形杆菌抗原易于制备，其凝集反应结果又便于观察。因此，临床检验中常用变形杆菌代替立克次体抗原进行凝集反应，这种交叉凝集试验称为**外斐反应**（Weil - Felix reaction），可辅助诊断某些立克次体病。

（四）抵抗力

立克次体对理化因素的抵抗力较弱。56℃ 30 分钟即被杀死，常用化学消毒剂都能在短时间内使其灭活。对低温、干燥的抵抗力较强，如在干燥的虱粪中传染性能保持半年以上。对氯霉素、四环素类抗生素敏感，但磺胺类药物能促进其生长繁殖。

二、主要致病性立克次体及其所致疾病

立克次体的主要致病物质是脂多糖和磷脂酶 A。脂多糖具有与革兰阴性菌内毒素相似的毒性，磷脂酶 A 能直接破坏细胞膜及吞噬体膜。立克次体通过虱、蚤、螨等的叮咬或消化道、呼吸道等途径侵入人体，引起立克次体病。主要表现为发热、头痛、皮疹，有的还伴有神经系统、心血管系统和实质性器官的损害。常见的立克次体及其所致疾病见表 11-1。

表 11-1　常见立克次体及其所致疾病

病原体	储存宿主	媒介昆虫	所致疾病
普氏立克次体	人	人虱	流行性斑疹伤寒
莫氏立克次体	鼠	鼠虱或鼠蚤	地方性斑疹伤寒
恙虫病立克次体	野鼠、恙螨等	恙螨	恙虫病

三、微生物学检查与防治原则

（一）微生物学检查

采集病人血液标本进行分离培养、外斐反应、动物实验等进行诊断。亦可采用免疫

荧光技术、ELISA、PCR 等进行快速诊断。

（二）防治原则

注意个人卫生与防护、灭鼠、灭虱、灭蚤、灭螨等是预防立克次体病的有效措施。特异性预防主要是接种死疫苗或减毒活疫苗。治疗可用氯霉素、四环素和多西环素等，禁用磺胺类药物。

第五节 放 线 菌

放线菌（Actinomycetes）是一类丝状、呈分枝状生长的原核细胞型微生物。大多数不致病。对人类致病的主要是**放线菌属**（Actinomyces）和**诺卡菌属**（Nocardia）。此外，大多数放线菌可产生抗生素和其他生物活性物质，如氨基糖苷类、蒽环类、β - 内酰胺类、大环内酯类和四环素类等抗生素，用于治疗人类和动植物疾病。

一、放线菌属

（一）生物学特性

放线菌属为革兰阳性、无芽胞、无荚膜、无鞭毛的非抗酸性丝状菌，无典型的细胞核。以裂殖方式繁殖，常形成分枝状无隔营养菌丝。放线菌培养较困难，厌氧或微需氧，初次培养加 5% CO_2 可促进其生长。在血平板上经 37℃ 培养 4～6 天可长出灰白色或淡黄色圆形小菌落。菌落压片或组织切片在显微镜下呈菊花状，核心部分由分枝的菌丝交织组成，周围为长丝排列呈放线状，菌丝末端有胶质样物质组成的鞘，膨大呈棒状。

（二）致病性

放线菌多存在于人口腔等与外界相通的腔道，为正常菌群。当机体抵抗力下降、口腔卫生不良、拔牙或外伤时引起内源性感染，导致组织的化脓性感染，脓汁中可查到硫磺样颗粒为其特征，称放线菌病。面颊部感染多见，约占患者的 60%，也可继发胸部、腹部、盆腔和中枢神经系统的感染。

（三）微生物学检查

主要的微生物学检查方法是在脓液、痰液或组织切片中寻找硫磺样颗粒。亦可取活组织做切片检查。

（四）防治原则

注意口腔卫生，及时治疗牙病和牙周炎是预防放线菌病的主要方法。对患者的脓肿和瘘管应及时进行外科清创处理，同时应长期、大量使用抗生素治疗，首选青霉素，也可用甲氧苄氨嘧啶－磺胺甲基异恶唑、克林达霉素、红霉素等治疗。

二、诺卡菌属

诺卡菌属形态与放线菌属相似，但菌丝末端不膨大，革兰染色阳性，专性需氧，营养要求不高，生长缓慢，在普通培养基上37℃培养1周后可长出黄、白色菌落，表面干燥或呈蜡样。

对人类致病的主要是星形诺卡菌和巴西诺卡菌。星形诺卡菌主要经呼吸道或创口侵入机体，引起化脓性炎症，主要见于肿瘤及艾滋病等抵抗力低下的患者。巴西诺卡菌侵入皮下组织可引起慢性化脓性肉芽肿，表现为肿胀、脓肿及多发性瘘管，好发于腿部和足，故称为足分枝菌属。

诺卡菌的感染无特异性预防方法。对脓肿和瘘管可采用手术清创，切除坏死组织。各种感染均可用抗生素或磺胺类药治疗，一般治疗时间不少于6周。

复习思考题

1. 钩端螺旋体和梅毒螺旋体的致病物质有哪些？分别通过什么途径传播？引起哪些疾病？如何防治？
2. 支原体的主要生物学性状有哪些？对人类致病的支原体有哪些？

第十二章　病毒学总论

 学习目标

掌握　病毒的概念、结构和病毒复制周期。

熟悉　病毒的感染类型、致病机制。

了解　病毒的异常增殖。

病毒（virus）是体积最小、结构最简单且必须在活细胞内寄生的非细胞型微生物。病毒的主要特征有：①体积微小，病毒的测量单位是纳米（nm），需使用电子显微镜观察，能通过细菌滤器；②结构简单，无基本的细胞结构，由蛋白质和核酸分子组成；③只含一种类型的核酸（DNA 或 RNA）；④细胞内寄生，无完整的酶系统，无细胞器，只能寄生在活的易感细胞内；⑤以复制方式增殖；⑥对抗生素不敏感，对干扰素敏感。

病毒与人类关系密切，可引起各种传染性疾病。病毒性疾病约占传染病的 80%，具有流行广泛、传播途径多、传染性强、易发生严重并发症与后遗症、死亡率高等特点。病毒感染与胎儿畸形、自身免疫病、老年痴呆及人类肿瘤等有密切关系。

第一节　病毒的形态与结构

一、病毒的大小与形态

病毒体是完整成熟的具有感染性的病毒颗粒，病毒大小的测量单位是纳米（nm，$1nm = 1/1000\mu m$），病毒大小差别悬殊：最大的约为 300nm，如痘病毒；最小的约为 20nm，如脊髓灰质炎病毒、鼻病毒等。

病毒形态各异，多数呈球形或近似球形（如大多数动物病毒）；少数呈杆状（如植物病毒）、丝状（如初分离的流感病毒和埃博拉病毒）；还有一部分呈蝌蚪状（如噬菌体），个别为砖形（如痘病毒）、子弹状（如狂犬病毒）。

二、病毒的结构和化学组成

病毒的基本结构包括核心和衣壳，共同构成核衣壳，其化学组成分别是核酸和蛋白质，称为裸露病毒（图12－1）。有些病毒在核衣壳外还包绕了一层包膜，称为包膜病毒。裸露病毒和包膜病毒在病毒结构、病毒穿入细胞方式、病毒释放方式、对脂溶剂敏感性等方面均有不同特点。

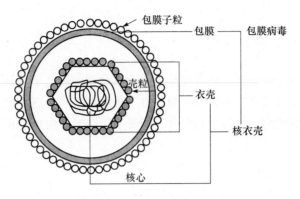

图 12－1　病毒的结构模式图

（一）核心

核心为病毒的中心结构，主要由一种核酸（RNA 或 DNA）组成。病毒核酸携带病毒全部遗传信息，是病毒的基因组，控制病毒的遗传变异、复制增殖等性状。失去衣壳的裸露核酸，若仍能进入宿主细胞内增殖，称为感染性核酸。感染性核酸由于缺乏衣壳保护，易被核酸酶降解，所以比完整的病毒体感染性低。但因为不受衣壳蛋白与宿主细胞表面受体的限制，感染细胞的范围更广。某些病毒的核心还有少量功能蛋白，如逆转录酶、核酸多聚酶等。

（二）衣壳

衣壳是包绕在核心之外的蛋白质结构，由一定数量的壳粒（蛋白质亚单位）组成，排列成不同的立体构型。衣壳的构型主要有如下 3 种：①螺旋对称型，如烟草花叶病毒、流感病毒；②20 面体对称型，如脊髓灰质炎病毒；③复合对称型，如噬菌体。

衣壳的主要生物学作用：①保护核酸免受核酸酶及其他理化因素的破坏；②衣壳蛋白质与易感细胞表面的受体结合，介导病毒的吸附；③衣壳蛋白具有免疫原性，可诱发机体产生特异性免疫应答，既可发挥抗病毒作用，也可能引起病理性免疫损伤；④根据病毒的衣壳构型不同，可作为病毒鉴定及分类的依据。

（三）包膜

包膜是包膜病毒穿过宿主的细胞膜时获得的，化学组成包括脂质双层、镶嵌在脂质双层中的脂蛋白及由病毒基因编码的糖蛋白。包膜糖蛋白在包膜表面形成柱状或钉状的突起，称为包膜子粒或刺突。包膜刺突具有重要的功能，如流感病毒的血凝素和神经氨酸酶，介导病毒的吸附，以及膜融合活性。包膜的其他生物学作用包括：①保护病毒核衣壳；②具有免疫原性；③包膜对脂溶剂敏感，易被乙醚等脂溶剂溶解破坏。

第二节　病毒的增殖

一、病毒的增殖场所与增殖方式

病毒属于非细胞型微生物，缺乏完整的酶系统和细胞器，不能独立进行代谢，必须在易感的活细胞内以自我复制的方式增殖。复制指病毒进入易感细胞后，以病毒核酸为模板，复制子代病毒核酸，并转录 mRNA，翻译子代病毒蛋白质，再装配成子代病毒释放到细胞外。

二、病毒的复制周期

从病毒侵入易感细胞到子代病毒释放，称为一个复制周期，包括吸附、穿入、脱壳、生物合成、装配成熟与释放 5 个阶段（图 12-2）。

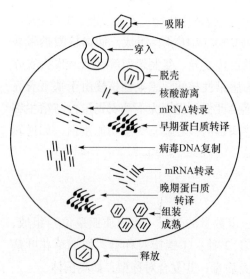

图 12-2　病毒的复制周期

（一）吸附

吸附是病毒感染易感细胞的第一步，病毒依靠其表面结构与易感细胞膜上特定的病毒受体结合黏附在细胞膜的表面。吸附可分为两个阶段：病毒与细胞接触，通过静电吸附或范德华力结合，属可逆的非特异性结合；真正的吸附为病毒表面位点与宿主细胞膜上相应受体结合，属不可逆的特异性结合，决定了病毒对细胞的选择性亲嗜。

（二）穿入

病毒吸附于宿主细胞膜后，至少通过 3 种方式穿入细胞内：①有包膜的病毒多数通过包膜与易感细胞膜融合后进入细胞，然后将核衣壳释放入细胞质内；②无包膜病毒是经细胞膜内陷吞入，称为病毒胞饮；③有的病毒，由于细胞表面酶类协助病毒脱壳，使病毒核酸直接进入宿主细胞内，如噬菌体。

（三）脱壳

病毒进入易感细胞脱去蛋白质衣壳的过程称为脱壳。多数病毒的脱壳靠细胞溶酶体酶的作用，脱去衣壳游离出核酸；有的病毒在穿入细胞的过程中，衣壳已受损，核酸即可释放至胞浆。少数病毒，例如呼肠病毒并不完全脱壳，只是脱去外层衣壳，以整个核心进行核酸转录和复制。

（四）生物合成

生物合成是指病毒基因组进入宿主细胞后，在细胞内进行核酸复制和蛋白质合成的过程。此期在细胞内检测不到完整的病毒颗粒，称为"隐蔽期"。

1. 病毒合成的蛋白质　有早期蛋白和晚期蛋白之分。在病毒核酸复制前所合成的蛋白称为早期蛋白，在病毒核酸复制后所合成的蛋白称为晚期蛋白。早期蛋白是一种功能性蛋白，一般为非结构蛋白，包括合成核酸所需要的酶（DNA 或 RNA 多聚酶），抑制宿主细胞蛋白质与核酸合成的调控蛋白，以及指导病毒合成序列的调控蛋白。绝大多数结构蛋白都是晚期蛋白。

2. 病毒核酸的复制

（1）DNA 病毒　感染人和动物的 DNA 病毒多为双股，双股 DNA 病毒的复制为半保留复制方式。病毒先利用依赖 DNA 的 RNA 多聚酶，转录出早期 mRNA，编码早期蛋白质（为非结构蛋白）。再利用早期转录、翻译的酶等分别以正链 DNA 和负链 DNA 为模板，复制出子代 DNA，再以此为模板，转录出晚期 mRNA，翻译出病毒的结构蛋白（衣壳蛋白及其他结构蛋白）。

（2）RNA 病毒　感染人和动物的 RNA 病毒多为单股 RNA（ssRNA），可分为单股正链 RNA 病毒与单股负链 RNA 病毒。单股正链 RNA 病毒的核酸本身具有 mRNA 的功能，主要是依赖 RNA 的 RNA 多聚酶，转译出早期蛋白，再以病毒 RNA 为模板，依赖早期蛋白复制出子代病毒核酸；单股负链 RNA 病毒没有 mRNA 功能，但含有 RNA 聚合酶，利用这些酶先复制出互补的正链 RNA 作为 mRNA，再转译出早期蛋白，然后复制子代病毒核酸。

（3）逆转录病毒　含有单股正链 RNA 和依赖 RNA 的 DNA 多聚酶，依赖此酶转录复制出双股 DNA 整合于易感细胞的 DNA 中，再转录复制出子代 RNA。

（五）装配成熟与释放

装配是子代病毒核酸和蛋白质组合成新的病毒颗粒的过程。病毒种类不同，在宿主易感细胞内装配的部位也不同，分别在胞核内、核膜、胞质内及胞质膜上。无包膜病毒装配成的核衣壳即为成熟的病毒体；有包膜病毒装配成核衣壳后以出芽方式释放时再包上核膜或细胞膜后成为成熟病毒，即具有感染性的病毒。释放是指装配成熟的病毒向细胞外释出的过程。释放的方式依病毒不同而异：有的病毒在宿主细胞内积累到一定数量后，细胞裂解释放，如无包膜病毒；有的病毒外包上一层宿主细胞膜或核膜成分以出芽方式逐次释放，如包膜病毒；有的病毒通过细胞间桥和细胞膜融合方式释放。

三、病毒的异常增殖

病毒进入宿主细胞内复制时，会出现某种异常增殖。

（一）缺陷病毒

因病毒基因组不完整或缺少结构蛋白基因，不能复制出完整的有感染性的病毒颗粒，必须在辅助病毒的帮助下才可进行正常复制，这种病毒称为缺陷病毒。如丁型肝炎病毒是缺陷病毒，必须在乙型肝炎病毒的辅助下才能复制。

（二）顿挫感染

因细胞条件不合适，病毒虽可进入细胞但不能正常复制，这种感染称为顿挫感染。如人腺病毒感染人的肾细胞能正常复制，但感染猴的肾细胞则形成顿挫感染。

四、病毒的干扰现象

两种或两种以上病毒同时或先后感染同一种细胞时，一种病毒抑制另一种病毒复制的现象称病毒干扰现象。该现象在异种病毒、同种异型、同种异株，甚至同型、同株病毒之间均可发生。一般是先进入的病毒抑制后进入的病毒，增殖快的抑制增殖慢的病毒，灭活的干扰活的，缺损病毒干扰完整病毒。干扰现象的机理还不完全清楚，可能与干扰素的产生及其他因素有关。

干扰现象构成机体非特异性免疫的一部分，可阻止感染。在预防接种时应注意接种的时间和疫苗之间的搭配，避免干扰现象的发生以提高疫苗的免疫效果；病毒疫苗也可被宿主体内存在的病毒所干扰，故患病毒性疾病者应暂停接种。

第三节 理化因素对病毒的影响

受理化因素作用后病毒失去感染性，称为病毒灭活。灭活的病毒仍保留其抗原性、红细胞吸附、血凝和细胞融合等活性。

一、物理因素

1. 温度 病毒大多数耐冷不耐热，除肝炎病毒外，多数病毒加热 56℃ 30 分钟或 100℃ 几秒钟即可灭活。病毒在 −70℃ 冰箱和液氮中（−196℃）生命力维持数月或数年，但反复冻融可使病毒感染活性下降甚至灭活。因此保存病毒标本应尽快低温冷冻，且避免不必要的冻融。长期保存病毒种常用真空冷冻干燥法。

2. 射线 病毒核酸对射线敏感。χ线和 γ 射线使核苷酸链发生断裂，紫外线使核苷酸链形成胸腺嘧啶二聚体，抑制病毒核酸的复制。

二、化学因素

1. 脂溶剂 因包膜富含脂类，易被乙醚、丙酮、氯仿、阴离子去垢剂等脂溶剂所溶解，故包膜病毒对脂溶剂敏感；无包膜病毒对脂溶剂不敏感。借此可鉴别包膜病毒和无包膜病毒。

2. 消毒剂 酚类、醛类、氧化剂、卤类、醇类等均有灭活病毒作用，常用的有苯酚、过氧化氢、漂白粉、高锰酸钾、碘和碘化物、70% 甲醇、乙醇等。次氯酸盐、过氧乙酸对肝炎病毒有较好的消毒作用。

3. 抗生素与中草药 目前尚未发现能有效杀灭病毒的抗生素和化学药物。近年来研究证明，某些中草药如大青叶、板蓝根、贯仲、大黄等对某些病毒有一定的抑制作用。

第四节 病毒的遗传与变异

病毒与细菌等其他生物一样，可在自然或人工条件下发生多方面的变异。发生机制包括基因突变、基因重组等。

一、病毒变异的常见类型

1. 抗原性变异 抗原性变异形成的新变异株，给病毒的预防、治疗带来困难，如甲型流感病毒、HIV 等病毒易发生抗原性变异。

2. 毒力变异 可由强毒变为弱毒或无毒，如狂犬病预防疫苗就是根据这种原理制备的。也可从无毒或弱毒变为强毒株，如有的病毒在人群中传播引起流行时，致病力由弱变强，以致于广泛流行。

3. 耐药性变异 病毒也会发生耐药性变异，产生对抗病毒药物及干扰素的耐受。如长期运用拉米夫定治疗，使乙肝病毒对其产生耐药性。

4. 宿主范围变异 一些只在动物寄生的病毒会发生变异感染人体，造成人类的感染性疾病如禽流感、猪流感等。

二、病毒变异的医学意义

病毒遗传变异已被广泛地应用于病毒性疾病的诊断、治疗和预防领域。通过核酸杂交、PCR 等技术检测病毒的核酸，可用于病毒性疾病的诊断。基因治疗、RNA 干扰等方法用于病毒性疾病的治疗。应用人工变异方法获得的减毒活疫苗及基因工程疫苗、核酸疫苗、多肽疫苗等，可用于病毒性疾病的预防，成为控制病毒性疾病流行的有效手段之一。

第五节 病毒的感染与免疫

病毒进入宿主细胞在其中复制增殖的过程称为病毒感染。病毒在细胞内寄生，其影响不仅限于细胞本身，而且涉及机体的整体功能。病毒感染诱发免疫应答的结果可以表现为免疫保护作用，也可以表现为免疫损伤作用。

一、病毒的致病机制

不同病毒对于宿主细胞的作用机制不同，主要有以下两方面：

(一) 病毒对宿主细胞的直接作用

1. 损伤或杀伤宿主细胞 多见于无包膜病毒。如脊髓灰质炎病毒、腺病毒等。其机制主要有：阻断细胞大分子物质合成，病毒蛋白的毒性作用，影响细胞溶酶体和细胞器的改变等。宿主靶器官细胞破坏到一定程度，机体就会出现严重的病理生理变化，若侵犯重要器官则危及生命或留下严重的后遗症。

2. 稳定状态感染 多见于包膜病毒如乙型肝炎病毒、疱疹病毒的感染。病毒复制和宿主细胞代谢处于稳定状态，病毒以出芽方式释放，并不直接引起细胞裂解和死亡，但可引起感染细胞的细胞膜组分发生改变，如在细胞膜表面出现病毒特异性抗原或细胞膜自身抗原暴露，引起免疫应答，最终导致受染细胞破坏；受染细胞与邻近细胞膜融合，形成多核巨细胞等。

3. 包涵体形成 某些病毒感染后，在细胞内可形成光境下可见的斑块状结构称为包涵体。它由病毒颗粒或未装配的病毒成分组成，有些则是病毒感染细胞的反应产物，故包涵体是细胞被病毒感染的标志；不同病毒的包涵体其形状、位置、染色性等特征不同，可作为病毒感染的辅助诊断依据。如在可疑病人或动物脑组织中发现内基小体可作为狂犬病的辅助诊断。包涵体可干扰细胞正常代谢，破坏细胞的正常结构和功能，有时引起细胞死亡。

4. 细胞凋亡 有些病毒感染可激活细胞凋亡基因，导致宿主细胞发生凋亡；有些病毒则可阻止细胞凋亡，增加细胞基因的突变。

5. 整合感染与细胞转化 某些 DNA 病毒和反转录病毒在感染时可将基因整合于细胞染色体中，随细胞分裂而传给子代，称为整合感染。整合感染可使细胞的遗传性状发生改变。少数整合的病毒基因可表达出对细胞有特殊作用的蛋白，导致细胞转化，细胞形成改变，繁殖增快而引发肿瘤。

（二）病毒感染的免疫病理作用

病毒感染早期所致细胞损伤主要由病毒引起，病毒感染后期的炎症和损伤则由复杂的免疫病理反应引起。因此，对于可引起免疫病理损伤的病毒，在临床上一般慎用免疫增强剂。在病毒感染中，免疫病理导致的组织细胞损伤很常见。诱发免疫病理反应的抗原，除病毒外还有因病毒感染而出现的自身抗原。此外，有些病毒可直接侵犯免疫细胞，破坏其免疫功能。

二、病毒感染的途径与类型

（一）病毒感染的方式与途径

1. 水平传播 水平传播是病毒在人群中不同个体之间的传播，病毒在人与动物间的传播也属于此类。病毒主要通过皮肤和黏膜如呼吸道、消化道或泌尿生殖道等途径传播，但在特定条件下可直接进入血循环，如输血、注射、机械损伤和媒介叮咬等方式感染机体。

2. 垂直传播 垂直传播也称为母婴传播或围产期传播，是指病毒通过胎盘、产道及哺乳由母体传给胎儿或新生儿的感染方式。已知有十余种可经垂直传播的病毒，其中以风疹病毒、乙型肝炎病毒、丙型肝炎病毒、巨细胞病毒及 HIV 为多见，可引起早产、死胎或先天畸形等。

病毒感染的途径同细菌感染类似，有呼吸道、消化道、泌尿生殖道、创伤感染、接触感染、血液传播、性传播和节肢动物媒介等多种传播途径。常见病毒感染的主要传播途径及方式见表 12 - 1。

表 12 - 1　常见病毒感染的主要传播途径及方式

传播途径	传播方式	病毒种类
呼吸道	空气、飞沫或气溶胶、痰、唾液	流感病毒、鼻病毒、腺病毒、麻疹病毒、风疹病毒、水痘病毒、冠状病毒等
消化道	污染水或食物	脊髓灰质炎病毒、其他肠道病毒、轮状病毒、甲型肝炎病毒、戊型肝炎病毒、部分腺病毒等
眼及泌尿生殖道	直接或间接接触、性交	腺病毒、肠道病毒 70 型、单纯疱疹病毒、巨细胞病毒、人乳头瘤病毒、人类免疫缺陷病毒等
血液	注射、输血或血液制品、器官移植等	乙型肝炎病毒、丙型肝炎病毒、人类免疫缺陷病毒等
媒介	昆虫叮咬、狂犬和鼠类咬伤	脑炎病毒、狂犬病病毒、出血热病毒等
胎盘、产道及乳汁	孕期、分娩、哺乳	巨细胞病毒、风疹病毒、乙型肝炎病毒、人类免疫缺陷病毒等

（二）病毒感染的类型

病毒感染和细菌感染一样，依病毒的种类、毒力强弱和机体免疫力等不同，可表现出不同的感染类型。

1. 隐性感染　感染病毒数量少、毒力弱，机体抵抗力强，不出现临床症状，但可获得特异性免疫力。有些隐性感染者向体外排病毒而成为重要传染源，在流行病学上具有重要意义。

2. 显性感染　病毒侵入宿主易感细胞内大量增殖，引起明显临床症状者，称显性感染。可表现为局部感染、全身感染、急性感染、持续性感染。

（1）急性感染　潜伏期短、起病急、病情重、病程数日至数周，恢复后宿主体内不再存在病毒。如流感病毒、甲型肝炎病毒等。

（2）持续性感染　病毒在体内持续存在数月、数年甚至终身，但不一定持续增殖和持续引起症状，宿主因长期携带病毒而成为重要传染源。持续性感染是病毒感染的重要类型，可引起慢性进行性疾病、自身免疫病、肿瘤等。

持续性感染可分为 4 类：①慢性感染：感染后病毒持续存在宿主体内，症状时有时无，反复发作，经常或间歇地排出病毒，病程数月至数年。如慢性肝炎、传染性软疣等。②潜伏感染：原发感染后，病毒长期潜伏组织细胞内呈低水平复制，在某些诱因下，病毒被激活重新增殖，引起疾病复发。如水痘 - 带状疱疹病毒等。③慢发病毒感染：病毒感染后长期低水平复制，经潜伏期后逐渐高水平复制，一旦出现症状，呈亚急性进行性加重，直至死亡。如 HIV 感染所致的艾滋病（AIDS）。④急性病毒感染的迟发并发症：急性感染数年后，发生致死性的病毒性疾病。如儿童感染麻疹病毒后，经过十几年的潜伏期，个别儿童在青春期会发生**亚急性硬化性全脑炎**（subacute sclerosing pan-encephalitis，SSPE）。

三、抗病毒免疫

机体抗病毒免疫包括非特异性免疫和特异性免疫，非特异性免疫在病毒感染早期能够限制病毒的增殖与扩散，但将病毒从体内彻底清除则主要依赖于特异性免疫的作用。

（一）非特异性免疫

机体抗病毒的非特异性免疫因素主要是单核吞噬细胞、NK 及干扰素的作用。其中以 NK 细胞和干扰素尤为重要。在病毒感染早期，通过干扰素的诱生和 NK 细胞的激活，机体可抑制病毒的增殖，破坏病毒感染细胞，除可阻止病毒在感染细胞内的复制外，还可阻断病毒在细胞间的扩散。

1. NK 细胞　可以非特异性地杀伤病毒感染细胞。这种作用不受 MHC 分子限制，也可不依赖抗体的介导，但可被干扰素激活。NK 细胞也可定向杀伤与 IgG 结合的病毒感染细胞，发挥 ADCC 作用。NK 细胞与靶细胞接触后，可释放穿孔素和肿瘤坏死因子，造成靶细胞的膜损伤、溶酶体膜通透性增加，释放水解酶裂解靶细胞。

2. 干扰素　干扰素（interferon，IFN）是由病毒或干扰素诱导剂刺激细胞产生的一组具有高度活性及多种功能的糖蛋白。淋巴细胞、巨噬细胞及体细胞均可产生干扰素。干扰素的种类、来源和主要生物学作用详见免疫分子章节。

（1）干扰素的诱生　编码人类干扰素基因平时处于抑制状态。当有病毒感染和干扰素诱生物作用于干扰素基因的抑制蛋白时，干扰素基因得以表达，编码干扰素蛋白。干扰素诱生剂包括：病毒、人工合成的双链 RNA、细菌脂多糖、胞内寄生菌、有丝分裂原等。

（2）干扰素的抗病毒机制　干扰素并非直接发挥抗病毒作用，而是分泌到细胞外，作用于邻近细胞膜上的干扰素受体，使细胞内抗病毒蛋白基因活化，编码产生一系列**抗病毒蛋白**（antiviral proteins，AVP），阻断病毒复制和增殖，从而终止病毒感染。

（3）干扰素的抗病毒作用特点　①广谱性、非特异性，但并非对所有病毒感染均有效，不同细胞、不同病毒，对干扰素的敏感性不同。②相对种属特异性，干扰素对细胞的作用存在种属屏障，干扰素在产生干扰素的同种细胞上的活性大于异种细胞。③干扰素的抗病毒作用是间接抑制病毒而不是直接杀灭病毒，是干扰素诱导细胞产生的抗病毒蛋白发挥抑制病毒增殖的作用。④发挥作用较早，病毒感染细胞在病毒复制时即可产生干扰素，其作用早于抗体和 CTL 的作用。⑤作用时间短暂，不能维持较长时间。⑥主要在病灶周围局部发挥作用，限制病毒向周围邻近细胞扩散，全身作用的效果差。⑦可发挥免疫调节作用，间接增强抗病毒免疫效应，尤其是与 NK 细胞形成相互的正反馈调节，相互促进各自的作用。

（二）特异性免疫

特异性免疫是机体清除病毒感染，防止再次感染的最佳途径，包括体液免疫和细胞免疫。一般来说，体液免疫主要清除血液中病毒，同时有效防止再次感染；细胞免疫则主要清除细胞内病毒，是促进机体从初次感染中恢复的主要因素。

1. 体液免疫抗病毒作用　宿主感染病毒或接种疫苗后，体内可产生具有保护作用的中和抗体。此种抗体是由病毒衣壳或包膜抗原刺激机体产生，这些抗体与相应病毒抗原结合，可阻止病毒吸附和穿入易感细胞，从而保护宿主细胞免受病毒感染并有效地防止病毒通过血流播散，此作用称为抗体的中和作用。中和抗体主要包括三类免疫球蛋白：IgG、IgM、sIgA。抗体不能直接灭活病毒，但对限制病毒感染和阻止血液中游离的病毒在宿主体内扩散具有重要作用。黏膜表面分泌型 lgA 的出现比血液中 lgM 稍晚，它是呼吸道和肠道抵抗病毒的重要因素。相应抗体与病毒感染细胞结合后可经调理作用促进吞噬、激活补体溶解靶细胞、ADCC 作用定向杀伤靶细胞。

2. 细胞免疫抗病毒作用　病毒进入宿主细胞内，体液免疫的作用即受到限制，主要依赖 CTL 及 Th1 细胞发挥抗病毒的细胞免疫作用。CTL 即 Tc 细胞，特异性接触杀伤病毒感染细胞；Th1 细胞释放细胞因子，引起炎症反应。CTL 细胞在消灭病毒的同时，对病毒所寄生的宿主细胞也有免疫病理作用。

3. 抗病毒免疫的持续时间　病毒感染后引起的免疫持续时间各不相同。一般来说，只形成局部感染而不引起病毒血症，且抗原性不稳定，易发生变异的病毒，免疫持续时间较短，如流感病毒。而引起全身感染并有明显病毒血症，使宿主免疫系统与病毒抗原广泛接触，且病毒抗原性稳定，不易变异的病毒，免疫持续时间长甚至终身免疫，如麻疹病毒、流行性乙型脑炎病毒等。

复习思考题

1. 简述病毒的结构及化学组成。
2. 简述病毒衣壳和包膜的生物学作用。
3. 举例说明病毒的传播方式。
4. 病毒的感染类型包括哪些？

第十三章 常见致病病毒

学习目标

掌握 流行性感冒病毒抗原变异与流感流行的关系；甲型、乙型、丙型肝炎病毒的传染源、传播途径及所致疾病；乙型肝炎病毒抗原、抗体组成及其检出的临床意义；人类免疫缺陷病毒、狂犬病病毒的传染源、传播途径及所致疾病。

熟悉 乙型肝炎病毒的形态和结构；甲型、乙型肝炎病毒的防治原则；人类免疫缺陷病毒的致病机制；流感病毒、麻疹病毒、脊髓灰质炎病毒的致病特性及防治原则。

了解 其他常见病毒的致病性。

人类的传染病中约80%由病毒引起，常见致病病毒主要有流行性感冒病毒、肝炎病毒、人类免疫缺陷病毒、狂犬病病毒、脊髓灰质炎病毒等。近年来新现或再现的病毒，如SARS冠状病毒、埃博拉病毒等都严重威胁人类健康。

第一节 呼吸道病毒

呼吸道病毒是指以呼吸道为侵入门户，引起呼吸道或其他组织器官病变的病毒。据统计，90%以上急性呼吸道感染由病毒引起，具有传染性强、传播迅速、潜伏期短，反复等特点。常见的呼吸道病毒有流行性感冒病毒、麻疹病毒、冠状病毒、腮腺炎病毒和风疹病毒等。

一、流行性感冒病毒

流行性感冒病毒（influenza virus）简称流感病毒，是流行性感冒的病原体，除引起人类感染外，还可引起动物感染。

（一）生物学特性

1. 形态与结构 病毒颗粒多呈球形，直径80～120nm，初从病人体内分离的流感病毒呈丝状，长短不一，病毒体由核衣壳和包膜组成（图13-1）。

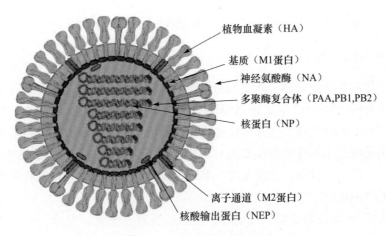

植物血凝素（HA）

基质（M1蛋白）

神经氨酸酶（NA）

多聚酶复合体（PAA,PB1,PB2）

核蛋白（NP）

离子通道（M2蛋白）

核酸输出蛋白（NEP）

图 13 - 1　流感病毒结构模式图

（1）核衣壳　病毒核酸与核蛋白（nuclear protein，NP）相互缠绕的螺旋对称结构，病毒核酸为分节段的单负链 RNA，病毒基因组一般分 7 ~ 8 个节段，病毒分节段复制，使流感病毒基因重组率高，易发生变异。核蛋白构成的衣壳为可溶性抗原，抗原性稳定，具有型特异性。

（2）包膜　内层为**基质蛋白**（matrix protein，M1），保护核心，亦有型特异性。外层为来自宿主细胞膜的脂质双层结构，保护核衣壳并维持病毒结构完整，分布有基质蛋白 M2，有助于病毒进入感染细胞。

包膜表面镶嵌有两种由病毒基因编码的糖蛋白刺突：**血凝素**（hemagglutinin，HA）和**神经氨酸酶**（neuraminidase，NA）。HA 为三棱柱形的糖蛋白，具有介导病毒吸附、穿入易感细胞及引起红细胞凝集的作用。NA 是四聚体糖蛋白，具有介导病毒释放和扩散的作用。两种刺突构成了流感病毒的表面抗原，极易发生变异，为流感病毒划分亚型的依据。

2. 抗原结构与分型　根据核蛋白和基质蛋白抗原性的不同，可将流感病毒分为甲、乙、丙三型；甲型流感病毒根据 HA 和 NA 抗原性不同，分为若干亚型，如人群中流行的 H1N1、能感染人的禽流感病毒 H5N1 等。目前 HA 分为 16 个亚型（H1 ~ H16），NA 分为 9 个亚型（N1 ~ N9）。

3. 抗原变异与流行的关系　甲、乙、丙三型流感病毒中最容易发生变异的是甲型流感病毒，主要是表面抗原 HA 和 NA 的变异，HA 变异最快。由于人群对变异病毒株缺少免疫力而导致流感的流行。流感流行的规模与病毒抗原变异幅度的大小有关。

流感病毒的抗原变异有两种形式：

（1）抗原性漂移（antigenic drift）　基因点突变造成的小幅度变异，属于量变，HA 和 NA 的亚型没有改变，可引起小规模流行。

（2）抗原性转换（antigenic shift）　病毒表面抗原结构发生较大幅度的变异，可能与基因重组有关，使病毒形成新的亚型，属于质变，人群对新亚型没有特异性免疫力，因此往往造成大规模流行，甚至暴发世界大流行。

乙型流感病毒仅出现小范围流行。丙型流感病毒则极少引起流行。

（二）致病性与免疫性

流感患者是主要的传染源，其次为隐性感染者。主要传播途径是通过飞沫经呼吸道侵入机体，其发病前后 2~3 天，患者鼻咽分泌物中可排出大量病毒颗粒，此时传染性最强。手和用具污染也会成为间接传播途径。目前认为流感病毒致病机制主要有两个方面：其一是病毒对宿主的直接损伤作用，流感病毒感染通常只在局部黏膜细胞内增殖，导致细胞变性、坏死、脱落，黏膜充血、水肿等病理改变；其二是宿主的免疫反应状态决定了感染的严重程度。

流感一般 1~4 天的潜伏期，起病急，患者以畏寒、头痛、发热、乏力等中毒症状及鼻塞、流涕、咽痛、咳嗽等上呼吸道症状为主要表现。发热可达 38℃~40℃，持续 1~3 天，病程通常 5~7 天，婴幼儿、年老体弱者易发生细菌性肺炎等并发症，严重者可导致死亡。

机体受病毒感染或接种疫苗后，可产生对同型病毒的短暂免疫力，一般维持 1~2 年，主要是呼吸道局部抗体 sIgA 的抗感染作用。各亚型之间无交叉免疫。

（三）防治原则

以预防为主，早期发现病人，及时隔离治疗。流行期间应避免到人群聚集的公共场所。每 $100m^2$ 空间可用 2~4mL 乳酸加 10 倍水混匀，加热薰蒸，能灭活空气中的流感病毒。免疫接种是预防流感最有效的方法，主要应用灭活多价流感疫苗，但必须与当前流行株的抗原性基本相同。

目前对流感尚无特效药物，主要是对症治疗和预防并发细菌感染，盐酸金刚烷胺及其衍生物甲基金刚烷胺可用于预防甲型流感。此外，可用干扰素滴鼻，中药板蓝根、大青叶等有一定疗效。

二、麻疹病毒

麻疹病毒（measles virus）是麻疹的病原体。麻疹是儿童常见的一种以发热、呼吸道炎症及全身红色斑丘疹为特征的呼吸道传染病。

（一）生物学性状

麻疹病毒呈球形，直径约 150nm，有包膜。核酸为单股负链 RNA，核衣壳呈螺旋对称型，包膜上有放射状排列的刺突。麻疹病毒免疫原性稳定，只有一个血清型。抵抗力较弱，56℃加热 30 分钟可被灭活，对日光、紫外线及多种消毒剂敏感。

（二）致病性与免疫性

麻疹是一种典型的出疹性传染病，易感年龄为 6 个月至 5 岁的婴幼儿。患者是主要传染源，在出疹前后 4~5 天传染性最强，易感者接触后几乎都发病。通过飞沫传播，也可经用具、玩具或密切接触传播。

病毒侵入呼吸道黏膜上皮细胞内增殖，然后入血形成第一次病毒血症。病毒随血流侵入全身淋巴组织内增殖，再次释放入血形成第二次病毒血症，并播散至全身皮肤黏膜毛细血管等组织，病人出现发热、咳嗽、口腔黏膜斑（又称柯氏斑 Koplik）、全身皮肤红色斑丘疹等症状。若无并发症，数天后红疹消退，麻疹自然痊愈。年幼体弱的患儿易并发细菌感染，引起肺炎、支气管炎和中耳炎等。极个别患者在患病数年后可引起亚急性硬化性全脑炎（SSPE），属病毒急性感染后的迟发并发症，多在 1～2 年内死亡。麻疹病后可获得持久的免疫力。

（三）防治原则

麻疹的预防主要采用麻疹减毒活疫苗进行计划免疫，接种对象为 8 月龄以上易感儿童。对未接种疫苗而又与麻疹患者接触的儿童，可注射丙种球蛋白或健康成人血清作被动免疫，以预防感染或减轻患者的症状，减少并发症的发生。目前麻疹无特效疗法，中药紫草、甘草、菊花、蒲公英等可用于预防和治疗。

三、冠状病毒

冠状病毒也称日冕病毒，主要引起普通感冒和咽喉炎。2002～2003 年爆发的**严重急性呼吸综合征**（severe acute respiratory syndrome，SARS）的病原体就是一种冠状病毒，即 SARS **冠状病毒**（SARS corona virus，SARS – CoV）。

（一）冠状病毒概述

冠状病毒呈球形，通过电子显微镜观察发现病毒颗粒外形呈日冕或冠状，故名冠状病毒。直径 80～160nm，核衣壳呈螺旋对称，核酸为单正链 RNA，不分节段。病毒有包膜，包膜上有突起，病毒外形呈冠状，含有三种主要蛋白：一种衣壳蛋白，两种包膜蛋白。冠状病毒对温度敏感，33℃时生长良好，35℃时生长受到抑制，故冬季或早春季节为流行高峰。冠状病毒可引起呼吸道感染和肠道感染。典型的呼吸道感染呈普通感冒症状，临床上主要表现为发热、干咳等，波及下呼吸道的很少；消化道感染者以水样腹泻为主要表现。

（二）SARS 冠状病毒

SARS 冠状病毒是引起严重急性呼吸综合征（SARS）的病原体。我国将该病毒所致疾病称为传染性非典型肺炎。2002 年 11 月在我国广东省佛山市发现了首例 SARS 患者，随后在世界多个国家和地区均有疫情报道。2003 年 4 月 16 日 WHO 确定，SARS 是由一种新型冠状病毒引起的急性呼吸道传染病。

1. 生物学性状 病毒形态多不规则，近似球形，直径 80～160nm。核心为单股 RNA，衣壳呈螺旋对称型，有包膜。包膜上有刺突，其末端膨大呈棒状，形似花冠。该病毒抵抗力较弱，对热和紫外线敏感，56℃ 30 分钟即可被灭活，对乙醚等脂溶剂均较敏感。

2. 致病性与免疫性 SARS 的传染源主要是患者。传播途径主要为近距离飞沫传播，特别是在密闭的环境中感染率更高，亦可经粪 – 口途径传播。易受感染的高危人群是与患者密切接触者，如患者家属、医护人员等。流行季节多在冬春季。潜伏期平均为 3~7 天。主要症状有高热、头痛、肌肉痛、干咳、胸闷气短等。严重者可见呼吸困难和低氧血症，继而出现呼吸窘迫、休克、DIC 及心律失常等症状，病死率极高。感染后，机体可产生特异性抗体 IgM 和 IgG，有一定免疫作用。

四、其他呼吸道病毒

其他呼吸道病毒有腮腺炎病毒、风疹病毒等。病毒所致疾病及防治原则（表 13 – 1）。

表 13 – 1　其他呼吸道病毒

名称	形态结构	所致疾病	防治原则
腮腺炎病毒	RNA 型单链有包膜	流行性腮腺炎，以腮腺肿胀、疼痛为主要症状，并发脑膜炎、睾丸炎、卵巢炎，少数可继发不育症，病后可获牢固免疫力	接种减毒活疫苗或麻疹，流行性腮腺炎 – 风疹三联疫苗
风疹病毒	RNA 型单链有包膜	风疹，孕妇感染后可垂直感染胎儿，引起先天性风疹综合征，造成胎儿畸形、流产、死胎、智力低下等，病后可获牢固免疫力	接种风疹减毒活疫苗，孕妇与患者接触，应立即注射大量丙种球蛋白
腺病毒	DNA 型双链无包膜	引起不同疾病，如急性上呼吸道感染、肺炎、咽炎、流行性角膜结膜炎等，病后对同型病毒可获牢固免疫力	目前尚无理想疫苗
鼻病毒	RNA 型单链无包膜	成人普通感冒、儿童支气管炎、支气管肺炎，感染后主要产生局部 sIgA	干扰素有一定防治效果

第二节　肠道病毒

经消化道传播并引起人类疾病的病毒有多种，最常见的是人类肠道病毒及某些引起急性胃肠炎的病毒。人类**肠道病毒**（enterovirus）属于小核糖核酸病毒科，主要包括：脊髓灰质炎病毒、柯萨奇病毒、埃可病毒和新肠道病毒，其共同特征：①体积较小，呈球形，直径 22~30nm；②基因组为单股正链 RNA，衣壳呈二十面体立体对称，无包膜；③耐酸耐乙醚，对热、干燥、紫外线敏感；④经消化道传染，病毒在消化道黏膜细胞浆内繁殖，引起细胞病变，导致多种临床表现。

一、脊髓灰质炎病毒

脊髓灰质炎病毒（poliovirus）是脊髓灰质炎的病原体，以隐性感染多见。轻度感染表现为上呼吸道感染及胃肠道症状；少数病例，病毒侵犯脊髓前角运动神经细胞，导致迟缓性肢体麻痹。多见于儿童，故又称为小儿麻痹症。

（一）生物学性状

病毒形态为球形，直径 27~30nm，无包膜，基因组为单股正链 RNA，衣壳为二十面体立体对称。据病毒的抗原结构不同，可分为 3 个血清型，即 I、Ⅱ 和 Ⅲ 型，3 型均可引起人类感染，各型间无交叉免疫。病毒在自然环境中的生存力很强，在粪便和污水中可存活数月。耐酸，不被胃酸和胆汁所灭活。对热、干燥、紫外线等敏感。

（二）致病性与免疫性

传染源为病人和病毒携带者，经粪－口途径感染。人感染后，绝大多数（90%~95%）表现为隐性感染，只有少数为显性感染。病毒首先在咽部黏膜和淋巴结及肠壁淋巴组织中增殖后入血，形成第一次病毒血症，表现为短暂的发热、头痛、恶心等症状。病毒随血流侵入单核吞噬细胞系统增殖后，再次入血引起第二次病毒血症，此期若病毒侵入中枢神经系统，可在脊髓前角运动神经元内增殖，使所支配的肢体发生迟缓性麻痹，严重者（延髓麻痹型）可因呼吸肌麻痹造成死亡。

无论隐性或显性感染，机体对同型病毒都可产生持久的免疫力。保护性免疫以体液免疫为主，肠黏膜局部的 SIgA 可阻止病毒的吸附和增殖，血清中的 IgG 和 IgM 型抗体可阻止病毒向中枢神经系统扩散。6 个月以内的婴儿因有母体抗体的保护较少感染。

（三）防治原则

1. 人工自动免疫 疫苗接种是最有效的办法，目前多采用口服脊髓灰质炎三价混合减毒活疫苗（糖丸）免疫，即在儿童出生后第 2、3、4 个月各口服三价混合疫苗一粒，并在 1 岁半及 4~6 岁各加强一次，预防效果很好。口服疫苗宜在冬、春季进行，口服活疫苗时，忌用热水溶化冲服。母乳中含有特异性抗体，也不要在哺乳前后立刻服用。

2. 人工被动免疫 可用于密切接触脊髓灰质炎病人的易感儿童，注射丙种球蛋白、胎盘球蛋白可减少未服疫苗儿童的发病率或麻痹的发生率。

此外，应早期隔离患者，消毒排泄物、注意饮食卫生、保护水源不受污染，改善环境卫生条件，加强卫生教育。

二、其他人类肠道病毒

其他人类肠道病毒的种类、血清型及所致主要疾病见表 13-2。

表 13-2 其他肠道病毒

名称	血清型	所致疾病
柯萨奇病毒	A 组 1~24 型	无菌性脑膜炎、疱疹性咽峡炎、手足口病、类脊髓灰质炎、急性结膜炎等
	B 组 1~6 型	无菌性脑膜炎、流行性胸痛、心肌炎和心包炎、普通感冒、婴幼儿腹泻等
人肠道致细胞病变孤儿病毒（埃可病毒，ECHO 病毒）	1~34 型	无菌性脑膜炎、普通感冒、婴幼儿腹泻、儿童皮疹、流行性胸肌痛

续表

名称	血清型	所致疾病
新肠道病毒	68 型	小儿支气管炎、肺炎等
	69 型	尚不清楚
	70 型	急性出血性结膜炎（俗称红眼病）。
	71 型	手足口病、无菌性脑膜炎、脑炎、脊髓灰质炎样麻痹等

三、轮状病毒

轮状病毒是引起婴幼儿严重胃肠炎的主要病原体，可导致婴幼儿死亡。

（一）生物学性状

轮状病毒为双链 RNA 病毒，抵抗力较强，在粪便中存活数天至数周。耐乙醚、酸、碱和反复冻融，pH 适应范围广（pH3.5～10）。在室温下相对稳定，56℃ 30 分钟可被灭活。

（二）致病性和免疫性

传染源是病人和无症状带毒者，粪－口传播是主要的传播途径。病毒在小肠黏膜绒毛细胞内增殖，造成细胞溶解死亡、吸收功能障碍，以及腺窝细胞增生引起分泌亢进，导致严重水样腹泻。常伴有呕吐、腹痛、发热等症状。轻者病程 3～5 天，可完全康复。严重病人可出现脱水、电解质紊乱及酸中毒等而危及生命。机体产生的中和抗体对同型病毒有中和作用，但由于婴幼儿 sIgA 含量较低，故病愈后还可重复感染。

（三）防治原则

预防本病主要是控制传染源，切断传播途径。口服减毒活疫苗目前已在临床试用中。治疗主要是及时输液，纠正电解质失调，防止严重脱水及酸中毒的发生，以降低婴幼儿的病死率。

第三节　肝炎病毒

肝炎病毒是引起病毒性肝炎的主要病原体，目前公认的有甲型、乙型、丙型、丁型、戊型 5 种。其中甲型肝炎病毒与戊型肝炎病毒由消化道传播，引起急性肝炎，一般不转为慢性肝炎或慢性携带者；乙型与丙型肝炎病毒均由输血、血制品或注射器污染而传播，除了引起急性肝炎外，可导致慢性肝炎，并与肝硬化及肝癌相关；丁型肝炎病毒为一种缺陷病毒，须在乙肝病毒辅助下才能复制，传播途径与乙肝病毒相同。此外，还有一些病毒，如巨细胞病毒、EB 病毒、风疹病毒、黄热病毒也可以引起肝炎，但这些病毒不列入肝炎病毒之列。

一、甲型肝炎病毒

甲型肝炎病毒（hepatitis A virus，HAV）是甲型肝炎的病原体，经消化道传播，主要感染儿童和青少年。

（一）生物学性状

甲型肝炎病毒为单股 RNA 病毒，球形，直径 27～32nm，二十面体立体对称，无包膜。耐热，60℃ 1 小时不灭活，甲型肝炎病毒对乙醚和氯仿稳定。在 −20℃ 可存活多年，在 25℃ 干燥条件下至少可存活 1 个多月，对酸性环境和加热 60℃ 30 分钟均有相对抵抗力，100℃ 煮沸 5 分钟才能灭活，对漂白粉、次氯酸钠、甲醛均敏感。

（二）致病性与免疫性

甲型肝炎的传染源为患者和隐性感染者。主要经粪－口途径传播。粪便污染水源、食物、餐具、海产品等可引起流行或暴发流行。甲型肝炎潜伏期多为 15～50 天，平均约 30 天。潜伏期末粪便中即有大量病毒排出，此时传染性极强。HAV 经口侵入机体，首先在口咽部或唾液腺中增殖，然后在肠黏膜与局部淋巴结中大量增殖，侵入血流，可引起短暂的病毒血症。病毒最终到达肝脏而引起病变。在肝脏增殖后，可通过胆汁进入肠道并随粪便排出体外。当 HAV 引起病毒血症时，血流中的病毒含量较低，持续时间较短（1～2 周），故输血或注射不是甲型肝炎的主要传播方式。甲型肝炎预后良好，通常可完全恢复，不转为慢性肝炎。

甲型肝炎病后或隐性感染后，机体都可以产生抗－HAV 的 IgM 和 IgG 抗体。前者在急性期和恢复早期出现；后者在恢复后期出现，并可维持多年，对病毒的再感染有免疫力。

（三）微生物学检查

甲型肝炎的诊断主要采用酶联免疫吸附实验（ELISA）和放射免疫测定（RIA）等方法检测甲型肝炎病毒抗体。其中病人血清 HAV－IgM 检测是甲型肝炎早期的重要指标。也可采用聚合酶链式反应（PCR）等方法检测病毒核酸。

（四）预防原则

甲型肝炎病毒主要通过粪便污染饮食和水源，经口感染。加强卫生宣传工作和饮食卫生管理；管好粪便、保护水源，是预防甲肝的主要环节。对密切接触者、可疑患者，注射丙种球蛋白有预防和减轻症状的作用。接种甲肝减毒活疫苗，可获得较持久的免疫力。

二、乙型肝炎病毒

乙型肝炎病毒（hepatitis B virus，HBV）是乙型肝炎的病原体。乙型肝炎患者的潜伏期、急性期及乙型肝炎病毒携带者的血液具有高度传染性，约 10% 乙型肝炎转变为慢性肝炎，部分慢性活动性肝炎可转变为肝硬化、肝癌。婴幼儿感染乙型肝炎病毒后易形成持续病毒携带者。乙型肝炎呈世界性分布，是当前最严重的传染病之一。估计在世界范围内约有 HBV 感染者及携带者 3.5 亿，我国的感染率约在 10% 以上。1992 年，我国开始实行对新生儿乙型肝炎疫苗计划免疫管理和乙型肝炎健康教育，使 HBV 感染率明显下降。

（一）生物学性状

1. 形态与结构　乙型肝炎患者的血清用电镜观察可以看到三种不同形态的颗粒（见图13 – 2）。

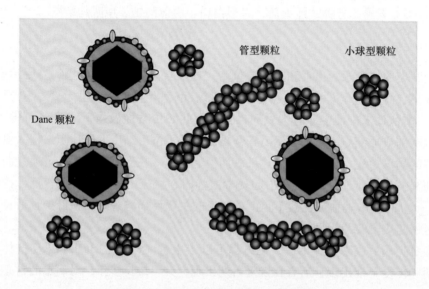

图13 – 2　HBV 三种颗粒形态示意图

（1）大球形颗粒　亦称为 Dane 颗粒（1970 年首先由 Dane 发现），直径42 nm，有双层衣壳。外衣壳似一般病毒的包膜，由脂质双层和蛋白质组成；内衣壳为二十面体立体对称结构；核心由 DNA 和 DNA 多聚酶组成。Dane 颗粒是完整的 HBV 颗粒，具有感染性。

（2）小球形颗粒　直径22nm，由 Dane 颗粒外衣壳成分组成，为中空结构，无核心。

（3）管形颗粒　直径22nm，长50～700nm 不等。管形颗粒实为聚合成串的小球形颗粒。小球形颗粒和管型颗粒均无感染性。

2. 抗原组成　乙型肝炎病毒的抗原组成较为复杂，主要的抗原组分如下：

（1）表面抗原（HBsAg）　存在于 Dane 颗粒、小球形颗粒和管形颗粒的表面。若在感染者的血清中检出 HBsAg，表示机体已受乙肝病毒感染。HBsAg 的免疫原性较强，可刺激机体产生中和抗体（抗 – HBs 或 HBsAb），该抗体对机体有保护作用。HBsAg 是制备乙肝疫苗的主要成分，若在被检者血清中查到抗 – HBs，表明既往感染或接种乙肝疫苗后已产生特异性免疫力，亦可作为乙型肝炎恢复的标志。

（2）核心抗原（HBcAg）　存在于 Dane 颗粒的内衣壳上及受染肝细胞核内，血清中游离的极少，故临床常规检测很难查见。HBcAg 可刺激机体产生相应抗体（抗 – HBc或 HBcAb），但对机体无保护作用。抗 – HBcIgM 产生较早，其检出提示 HBV 正在肝细胞内复制；抗 – HBcIgG 出现较晚，在血清中维持时间较长，通常提示有既往感染。小球形颗粒和管形颗粒均不含有 HBcAg。

（3）e 抗原（HBeAg）　HBeAg 是一种可溶性蛋白质，亦存在于 Dane 颗粒的内衣壳，当内衣壳裂解后可游离于血清中。该抗原的消长与 Dane 颗粒及 DNA 多聚酶的消长基本一致，故血清中检出 HBeAg 可作为 HBV 复制和血清具有强传染性的指标。HBeAg 可刺激机体产生相应抗体（抗 – HBe 或 HBeAb），抗体出现后，病毒复制多处于静止状态，传染性降低，故抗 – HBe 对 HBV 感染具有一定保护作用。

3. 抵抗力　乙型肝炎病毒对外界环境的抵抗力较强，对低温、干燥、紫外线和一般消毒剂均有耐受性，不被 75% 乙醇灭活。高压蒸汽灭菌法、加热 100℃ 10 分钟、干热 160℃ 1 小时、0.5% 过氧乙酸、5% 次氯酸钾、碘伏和环氧乙烷等均可灭活 HBV。

（二）致病性与免疫性

1. 传染源　乙型肝炎的传染源主要是病人和病毒携带者，乙型肝炎的潜伏期长达 30～160 天，潜伏期、急性期、慢性活动期的病人血液中均有乙型肝炎病毒，因此有传染性。HBsAg 阳性的病毒携带者因无症状，不易被察觉，是更危险的传染源。

2. 传播途径　传播途径主要有两条：

（1）血液、血液制品传播　乙肝病毒在血液中大量存在，而人对其极其易感，故只需极微量的污染血进入人体即可导致感染。所以输血、注射、手术、针刺、共用剃刀或牙刷，只要造成皮肤微小损伤就可感染。

（2）母婴传播　母亲若为 HBV 携带者，孕期病毒可经血流感染胎儿，分娩时新生儿经过产道亦可被感染。哺乳也是传播 HBV 的途径。

另外，通过性行为等日常的密切接触也可传播。

3. 致病机制　HBV 的致病机制目前尚未完全明确。一般认为，HBV 感染肝细胞后，肝细胞的受损程度与机体免疫应答的强弱有关，特别是细胞免疫应答。HBV 对感染的肝细胞并无明显直接损伤作用，肝细胞损伤主要是由 II 型和 IV 型超敏反应所致。若循环中的病毒抗原与相应抗体结合形成免疫复合物后发生沉积，则可通过 III 型超敏反应引起肝脏或肝外组织的病变。机体受 HBV 感染后，临床症状复杂多样，常表现为重症肝炎、急性肝炎、慢性肝炎或无症状 HBV 携带者等，其中部分慢性肝炎患者可演变为肝硬化或肝癌，危害严重。

（三）微生物学检查

1. 乙型肝炎病毒抗原抗体检测　目前主要检测 HBsAg、抗 – HBs、HBeAg、抗 – HBe 及抗 – HBc（俗称"两对半"），HBcAg 仅存在于肝细胞内，也不用于常规检查。HBsAg 的检测最为重要，可发现无症状携带者，是献血员筛选的必检指标。乙型肝炎病毒抗原抗体血清学检测与临床关系较为复杂，必须对几项指标进行综合分析，方能有助于临床判断（见表 13 – 3）。

2. 乙型肝炎病毒 DNA 检测　检测乙型肝炎病毒的 DNA 是了解标本中有无 Dane 颗粒存在的直接依据，可用 DNA 分子杂交技术及 PCR 法进行检查，该方法非常敏感。

表 13 – 3　HBV 抗原抗体检测结果的分析

HBsAg	抗 – HBs	HBeAg	抗 – HBe	抗 – HBcIgM	抗 – HBcIgG	结果分析
+	–	–	–	–	–	HBV 感染或无症状携带者
–	+	–	–	–	–	既往感染或接种过疫苗，对 HBV 有抵抗力
+	–	+	–	+	+	急性或慢性乙型肝炎，或无症状携带者
+	–	+	–	+	–	急性或慢性肝炎（"大三阳"，传染性强）
+	–	–	+	–	+	急性感染趋于恢复（"小三阳"）
–	+	–	+	–	+	乙型肝炎恢复期，对 HBV 有抵抗力
–	–	–	–	–	+	既往感染

（四）防治原则

1. 人工自动免疫　注射乙肝疫苗是最有效的预防方法，特别是儿童、医务人员，目前常用的有基因工程疫苗，注射后机体可获得特异性免疫力。

2. 人工被动免疫　高效价抗 – HBs 的人血清免疫球蛋白可用于人工被动免疫，对接触乙型肝炎患者的易感人群，注射 8 天之内均有预防效果，两个月后需再重复注射一次。

3. 中药　清热解毒、活血化淤的中草药有一定的预防或治疗作用。

此外，应严格筛选献血人员，以减低输血后乙型肝炎的发生率。及时隔离和治疗病人，做好病人餐具的消毒处理，对常用的医疗手术器械要进行严格的消毒，提倡使用一次性注射器具。

三、丙型肝炎病毒

丙型肝炎病毒（hepatitis C virus，HCV）是丙型肝炎的病原体。丙型肝炎病毒呈球形，是一类具有包膜的单正链 RNA 病毒。

丙型肝炎病毒对氯仿、甲醛、乙醚等有机溶剂敏感。其传染源主要是病人和无症状携带者，可经输血、注射、性接触等非胃肠道途径传播。病毒感染潜伏期一般为 15 ~ 180 天，多数可不出现症状，发病时已呈慢性过程，慢性肝炎的表现亦轻重不等，约 20% 可发展为肝硬化。丙型肝炎患者恢复后仅有较低免疫力，容易再次感染。

用 ELISA 法及 RIA 法检测患者血清中的抗 – HCV，或用 PCR – 荧光法检测丙型肝炎病毒的 RNA，可协助诊断丙型肝炎。一般性预防与乙型肝炎相似，目前尚无特异性预防措施。

四、丁型肝炎病毒

丁型肝炎病毒（hepatitis D virus，HDV）是丁型肝炎的病原体。丁型肝炎病毒为球形，为单负链环状 RNA，核心结构上有 HDV 抗原，核心结构外包以 HBsAg 组成的衣壳。丁型肝炎病毒分子量很小，不能独立复制，必须在乙型肝炎病毒或其他嗜肝 DNA 病毒的辅助下才能复制，因此是一种缺陷性病毒。

丁型肝炎病毒主要通过输血或使用血液制品传播，也可以通过密切接触或通过母婴垂直传播，传播途径与乙型肝炎病毒相同。由于它是一种缺陷性病毒，因此必须在同时感染 HBV 或其他嗜肝病毒的条件下，HDV 才能复制增殖。HDV 感染有两种形式：同时感染（共同感染）和重叠感染。同时感染或重叠感染往往导致患者病情加重或恶化，诱发重症肝炎。故在重症肝炎发生时，应注意是否有 HDV 感染。

HDV 与 HBV 有相同的传播途径，预防乙肝的措施同样适用于丁肝。由于 HDV 是缺陷病毒，如能抑制乙肝病毒，则 HDV 亦能受到抑制。目前尚无预防 HDV 感染的特异性措施，接种 HBV 疫苗也可预防 HDV 感染。

五、戊型肝炎病毒

戊型肝炎病毒（hepatitis E virus，HEV）是戊型肝炎的病原体。病毒呈球形无包膜，核心为单股 RNA。

戊型肝炎病毒的传染源为潜伏期和急性期的病人。病毒随粪便排除，经粪－口途径传播。戊型肝炎流行，主要是因水源被污染，饮用生水而传染；也可以通过食物传播。潜伏期 2~9 周，临床上多数病人出现黄疸，一般不发展为慢性，极少数可发展为重症肝炎。孕妇感染 HEV 后病情较重，尤其怀孕 6~9 月最为严重，常发生流产和死胎，病死率达 10%~20%。戊型肝炎病毒预防方法与甲型肝炎相似，但注射丙种球蛋白无紧急预防作用。

六、肝炎相关病毒

（一）庚型肝炎病毒

庚型肝炎病毒（hepatitis G virus，HGV）是 1995 年美国科学家从接种病人血清的狷猴中获得的。HGV 是正链单股 RNA 病毒，属黄病毒科，基因组全长为 9.2kb，易发生变异。

庚型肝炎病毒主要经血液或非肠道途径传播，也存在母婴传播及静脉注射吸毒和医源性传播等，常与乙型、丙型肝炎合并感染，故有人认为 HGV 可能是一种辅助病毒。庚型肝炎病毒感染后一般症状较轻，少见黄疸，但病毒血症持续时间长。有 HGV 慢性携带者，发展成慢性肝炎的比例较丙型肝炎少。

加强血制品的管理是预防 HGV 的主要方法，目前已有 ELISA 商品试剂盒出售，可用于筛查献血人员和临床诊断。干扰素对其有一定疗效，但停药后病毒可重复出现。

（二）输血传播肝炎病毒

输血传播肝炎病毒（transfusion transmitted virus，TTV）又称 TT 型肝炎病毒，是 1997 年从一例日本肝炎病人血清中分离出来的，由于该病人姓名字首为 TT，而且有大量输血史，因而称为 TTV。TTV 为单负链环状 DNA 病毒，病毒体呈球形，无包膜。

TTV 主要通过血液或血制品传播，少数亦经消化道传播，可与丙型肝炎重叠感染，在献血人员、肝硬化、肝癌、血友病人中均有阳性检出率。目前致病机制尚不明确，其致病性正在进一步研究中。

第四节　人类免疫缺陷病毒

人类免疫缺陷病毒（human immunodeficiency virus，HIV）是获得性**免疫缺陷综合征**（acquired immunodeficiency syndrome，AIDS，又称艾滋病）的病原体。自 1983 年世界上首次报道第一例艾滋病以来，病例逐年巨增，迅速扩散蔓延至世界各地。HIV 具有潜伏期长、传播迅速、病情凶险、死亡率高等特点。艾滋病是目前危害人类健康最严重的疾病之一，已引起世界各国的高度重视。

一、生物学性状

HIV 呈球形，直径 100nm ~ 120nm。核心为两条相同的单股正链 RNA，并含有逆转录酶、蛋白酶和整合酶。核酸外包绕着双层衣壳蛋白（P24）和（P17）。最外层为包膜，其上嵌有 gp120 和 gp41 病毒特异的糖蛋白刺突（见图 13 - 3）。

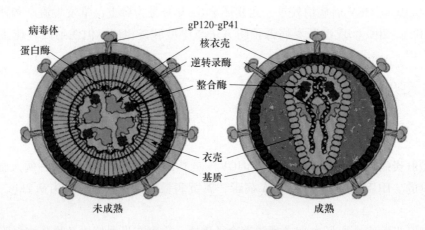

图 13 - 3　HIV 结构模式图

gp120 能与 CD4 分子结合，与 HIV 的特异吸附、穿入有关。HIV 的糖蛋白极易变异，使 HIV 易发生免疫逃避，同时也为该病毒疫苗的研制带来困难，从而使得人类与艾滋病的斗争更为艰难。

HIV 抵抗力较弱，对热、化学消毒剂较敏感，在液体或血清中 56℃ 10 分钟可被灭活。0.2% 次氯酸钠、0.1% 含氯石灰、70% 乙醇、0.5% 来苏儿处理 5 分钟，均可灭活病毒。紫外线对 HIV 杀灭作用不强。

二、致病性与免疫性

HIV 的传染源是艾滋病患者和 HIV 无症状携带者。主要传播方式有 3 种：①异性或同性间的性行为；②输入含有 HIV 的血液或血制品、器官或骨髓移植、静脉药瘾者共用污染的注射器及针头、人工授精等；③母婴垂直传播。

HIV 感染人体后，通过 gp120 选择性地侵入 CD4$^+$Th 细胞、单核 - 巨噬细胞等。病毒潜伏于细胞内以较低水平增殖形成慢性或持续感染状态。当机体受到某些刺激（如细菌等感染），则激发潜伏的病毒大量增殖，导致 CD4$^+$Th 细胞、单核 - 巨噬细胞等大量死亡、功能受损，造成机体免疫功能全面低下，出现一系列临床症状，如淋巴结肿大、发热、关节痛、乏力、腹泻及各种神经症状，并易继发细菌、病毒、真菌及原虫的致死性感染。部分病人可并发肿瘤，如 kaposi 肉瘤、恶性淋巴瘤。一旦发病，病死率极高。

HIV 感染可使机体产生多种抗体，中和抗体主要是抗 gp120 的 IgG，但 gp120 易变异，可逃脱免疫系统的攻击。

本病的诊断主要是检测 HIV 抗体。用 ELISA 法作为 HIV 感染的初筛方法，如连续两次阳性，再做免疫印迹（Western blot）确证实验证实，方可确认 HIV 感染。

三、防治原则

控制 AIDS 的有效措施是预防。由于 HIV 包膜糖蛋白 gp120 的高度易变性，HIV 特异性疫苗研制困难。目前主要的预防措施有：①加强卫生宣传教育，普及艾滋病预防知识；②建立监测机构，加强国境检疫；③加强血制品、捐献器官等的 HIV 检测与管理，严格筛选供血人员；④杜绝吸毒和性滥交，阻断母婴传播；⑤严格医疗器械的消毒灭菌，推广一次性注射器，防止医源性感染。

目前治疗 AIDS 尚无特效药物，常使用多种药物综合治疗，交替使用 2 种 HIV 逆转录酶抑制剂如拉米夫定、叠氮脱氧胸苷和一种蛋白酶抑制剂如英迪纳瓦，以防止耐药性产生。一些 AIDS 患者经综合治疗后，血中 HIV 含量明显下降，延缓了病程发展，降低了 AIDS 患者的死亡率。

第五节 其他病毒

除了前几节介绍的呼吸道病毒、肠道病毒、肝炎病毒及人类免疫缺陷病毒之外，其他的致病病毒种类还有很多，如狂犬病病毒、疱疹病毒、流行性乙型脑炎病毒、登革病毒、森林脑炎病毒、汉坦病毒、新疆出血热病毒、人乳头瘤病毒等。

一、狂犬病病毒

狂犬病病毒为狂犬病的病原体。狂犬病为人畜共患传染病，死亡率为 100%，是一种对人体健康危害较大的致死性传染病。

（一）生物学性状

狂犬病病毒外形呈子弹状，大小约 75nm×180nm。核心为单股负链 RNA，外绕螺旋对称的蛋白衣壳，有包膜，包膜上有糖蛋白刺突，与病毒的感染性和毒力相关。在易感动物或人的中枢神经细胞（主要是大脑海马回的锥体细胞）胞质内增殖时，形成嗜酸性、圆形或椭圆形包涵体，称内基小体，具有诊断意义。

狂犬病毒抵抗力不强，易被强酸、强碱、甲醛、碘、乙醇等灭活。肥皂水、去垢剂等对病毒也有灭活作用。

（二）致病性与免疫性

狂犬病病毒存在于患病动物唾液中，传染源主要是犬，其次是家猫。人被动物咬伤、抓伤，病毒通过伤口进入人体内。潜伏期一般为 1~3 个月，但也有短至 1 周或长达数年才出现症状者。进入体内的病毒先在肌纤维细胞中增殖，再由神经末梢沿神经轴索上行至中枢神经系统，在神经细胞内增殖并引起中枢神经系统损伤，然后又沿传出神经扩散至唾液腺和其他组织。典型表现是神经兴奋性增高，病人吞咽或饮水时喉头肌肉发生痉挛，甚至闻水声或其他轻微刺激均可引起痉挛发作，故称恐水病。这种兴奋期经 3~5 天后，病人由兴奋转入麻痹期，最后因昏迷、呼吸、循环衰竭而死亡。病死率达 100%。动物研究表明，机体感染狂犬病病毒后能产生细胞免疫和中和抗体，在抗病毒免疫机制中起重要作用，但病毒若已侵入中枢神经系统则无保护作用。

（三）防治原则

加强家犬管理，捕杀野犬，注射犬用疫苗，是预防狂犬病的重要措施。人被动物咬伤后应立即采取下列措施：

1. 伤口处理 立即用 20% 肥皂水、0.1% 新吉尔灭或清水反复冲洗伤口，再用 70% 乙醇涂擦。

2. 人工被动免疫 用高效价抗狂犬病病毒血清浸润注射于伤口周围及底部，并同时肌注。

3. 人工自动免疫 狂犬病的潜伏期一般较长，人被咬伤后如及早接种高效狂犬疫苗，可以预防发病。我国现使用地鼠肾原代细胞或人二倍体细胞培养制备的灭活病毒疫苗，于第 1、3、7、14、28 天各肌注 1mL，免疫效果好，副作用小。

二、疱疹病毒

疱疹病毒是一类中等大小、结构相似、有包膜的 DNA 病毒。病毒可通过呼吸道、消化道、泌尿生殖道等侵入宿主细胞，表现为增殖性感染、潜伏性感染、整合感染。现已发现 114 种，根据其生物学特性分为 α、β、γ 三个亚科。①α 疱疹病毒：增殖快，引起细胞病变，可在感觉神经节内建立潜伏感染；②β 疱疹病毒：增殖周期较长，可使感染细胞形成巨细胞，可在唾液腺、肾和单核吞噬细胞系统中建立潜伏感染；③γ 疱疹病毒：感染的靶细胞主要是 B 细胞，病毒可在细胞内长期潜伏。

引起人类疾病的疱疹病毒主要有单纯疱疹病毒 1 型和 2 型（HSV-1 HSV-2）、水痘-带状疱疹病毒（VZV）、EB 病毒（EBV）、人类巨细胞病毒（CMV），以及人类疱疹病毒 6 型、7 型、8 型（HHV-6、7、8）等。它们的主要特性与所致疾病见表 13-4。

表 13 – 4 常见疱疹病毒的重要特性与所致疾病

正式命名	常用名	主要生物学性状	所致疾病
人类疱疹病毒1型（HHV－1）	单纯疱疹病毒1型（HSV－1）	繁殖快、杀细胞性感染，感觉神经节三叉神经节和颈上神经节中潜伏，直接密切接触传播	唇疱疹、龈口炎、角膜结膜炎、脑炎等
人类疱疹病毒2型（HHV－2）	单纯疱疹病毒2型（HSV－2）	繁殖快、杀细胞性感染，骶神经节潜伏，两性接触传播	生殖器疱疹、新生儿疱疹
人类疱疹病毒3型（HHV－3）	水痘－带状疱疹病毒（VZV）	繁殖快、杀细胞性感染，脊髓后根神经节、颅神经的感觉神经节中潜伏，经呼吸道或接触传播	水痘、带状疱疹、脑炎
人类疱疹病毒4型（HHV－4）	Epstein－Barr病毒（EBV）	B淋巴细胞中繁殖与潜伏，通过唾液感染，也可经输血传播	传染性单核细胞增多症、Burkitt淋巴瘤、鼻咽癌（？）等
人类疱疹病毒5型（HHV－5）	人类巨细胞病毒（CMV）	常在淋巴细胞、肾脏及分泌腺体中潜伏，通过密切接触、输血、器官移植传播	先天性巨细胞包涵体病、单核细胞增多症、间质性肺炎、先天性畸形、肝炎
人类疱疹病毒6型（HHV－6）	人类疱疹病毒6型	同人巨细胞病毒	婴儿急疹、间质性肺炎、骨髓抑制
人类疱疹病毒7型（HHV－7）	人类疱疹病毒7型	同人巨细胞病毒	未明确
人类疱疹病毒8型（HHV－8）	人类疱疹病毒8型	同EB病毒	Kaposi肉瘤

三、流行性乙型脑炎病毒

流行性乙型脑炎病毒（乙脑病毒），是流行性乙型脑炎（乙脑）的病原体。乙脑病毒为球形，直径40nm，核心为单股正链RNA，有包膜，有刺突。抗原性稳定，只有一个血清型。病毒抵抗力弱，对理化因素均敏感，加热56℃ 30分钟灭活。碘酊、石炭酸、来苏等常用消毒剂均能灭活。

乙脑病毒的传染源主要是猪、牛、羊等家畜和家禽，特别是幼猪，病毒血症时期较长，是最重要的传染源。病人及隐性感染者也可成为传染源。乙脑病毒主要由库蚊传播，我国乙脑流行的高峰期是6~9月。蚊不仅是传播媒介，还可能是病毒的长期储存宿主。

乙脑病毒随蚊虫唾液侵入人体后，先在局部血管内皮细胞及局部淋巴结中增殖，随后经血流播散到肝、脾等处，在单核吞噬细胞内继续增殖，病毒再次入血形成第二次病毒血症，引起发热等全身不适。多数呈隐性感染。少数病人（0.1%）病毒可穿过血脑屏障进入中枢神经系统，引起脑实质及脑膜病变，表现为高热、剧烈头痛、呕吐、颈项强直、嗜睡或昏迷等症状，死亡率高，幸存者可遗留智力减退、痴呆、偏瘫、失语等后遗症。乙脑病后及隐性感染后可获得持久免疫力。

防蚊灭蚊是预防乙脑的有效措施。乙脑灭活疫苗和减毒活疫苗特异性预防接种是预防乙脑的重要环节。目前乙脑治疗仍采用对症处理及支持疗法，有报道用病毒唑、干扰素、恢复期血清等治疗，可减轻病情，有一定作用；但已出现脑炎症状者，则无治疗效果。

四、登革病毒

登革病毒由伊蚊传播，引起登革热。东南亚、西太平洋、中南美洲有流行，我国广东、海南、广西等地区均有发生。

登革病毒形态结构与乙脑病毒相似。自然宿主是人和猴，病人为主要传染源。病毒经伊蚊叮咬进入人体，先在毛细血管内皮细胞和单核细胞中增殖，随后经血流播散，引起发热、肌肉和关节剧痛（故俗称断骨热）、淋巴结肿大、皮肤出血、淤点、淤斑、休克等症状。初次感染症状较轻，约一周内恢复；再次感染症状重，病死率高。其机制不清楚，多数学者认为免疫病理反应起重要作用。

五、森林脑炎病毒

森林脑炎病毒又名苏联春夏型脑炎病毒，是引起森林脑炎的病原体。在我国东北和西北的一些林区曾有流行。

森林脑炎病毒生物学性状与乙脑病毒相似。蜱是传播媒介，也是储存宿主，病毒在蜱体内增殖，并能经卵传代，也可由蜱携带病毒越冬。在自然情况下，病毒在兽类和野鸟之间循环。易感人群进入疫源地被蜱叮咬而感染，经7～14天潜伏期后突然发病，出现高热、头痛、昏睡、肌肉麻痹萎缩，死亡率高。病后可获持久免疫力。

六、汉坦病毒

汉坦病毒又称肾综合征出血热病毒，是流行性出血热的病原体。病毒体呈圆形或卵圆形，直径90nm～120nm，核酸类型为单股负链RNA，有包膜。病毒对乙醚等脂溶剂和紫外线敏感，对酸、热抵抗力弱。一般消毒剂如来苏儿、新洁尔灭等也能灭活病毒。

流行性出血热有明显的地区性和季节性，我国流行的Ⅰ型多在11～12月为发病高峰；Ⅱ型以春季为流行高峰。已波及我国27个省、市、自治区，发病的高峰与鼠类的分布和活动有关。国内已查出20余种啮齿动物自然携带病毒，为主要传染源，其唾液、粪便、尿液可排出病毒污染环境，经呼吸道、消化道或直接经皮肤伤口接触而感染。

潜伏期一般为两周左右，起病急，发展快。典型病例具有三大主症，即发热、出血和肾脏损害。临床经过分为发热期、低血压休克期、少尿期、多尿期和恢复期。一般认为病毒直接作用是发病的始动环节，免疫病理损伤起重要作用。发热期病人有明显畏寒和发热，皮肤、黏膜常有出血点，患者可伴有呼吸道和胃肠道症状，持续约1周；低血压休克期常发生在病后2周；同时或稍后进入少尿期；约1周后尿量开始增多，进入多尿期；发病约1个月后，进入恢复期。

预防主要采取灭鼠、防鼠、灭虫、消毒和个人防护等。应坚持"三早一就"（早发现、早休息、早治疗、就近治疗）。目前尚无特效疗法，主要采取"液体疗法"为基础的综合治疗措施。

七、新疆出血热病毒

新疆出血热病毒的结构、培养特性和抵抗力与汉坦病毒相似，但抗原性、传播方式、致病性却不相同。

新疆出血热是一种自然疫源性疾病，有严格的地区性和明显的季节性，主要分布于有硬蜱活动的荒漠牧场。硬蜱是传播媒介，病毒在蜱体内增殖并能经卵传给后代，故蜱亦是储存宿主。每年 4~5 月蜱大量增殖，也是新疆出血热的发病高峰期。野生啮齿动物及家畜是重要的传染源。人被携带病毒的硬蜱叮咬后，经 5~7 天的潜伏期，患者表现为发热、全身疼痛、中毒症状和出血。病后机体产生多种特异性抗体，可获持久免疫力。

我国已研制成功新疆出血热的疫苗，系采用感染鼠脑精制灭活而成，在牧区试用的初步结果表明安全有效。

八、人乳头瘤病毒

人乳头瘤病毒（HPV）是球形、无包膜的双链闭环 DNA 病毒，引起人体皮肤黏膜的鳞状上皮增殖。依其感染部位可分为皮肤型和生殖道上皮型。HPV 有 100 余个型别，常见的主要类型为 HPV－1、HPV－2、HPV－6、HPV－11、HPV－16、HPV－18、HPV－31、HPV－33、HPV－35 等。HPV－16 和 HPV－18 长期感染可能与女性宫颈癌的发生有关。尖锐湿疣也是由 HPV 感染引起的一种性传播疾病。

HPV 抵抗力强，能耐受干燥并长期保存，加热或经福尔马林处理可灭活，所以高温消毒和2% 戊二醛消毒可灭活。

人是 HPV 的唯一自然宿主。可经密切接触、性接触而传播，也可通过接触感染者的衣物、生活用品、用具等而传播，引起人类上皮的良性和恶性肿瘤，如人类寻常疣、尖锐湿疣、乳头状瘤、宫颈癌等。一般认为，HPV 是经黏膜、皮肤的擦伤或微小伤口进入鳞状上皮基底层细胞，24 小时后病毒 DNA 进入宿主细胞核开始复制，然后随着基底细胞的分化成熟向表层移动，细胞内病毒衣壳蛋白表达并包装病毒 DNA 形成完整的病毒颗粒，修饰后可释放到上皮表面，经密切接触传播或从角化层表面脱落播散到周围环境中。

国际上已经有预防性的四价疫苗（HPV－6、HPV－11、HPV－16、HPV－18），可以预防这 4 种病毒类型感染。因为大部分宫颈癌与 HPV－16、HPV－18 长期感染相关。此预防疫苗对已经感染的人没有作用。治疗以外治为主，其中物理治疗和药物治疗都是常用的方法。物理治疗以激光、冷冻、电灼等为主，而药物治疗多采用具有腐蚀疣体的药物，如5% 5－Fu 软膏、30% 三氯醋酸等。过继免疫疗法是将患者自身的免疫细胞通过体外诱导后，再回输给患者。

复习思考题

1. 简述流感病毒的形态结构特点。

2. 流感病毒分型、分亚型的依据是什么？

3. 脊髓灰质炎病毒引起什么疾病？如何防治？

4. 甲型、乙型、丙型、丁型及戊型肝炎病毒的传播途径有哪些？

5. 乙型肝炎病毒的形态包括哪几种颗粒？结构有何异同？

6. 乙型肝炎"两对半"包括哪些指标？有何临床意义？

7. HIV 的传染源包括哪些？有哪几种传播途径？

8. 简述 HIV 的致病机制。

9. 简述狂犬病病毒的传染源、传播途径和防治原则。

10. 举例说明疱疹病毒可引起哪些疾病？

第十四章 真 菌 学

真菌（fungus）是一类真核细胞型微生物，细胞核高度分化，有核膜和核仁，细胞器完善。真菌在自然界分布极其广泛，数目庞大，目前发现的真菌约有数十万种。真菌与人类关系密切，多数对人类有益，部分真菌对人类有害，如引起食品及药材霉变等。随着广谱抗生素、抗肿瘤药物和免疫抑制剂的广泛使用，加之医院内感染的增加，致使近年来真菌相关疾病的发病率逐年增加，已经引起广泛关注。

第一节 真菌的生物学性状

真菌的细胞壁不含肽聚糖，主要由多糖（75%）与蛋白质（25%）组成，多糖主要为几丁质的微原纤维，不含叶绿素，无根、茎和叶分化。

一、形态与结构

真菌形态多种多样，根据形态和结构的不同分为单细胞和多细胞两大类。

（一）单细胞真菌

单细胞真菌呈圆形或椭圆形，以出芽方式繁殖，芽生孢子成熟后脱落成独立个体，包括酵母型真菌和类酵母型真菌。两者的区别在于后者延长的芽体不与母细胞脱落，而进入培养基内形成假菌丝。常见的对人致病的真菌有新生隐球菌和白假丝酵母菌（白色念珠菌）。

（二）多细胞真菌

多细胞真菌由菌丝和孢子组成，菌丝伸长有分支，交织成团，形成菌丝体，这类真菌称为丝状菌，也称为霉菌。

1. 菌丝（hypha） 真菌的孢子在适宜的环境下长出芽管，逐渐延长成丝状，即菌丝。菌丝又可以长出许多分支，交织成丝状体。有的菌丝向下生长，伸入培养基中吸取营养，称为营养菌丝；有的菌丝向上生长，暴露于空气中，称为气生菌丝；能产生孢子的气中菌丝称为生殖菌丝。菌丝的结构可有或无横隔，菌丝的形态各异，有螺旋状、球拍状、结节状、鹿角状和梳状等，不同种类的真菌可有不同形态的菌丝，故菌丝形态有助于鉴别真菌。

2. 孢子（spore） 孢子是真菌的繁殖结构，一条菌丝上可长出许多个孢子。在适宜条件下孢子可发芽伸出芽管，发育成菌丝，因而孢子是真菌的繁殖结构。真菌孢子的抵抗力不强，加热60℃~70℃短时间内即可死亡。孢子分为有性孢子和无性孢子两大类，前者通过两个细胞融合和基因组交换后形成，后者经菌丝细胞直接分化而形成。致病性真菌多形成无性孢子，孢子的种类与形态有多种，如叶状孢子、分生孢子、孢子囊孢子等，这有助于鉴定真菌。

二、培养特性

真菌营养要求不高，在一般细菌培养基上均能生长，常用沙保培养基培养，其中主要含有1%蛋白胨、4%葡萄糖和2%琼脂，最适pH 4~6，最适温度22℃~28℃，但某些深部感染真菌则在37℃下生长良好。大多数真菌生长很快，而病原性真菌则生长较慢，常需培养1~4周才出现典型菌落。真菌的菌落有两类：

1. 酵母型菌落 为单细胞真菌的菌落形式，菌落湿润，柔软而致密，形态与一般细菌菌落相似，如新型隐球菌。类酵母菌出芽繁殖后，芽管延长不与母细胞脱离，形成假菌丝，假菌丝伸入培养基中，这种菌落称为类酵母型菌落，如白假丝酵母菌。

2. 丝状菌落 是多细胞真菌的菌落形式，由众多疏松的菌丝构成。菌落呈棉絮状、绒毛状或粉末状，菌落正、背两面可显出不同颜色。菌落的形态、结构与颜色可作为真菌鉴定的参考。

有些真菌可因环境条件的变化而发生形态的互变，称为二相性。如球孢子菌和孢子丝菌等，这些真菌在营养丰富的培养基上37℃培养或人体内发育时呈酵母型菌落，而在沙保培养基上25℃条件下培养呈丝状型菌落。

三、抵抗力

真菌对干燥、阳光、紫外线及一般消毒剂有较强的抵抗力。但不耐热，60℃加热1小时菌丝与孢子均可被杀死。对常用于细菌感染的抗生素不敏感，灰黄霉素、制霉菌素、二性霉素B、克霉唑、酮康唑、伊曲康唑等对多种真菌有抑制作用，故可用于治疗。

第二节 真菌的致病性与免疫性

一、致病性

真菌引起机体感染同样需要具备一定的毒力，如白假丝酵母菌、烟曲霉、黄曲霉的细胞壁糖蛋白有内毒素样活性，能引起组织化脓性反应和休克。白假丝酵母菌具有黏附人体细胞的能力，随着其芽管的形成，黏附力加强。新生隐球菌的荚膜有抗吞噬作用。不同的真菌可通过下列几种形式致病：

（一）致病性真菌感染

致病性真菌感染主要是一些外源性真菌感染。

1. 浅部真菌 浅部真菌如皮肤癣菌具有嗜角质性，并能产生角蛋白酶水解角蛋白。其在皮肤局部大量繁殖，通过机械性刺激和代谢产物的作用，引起局部炎症和病变。

2. 深部真菌 深部真菌感染后不被杀死，能在吞噬细胞内繁殖，引起组织慢性肉芽肿及坏死等。

（二）条件致病性真菌

条件致病性真菌感染主要是由一些内源性真菌引起，如假丝酵母菌、毛霉、肺孢子菌等。这些真菌的致病性不强，只有在机体免疫力降低时发生，如肿瘤、糖尿病、免疫缺陷及长期应用广谱抗生素、皮质激素、放射治疗，或在应用导管、手术等过程中易继发感染。

（三）真菌超敏反应性疾病

各种真菌菌丝、孢子或其代谢产物可作为变应原通过吸入或食入引起超敏反应，如荨麻疹、接触性皮炎、过敏性鼻炎与哮喘等。

（四）真菌毒素中毒

有些真菌在粮食或饲料上生长，人、畜食后可导致急性或慢性中毒，称为真菌中毒症。真菌性中毒症状因毒素不同而异，有的引起肝、肾损害，有的引起血液系统变化，还有的作用于神经系统引起抽搐、昏迷等症状。

（五）真菌毒素与肿瘤

近年来不断发现有些真菌毒素与肿瘤有关，其中研究最多的是黄曲霉毒素。

二、免疫性

真菌感染的免疫包括固有免疫和适应性免疫。

1. 固有免疫（非特异性免疫） 真菌感染的发生与机体的固有免疫状态有关，最主要的是皮肤黏膜屏障、正常菌群的拮抗作用和吞噬细胞的吞噬作用。

2. 适应性免疫（特异性免疫） 真菌感染后可刺激机体产生细胞免疫和体液免疫，真菌因其胞壁厚，即使有抗体和补体也不能完全杀灭它。但特异性抗体在真菌感染恢复中有一定的作用，可以提高吞噬细胞对真菌的吞噬率，并阻止真菌与宿主细胞的黏附，从而降低其致病作用。一般认为抗真菌感染的免疫主要靠细胞免疫。此外，真菌感染还可引起超敏反应的发生。

第三节　常见致病真菌

病原性真菌按其侵犯的部位和临床表现不同，分为浅部感染真菌、皮下感染真菌和深部感染真菌三大类。

一、浅部感染真菌

引起浅部感染的真菌主要是皮肤丝状菌，又称皮肤癣菌。皮肤癣菌有嗜角质蛋白的特性，故侵犯部位限于角化的表皮，如毛发和指（趾）甲等，但不同的菌属侵犯部位各异。病理变化为真菌的增殖及其代谢产物刺激局部所引起的炎症和病变。

皮肤癣菌分为毛癣菌、表皮癣菌和小孢子癣菌三个属。三种皮肤癣菌均可侵犯皮肤，引起手足癣、体癣及股癣等。手足癣是人类最常见的真菌病。毛癣菌与表皮癣菌可致甲癣，俗称灰指（趾）甲。毛癣菌与小孢子癣菌可侵犯毛发引起头癣、黄癣与须癣。毛癣菌根据侵犯毛发部位不同可分为发内型、发外型和黄癣型。我国发癣中以黄癣为最多，约占发癣的60%。

二、皮下感染真菌

皮下组织感染真菌一般经外伤感染，主要侵犯皮肤、皮下组织，包括肌肉和结缔组织，可缓慢向周围组织扩散或经淋巴、血液向全身扩散。引起皮下组织感染的真菌主要为着色真菌与申克孢子丝菌，均为腐生性真菌，广泛存在于土壤、尘埃中。

1. 着色真菌　种类较多，因引起的疾病症状相似，病变皮肤变黑，故统称为着色真菌。我国较常见的为斐氏与卡氏着色真菌。感染皮肤多在暴露部位，早期为丘疹，后增大成结节，结节融合成疣状或菜花状。病程可长达数年至数十年。全身免疫功能低下者可经血流或淋巴扩散至淋巴结、肝、肾、中枢神经等。

2. 申克孢子丝菌　该真菌可经皮肤创口侵入皮肤，然后沿淋巴管分布，引起亚急性或慢性肉芽肿，使淋巴管出现链状硬结，称为孢子丝菌下疳；也可经口或呼吸道侵入，沿血行播散至其他器官。我国各地均已发现此病，东北地区报道较多。

三、深部感染真菌

（一）白假丝酵母菌

白假丝酵母菌又称白色念珠菌，常存在于正常人的口腔、上呼吸道、肠道和阴道黏膜，当机体免疫力下降或菌群失调时可致病。

菌体呈圆形或卵圆形，直径3～6μm，革兰染色阳性，但着色不均匀。以出芽方式繁殖，形成芽生孢子及假菌丝。在普通琼脂、血琼脂与沙保培养基上均生长良好。37℃孵育2～3天，形成灰白色乳酪样菌落；在玉米培养基上可长出厚膜孢子；在血清中能形成芽管。故厚膜孢子和芽管有助于鉴定。另外，还可做糖发酵或糖同化试验进行鉴定。

白色念珠菌可侵犯人体皮肤黏膜浅表部位，也可达深部内脏，甚至中枢神经系统。常见的有：①皮肤黏膜感染：皮肤感染好发于潮湿、皱褶处，如腋窝、腹股沟、肛门周围、会阴及指（趾）间。最常见的黏膜感染是新生儿鹅口疮、口角炎及阴道炎。②内脏感染：支气管炎、食管炎、肠炎和肾盂肾炎等，偶尔可引起败血症。③中枢神经系统感染：多由原发病灶转移而来，引起脑膜炎、脑膜脑炎及脑脓肿等。

（二）新生隐球菌

新生隐球菌在土壤中广泛存在，鸽粪中数量多，正常人的体表、口腔、粪便中也可分离到此菌。

本菌为圆形酵母型真菌，直径 4 ~ 12μm，外周有肥厚荚膜，荚膜比菌体大 1 ~ 3 倍。荚膜折光性强，一般染料不易着色而难以发现，用墨汁负染，可见黑色背景中有圆形透明菌体，外包透明荚膜（见图 14 - 1）。本菌以出芽方式繁殖，不形成假菌丝。于 25℃ ~37℃，在沙保培养基或血琼脂培养基上，数天后形成酵母型菌落，表面黏稠，由乳白色逐渐变成棕褐色。

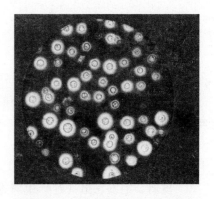

图 14 - 1　新生隐球菌（墨汁负染）

新生隐球菌一般为外源性感染，可经呼吸道吸入，在肺部可引起轻度炎症，能自愈。当机体免疫力下降时，可发生血行播散至其他部位，如骨、心脏、皮肤等，但最易侵犯的是中枢神经系统，引起慢性脑膜炎，表现为剧烈头痛、发热、呕吐和脑膜刺激症状，预后不良。

（三）曲霉

曲霉广泛分布于自然界，种类多，对人致病的主要是烟曲霉菌、黄曲霉菌等。曲霉菌生长快，在培养基上形成丝状菌落，初为白色，后转为黄绿色。镜检可见典型光滑分生孢子，倒立烧瓶状顶囊上长出密集小梗与圆形小分生孢子，有助于鉴定。曲霉引起的疾病称为曲霉病。最多见的肺部曲霉病，在肺部形成肉芽肿样的真菌体，主要表现为慢性支气管炎、哮喘。肺曲霉病死者多因侵犯脑血管，形成血栓或脓肿所致。曲霉还可致过敏性鼻炎、哮喘等超敏反应性疾病。黄曲霉毒素与人类肝癌的发生密切相关。

（四）毛霉菌

毛霉菌广泛分布于自然界。此菌一般为面包、水果上和土壤中的腐生菌。毛霉菌易侵袭机体抵抗力显著降低的病人，如糖尿病酸中毒、大面积严重烧伤、白血病等病人，可累及肺、脑和胃肠道等多个器官；如侵犯血管，形成栓塞，死亡率较高。

（五）肺孢子菌

肺孢子菌广泛分布于自然界。肺孢子菌有 3 种结构形态，即滋养体、包囊和子孢子（囊内体）。既往称其为**卡氏肺囊虫**（pneumocystis carinii，PC），目前已归属于真菌。该菌可寄生于多种动物，如鼠、犬、猫、兔、羊、猪、马、猴等体内，也可寄生于健康人体。主要的感染途径为空气传播和体内潜伏状态肺孢子菌的激活。由肺孢子菌引起的肺部感染称为肺孢子菌肺炎，是免疫功能低下患者最常见、最严重的机会感染性疾病。

第四节 真菌的微生物学检查与防治原则

一、微生物学检查

（一）标本采集

浅部感染真菌的检查，可用 70% 酒精棉球擦拭局部后，取病变部位的皮屑、毛发、指（趾）甲屑等。深部感染真菌的检查，可根据病情取病变部位的分泌物、痰、血液、脑脊液等标本。

（二）直接镜检

皮屑、毛发、指（趾）甲屑等标本置玻片上，滴加 10% KOH 溶液微加热处理后镜检，若见菌丝或孢子即可初步诊断患有皮肤癣菌，但一般不能确定其菌种。皮肤癣标本检查常用湿标本，不加染色。如为液态标本，经离心沉淀后取沉渣直接镜检或染色后镜检。疑为隐球菌引起的脑膜感染取脑脊液离心，沉淀物用墨汁做负染色后镜检。

（三）分离培养

皮肤、毛发标本经 70% 酒精或 2% 苯酚浸泡 2 ~ 3 分钟杀死杂菌，无菌盐水洗净后，接种在含抗生素的沙保弱培养基上，25℃ ~28℃ 培养数天至数周，观察菌落特征。必要时做玻片小培养，于镜下观察菌丝和孢子的特征，进行鉴定。

还可辅以凝集试验、沉淀试验、免疫标记技术等免疫学方法和 PCR 技术以鉴定真菌。

二、防治原则

由于真菌感染目前尚无特异性疫苗，故强调一般性预防。浅部真菌感染的预防主要是注意个人清洁卫生，保持鞋袜干燥，避免与患者直接或间接接触；深部真菌感染的预防，首先要去除各种诱发因素，提高机体免疫防御能力。

目前对浅部真菌感染可选用克霉唑软膏、咪康唑霜、复方硫酸铜溶液等；对深部真菌感染缺乏高效、安全、较理想的抗真菌药物，常用 5 - 氟胞嘧啶、酮康唑、氟康唑、两性霉素 B、制霉菌素等，但对肾、肝、神经系统等都有一定毒性。

第五节　真菌与中药材

一、真菌类中药材

很早以前人们就发现，部分中药材实为真菌，与多种疾病的防治有着密切关系。

1. 灵芝　为多年生高等真菌，属担子菌纲多孔菌目。灵芝多糖有增强细胞免疫的作用。灵芝的发酵液对神经衰弱、失眠、高血脂、缺氧、慢性支气管炎有一定疗效。

2. 银耳　又名白木耳，属担子菌纲银耳目。可滋阴、养胃、润肺、生津。

3. 猪苓　属担子菌纲多孔菌目。能利水渗湿。

4. 茯苓　属担子菌纲多孔菌目。有利尿、健脾、安神及抗菌作用。

5. 冬虫夏草　属子囊菌纲肉坐菌目。含多种氨基酸，有补益作用，常用于肺结核咯血、遗精、阳痿等的治疗。

其他还有白僵蚕（退热、定惊、解痉、止咳化痰）、雷丸（驱虫）等。

二、真菌与药材霉变

真菌与药材霉变关系十分密切，无论是生药还是成药制剂均易被真菌污染而变质。可使药材霉变的真菌主要有：

1. 毛霉属　为腐生菌，可致药材霉变及医源性感染。

2. 根霉属　分解淀粉能力强，易致含淀粉中药霉变。

3. 梨头霉属　可致中药霉变。

4. 曲霉属　分布广泛，是酿造业的重要菌种，也可致中药霉变。

5. 青霉属　自然界多见，常致柑桔和中药材霉变。

6. 木霉属　自然界广泛分布，可致中药及木材霉变。

复习思考题

1. 简述真菌的形态、结构与培养特性。
2. 列出主要的病原性真菌，分别叙述它们的致病性。

第十五章　医学寄生虫学概论

 学习目标

掌握　医学寄生虫的概念和分类；寄生虫生活史的概念；寄生虫对宿主的损害作用和感染特点。

熟悉　寄生虫的传播方式；抗寄生虫免疫；寄生虫的流行环节与影响因素、防治原则。

了解　医学原虫、蠕虫、节肢动物的形态特征和分类。

人体寄生虫是引起人类寄生虫病的病原体。人体寄生虫学也称医学寄生虫学，是研究与医学有关人体寄生虫的形态与结构、生活史特点，以及寄生虫与人体和外界环境相互关系的一门学科。作为一门医学基础学科，通过学习，掌握本学科的基本理论知识和技能，为控制危害人类的寄生虫病、保障人类健康服务。人体寄生虫分为**医学原虫**（medical protozoa）、**医学蠕虫**（medical helminthes）和**医学节肢动物**（medical arthropoda）三大类，人体寄生虫学与病原微生物学合称为病原生物学。

第一节　寄生虫的生物学

在自然界，生物间形成复杂的关系，两种生物共同生活的现象称为共生（symbiosis），根据利害关系，共生现象分为共栖、互利共生和寄生。

1. 共栖（commensalism）　共栖是指两种生物共同生活，一方受益，另一方既不受益也不受害的生活关系。

2. 互利共生（mutualism）　互利共生是指两种生物共同生活，双方相互依赖生存，双方受益的生活关系。

3. 寄生（parasitism）　寄生是指两种生物共同生活，一方受益，另一方受害的生活关系。在寄生生活中受益方称为寄生物，受害方称为宿主。通常宿主为寄生虫提供营养和居住场所。非动物性寄生物有病毒、细菌等病原微生物，动物性寄生物即原虫、蠕虫和节肢动物等寄生虫。**寄生虫**（parasite）为营寄生生活的多细胞无脊椎动物和单细胞原生生物，**宿主**（host）通常是人或动物，寄生于人体的寄生虫称为人体寄生虫。

一、寄生虫的生活史

寄生虫完成一代的生长、发育和繁殖的全过程及其所需的外界环境条件，称为**寄生虫的生活史**（life cycle）。包括寄生虫侵入宿主的途径，虫体在宿主体内发育、移行、定居和离开宿主的方式，除终宿主外的中间宿主、传播媒介，以及体内外环境因素等。寄生虫在侵入宿主前，必须达到一定的发育阶段，才具有能够侵入宿主并在其体内继续发育繁殖的能力，此阶段称为感染期或感染阶段。如蛔虫的感染期虫卵、血吸虫的尾蚴等。寄生虫感染期侵入宿主后，往往还需经过移行，最终到达特定部位寄生、发育为成虫。认识寄生虫的生活史，才能认识寄生虫的致病机制及其流行原因，有利于制定对该种寄生虫病的防控措施。寄生虫生活史多种多样，繁简不一，可概括为两种类型：一类是发育过程中不需中间宿主的，称为直接发育型，如蛔虫、鞭虫、溶组织内阿米巴、蓝氏贾第鞭毛虫等；另一类是发育过程中需要 1 个或 1 个以上中间宿主的，称为间接发育型，如丝虫、吸虫、绦虫、疟原虫等。寄生虫的生殖方式有无性生殖及有性生殖之分，有的种类兼有两种生殖方式，称世代交替，如疟原虫的生活史，其无性生殖世代主要在人体内，有性生殖世代在按蚊体内进行。

二、寄生虫生物学归属和类型

根据动物学分类，人体寄生虫归属于动物界中原生动物亚界的 3 个门（即肉足鞭毛门、顶复门和纤毛门），以及无脊椎动物的 4 个门（扁形动物门、线型动物门、棘头动物门和节肢动物门）。在医学上，习惯将原生动物称为原虫，扁形动物和线型动物称为蠕虫，棘头动物自成一类，节肢动物则称为医学昆虫。

根据寄生部位，将寄生于宿主体表或体内的寄生虫分别称为体外寄生虫和体内寄生虫。根据寄生的场所，又分为肠道寄生虫，如蛔虫、绦虫；组织寄生虫，如利什曼原虫；血液寄生虫，如疟原虫等。

根据寄生的性质分为：①专性寄生虫，指必须依靠寄生才能生存的寄生虫，如血吸虫、丝虫等；②兼性寄生虫，指既可过自由生活又可侵入宿主过寄生生活的寄生虫，如粪类圆线虫；③偶然寄生虫，指偶然侵入非正常宿主体内寄生的寄生虫，如某些蝇蛆进入人体腔道而偶然寄生；④机会致病寄生虫，通常处于隐性感染状态，当宿主免疫功能降低时，出现异常增殖而致病，如刚地弓形虫等。

三、宿主的类型

一种寄生虫可以拥有多种不同的宿主（或在不同的发育阶段拥有不同的宿主），根据宿主相对于寄生物的作用和地位，宿主也可进行分类。

1. 终宿主（definitive host）　终宿主是指寄生虫的成虫或有性生殖阶段寄生的宿主，如人是似蚓蛔线虫的终宿主。

2. 中间宿主（intermediate host）　中间宿主是指寄生物幼虫或无性生殖阶段所寄生的宿主，如钉螺是日本血吸虫的中间宿主。

3. 保虫宿主（reservoir host） 保虫宿主是指某些寄生虫既可寄生于人体，又可寄生于某些脊椎动物，后者在一定条件下可作为传染源将寄生虫传播给人，流行病学将这些脊椎动物称为保虫宿主，也称为储存宿主。如日本血吸虫可寄生于人，也可寄生于猪、牛等动物，猪、牛就是其保虫宿主。

4. 转续宿主（reservoir host） 转续宿主是指某些寄生虫侵入非正常宿主后不能发育为成虫，长期存活并保持幼虫状态，当有适当机会感染人体仍可继续发育为成虫，此非正常宿主即称为转续宿主。如卫氏并殖吸虫侵入野猪等非正常宿主后，作为正常宿主的人或犬如生食含有幼虫的野猪肉，幼虫即可在人或犬的体内继续发育为成虫，野猪是其转续宿主。

第二节　寄生虫与宿主的相互作用

寄生虫与宿主的相互作用主要包括寄生虫对宿主的损害致病作用及宿主的抗寄生虫感染免疫两个方面。

一、寄生虫对宿主的致病作用

寄生虫对人体的致病作用可归纳为以下三个方面：

1. 掠夺营养 寄生虫依赖宿主获取营养供其生长、发育和繁殖，一般来说虫体越多，掠夺营养就越严重，宿主营养不良的症状可能也越明显。另外，有的寄生虫寄生后影响宿主营养物质的消化、吸收，造成其营养不良。

2. 机械性损伤 寄生虫侵入宿主、移行及在组织器官中定居等均可对宿主造成局部直接损伤、压迫或阻塞等机械性损伤。如钩虫幼虫进入皮肤时引起钩蚴性皮炎，移行经肺时引起钩蚴性肺炎；猪囊尾蚴压迫脑组织引起癫痫；蛔虫进入胆管造成胆管堵塞等。

3. 毒性及免疫损伤作用 寄生虫的分泌物、排泄物、虫体或虫卵死亡分解物对宿主都具有毒性作用，可损害组织。如溶组织内阿米巴分泌的溶组织酶溶解组织细胞，造成肠壁溃疡；钩虫分泌的抗凝素使受损肠壁流血不止。上述寄生虫及其产物具有免疫原性，可诱发机体发生免疫应答，产生不同程度的保护作用，也可能出现超敏反应，导致宿主组织损伤和免疫病理变化。寄生虫性超敏反应，在寄生虫的致病机制中具有重要意义。

二、宿主对寄生虫的免疫作用

寄生虫及其产物作为抗原侵入人体后，人体通过免疫系统对其进行识别和应答。

（一）免疫应答的类型

1. 固有免疫 人体对寄生虫的固有免疫是在长期进化过程中形成，属于非特异性。其表现为人体可通过皮肤、黏膜、胎盘等屏障结构阻挡寄生虫的侵入，也可通过单核 –

巨噬细胞、树突状细胞、嗜酸性粒细胞、NK 细胞等免疫细胞或体液免疫物质杀死侵入人体的寄生虫。如红细胞被胀破后释放出来的疟原虫裂殖子，一部分被巨噬细胞吞噬。

2. 适应性免疫　适应性免疫是人体后天获得的特异性免疫，当机体再次接触或不断接触某种特定的寄生虫时，宿主的免疫效应逐步增强，并产生较初次免疫应答更为强烈的保护作用。这种效应递增的机制是研究寄生虫疫苗的基础。反之，如果机体内的寄生虫被不断地清除，淋巴细胞活化条件就会逐渐丧失，导致免疫应答水平相应降低，直至最后寄生虫抗原全部被清除，机体的免疫应答消失。

人体感染寄生虫后，随着寄生虫种类、数量及宿主个体的差异，所产生的适应性免疫可分为三种类型：①无效免疫，是指人体感染寄生虫后，不能产生有效的免疫力，不能清除体内的寄生虫，也不能阻止再次感染。②非消除性免疫，是指宿主感染寄生虫后，可产生一定的免疫力，只能清除部分寄生虫，对再感染具有部分抵抗能力。这是一种最多见的免疫类型，也称为带虫免疫。③消除性免疫，是指人体感染寄生虫后，所产生的免疫力可以清除体内全部寄生虫，而且具有长期抗重复感染的免疫力。

（二）免疫逃逸

在寄生虫与宿主长期相互适应过程中，有些寄生虫能逃避宿主的免疫攻击而继续生存，这种现象称**免疫逃逸**（immune evasion）。免疫逃逸机制尚未完全阐明，主要有：

1. 解剖位置隔离　有的寄生虫利用周围形成的屏障，使之与免疫系统隔离。如寄生在吞噬细胞内的弓形虫纳虫空泡。

2. 表面抗原性的改变　有的寄生虫通过变异、伪装或表面结构脱落更新等方式改变其表面抗原性，躲避免疫系统的攻击。如血吸虫肺期童虫结合有宿主的血型抗原，逃避宿主免疫系统的识别。

3. 抑制宿主的免疫应答　有的寄生虫可通过诱导多克隆 B 细胞活化、激活抑制性 T 细胞、产生封闭性抗体或直接破坏特异的免疫效应分子等多种途径来抑制宿主的免疫应答。

（三）超敏反应

宿主对寄生虫所产生的免疫应答对宿主具有不同程度的保护作用，但也可能出现超敏反应，导致宿主组织损伤和免疫病理变化。寄生虫性超敏反应分为Ⅰ、Ⅱ、Ⅲ、Ⅳ型。各型超敏反应可见于不同的寄生虫病。有的寄生虫病，可出现不止一种类型的超敏反应，例如血吸虫病可出现Ⅰ、Ⅲ、Ⅳ型超敏反应。

1. Ⅰ型超敏反应　又称速发型。某些寄生虫抗原刺激机体产生 IgE，IgE 结合于肥大细胞和嗜碱性粒细胞表面，使机体对该抗原处于致敏状态，当相同抗原再次进入机体后，与附着在细胞表面的 IgE 结合，发生桥联反应，导致这些细胞脱颗粒，释放出引起超敏反应的介质，如组胺、5-羟色胺等，引起平滑肌收缩、毛细血管扩张、通透性增加和腺体分泌增多，可发生呼吸道、消化道、皮肤等部位炎症反应，严重者可发生过敏性休克。如血吸虫尾蚴感染人体可引起瘙痒和丘疹，棘球蚴破裂、囊液释出可导致过敏性休克。

2. Ⅱ型超敏反应 又称细胞溶解型或细胞毒型。此型反应中的靶细胞主要是血液细胞，白细胞、红细胞和血小板。靶细胞上的抗原与 IgG 和 IgM 结合，在补体的参与下，细胞被溶解破坏。如黑热病、疟疾的病人，由于虫体抗原附着于红细胞表面，引起Ⅱ型超敏反应，这是病人贫血的重要原因之一。

3. Ⅲ型超敏反应 又称免疫复合物型。它是由中等大小可溶性的抗原抗体复合物沉积到毛细血管壁、肾小球基底膜等组织中，激活补体，使局部出现水肿、出血、坏死等炎症反应和组织损伤，如血吸虫分泌物和排泄物等形成的免疫复合物所致的肾脏损害即属于Ⅲ型超敏反应。

4. Ⅳ型超敏反应 又称迟发型变态反应，为细胞介导免疫的一种病理表现。如血吸虫虫卵肉芽肿的形成就属于由 T 细胞介导的Ⅳ型超敏反应。

第三节 寄生虫病的流行与防治

某地区人群中要发生寄生虫病的流行，必须具备三个基本环节，即传染源、传播途径和易感人群。寄生虫病的流行还受到三个相关因素的影响，其防治工作也因此有三个原则。

一、寄生虫病的流行环节

1. 传染源 寄生虫病的传染源可以是受感染的病人或带虫者，也可以是作为保虫宿主的动物，包括家畜与野生动物。

2. 传播途径 寄生虫从传染源传播到易感者使之发生感染的途径称为传播途径。寄生虫的感染期侵入人体的途径有：

（1）经口传播 为最常见的感染途径。如蛔虫的感染性卵、肝吸虫的囊蚴等，随食物或饮水经口获得感染。

（2）经皮肤传播 如泥土中钩虫的丝状蚴、水中的血吸虫尾蚴，与人皮肤接触时，感染性幼虫经皮肤钻入而感染人体。

（3）经媒介昆虫传播 某些寄生虫在吸血昆虫体内发育或繁殖后，昆虫叮咬人时使感染期虫体进入人体，如蚊传播疟原虫、丝虫等。

（4）经接触传播 有直接接触或间接接触方式，如阴道毛滴虫、疥螨等的感染。

（5）经空气（飞沫）传播 较少见，如肺孢子虫的感染。蛲虫卵很轻，易飞扬在空气中，可经口或鼻吸入再吞咽感染。

（6）经胎盘传播 如弓形虫、疟原虫经胎盘侵入胎儿。

（7）自体传播 指发生在个体内的寄生虫反复感染，可有两种方式；一种是体外自体感染，如蛲虫的肛－手－口体外自体感染；一种是体内自体感染，如猪带绦虫虫卵因肠道逆蠕动或恶心呕吐等返入胃内，经消化液作用孵出六钩蚴，在人体内引起囊虫病。

3. 易感者　一般认为人对各种人体寄生虫均为易感者。人体感染寄生虫后，除对少数虫种可产生消除性免疫外，多数虫种仍可发生再感染，但在流行区具有免疫力的人中，感染后出现的症状较来自非流行区者为轻。

二、寄生虫病的流行因素

寄生虫病的流行因素包括生物因素、自然因素和社会因素。生物因素是指寄生虫生活史各环节中有关的中间宿主和节肢动物，如长江以北无钉螺，也就无血吸虫病流行。自然因素是指影响寄生虫生活史的各种自然条件，如气温、雨量、地理环境等。社会因素是指影响寄生虫病流行的政治、经济、文化、生活、卫生习俗与生产劳动等因素。综合分析三方面因素，便于掌握寄生虫病的流行规律，制订出相应的防治措施。

三、寄生虫病的流行特点

1. 地方性　寄生虫的地理分布往往与其中间宿主或媒介昆虫的分布相一致，而且与当地居民的生活习惯特别是饮食习惯有关，也与该地区的自然条件、人们的生产方式等有关。如日本血吸虫病只流行于有钉螺的地区，肝吸虫病常流行于人们喜吃生鱼的地区等。

2. 季节性　如按蚊传播疟疾，由媒介昆虫传播的寄生虫病，便与按蚊的季节消长相一致。

3. 自然疫源性　如某些人兽共患寄生虫病，被感染的动物（保虫宿主）如果存在于人迹罕至的原始森林或荒漠地带，其体内的寄生虫只在动物之间相互传播，一旦人类进入这些地区，就有可能被感染，该地区称为自然疫源地。

四、寄生虫病的防治原则

1. 控制与消灭传染源　主要是要查治病人及带虫者和病畜，检查方法主要以病原诊断为主，有的则需做免疫学诊断。

2. 切断传播途径　即切断寄生虫的生活史。常采取粪便和水源管理、杀灭中间宿主和媒介昆虫、搞好饮食卫生和环境卫生。应根据不同寄生虫的生活史特点，采取针对性有效措施，以阻断其传播。

3. 保护易感人群　加强宣传教育，提高人体抵抗力，普及卫生知识，纠正不良习俗。注意个人与集体防护，预防性服药或涂敷防护剂，以防止寄生虫感染。寄生虫的免疫预防正在研究，一些原虫如疟原虫的 DNA 疫苗较有希望成功。

寄生虫病对人体健康和畜牧家禽业生产的危害均十分严重，我国疆域辽阔，大部分地区处于温带和亚热带，自然条件极其复杂，寄生虫种类也多，是寄生虫病严重流行的国家之一。血吸虫病、疟疾、丝虫病、钩虫病和黑热病是我国的五大寄生虫病，经大力开展防治工作，取得了举世瞩目的成效。但是，由于饮食习惯的改变、国内外人口流动加剧等因素，也导致了寄生虫流行病学的新变化，例如 1999 年浙江温州因食福寿螺而爆发的广州管圆线虫病，一些国外的寄生虫病如罗阿丝虫病、埃及血吸虫病等在国内也时有发现。因此，在将来很长一段时间内，寄生虫病预防和诊治仍然是我们应该重视的公共卫生问题。

复习思考题

1. 名词解释：寄生虫　宿主　感染阶段
2. 寄生虫对宿主的致病作用表现在哪些方面？
3. 寄生虫病流行的基本环节有哪些？如何防治寄生虫病？

第十六章 常见致病寄生虫

 学习目标

掌握 常见医学原虫、蠕虫的生活史和致病性。
熟悉 常见医学原虫、蠕虫的形态结构特点、实验室检查方法和防治原则。

第一节 常见致病原虫

原虫为单细胞真核动物，属原生动物亚界，其种类繁多，分布广泛，迄今已发现约65000余种，多数营自生生活。与人体有关的原虫称为医学原虫，约有40余种，常见致病原虫涉及动鞭纲的杜氏利什曼原虫、阴道毛滴虫和蓝氏贾第鞭毛，叶足纲的溶组织内阿米巴，孢子纲的疟原虫、弓形虫和隐孢子虫等。

原虫虫体微小，结构简单，形态因虫种而异，基本结构为胞膜、胞质、胞核三部分。原虫具有多细胞生物的一切生理功能，如运动、生殖及营养与代谢等。原虫生活史一般都经历形态结构、生物学功能不同的多个阶段，通常把能运动、摄食和增殖的阶段称为滋养体，是多数寄生原虫的基本生活型和致病阶段。许多原虫遇到不适宜的环境时，则停止运动并分泌囊壁包裹虫体，这个阶段称为**包囊**（cyst）。包囊是许多原虫的感染阶段，成为其转换宿主的重要环节。

一、疟原虫

疟原虫（malaria parasite）**属真球虫目**（Eucoccidiida）**疟原虫科**（Plasmodidae）**疟原虫属**（Plasmodium），是引起**疟疾**（Malaria）的病原体。疟原虫种类繁多，目前已知有130余种，广泛寄生于人类、哺乳动物、鸟类、两栖类和爬行类动物等体内。寄生于人类的主要有4种，即间日疟原虫、恶性疟原虫、三日疟原虫和卵形疟原虫，我国以间日疟原虫和恶性疟原虫多见，三日疟原虫少见，卵形疟原虫罕见。

（一）形态与结构

疟原虫在人体红细胞内寄生有各种不同的形态，分别称为**滋养体**（trophozoite）、**裂殖体**（schizont）和**配子体**（gametocyte）。

1. 滋养体　滋养体为疟原虫侵入红细胞发育的最早时期。按发育先后，滋养体有早、晚期之分。早期滋养体有一个深红色的核，位于虫体的一侧，胞质淡蓝色，呈环状。虫体形状似带红宝石的蓝色指环，故又称之为**环状体**（ring form）（亦称小滋养体）。此后虫体长大发育为晚期滋养体，也称大滋养体。晚期滋养体内胞核增大，胞质增多，有时伸出伪足，外形不规则。

2. 裂殖体　随着晚期滋养体发育成熟，核开始分裂。经反复多次分裂后核数量可达 12～24 个，最后胞质随之分裂，每一个核都被部分胞质包裹，成为**裂殖子**（merozoite），随红细胞破裂而释出。

3. 配子体　红细胞破裂后，部分裂殖子侵入红细胞发育为配子体。配子体圆形或卵圆形，占满胀大的红细胞。配子体有雌、雄之分。雌配子体胞质深蓝，核致密，呈红色，偏于虫体一侧；雄配子体虫体胞质浅蓝，核质疏松，淡红色，常位于虫体中央。

四种疟原虫在红细胞内发育各期的形态特征见表 16-1。

表 16-1　四种疟原虫在红细胞内发育各期的形态特征（薄血膜）

	间日疟原虫	恶性疟原虫	三日疟原虫	卵形疟原虫
环状体	环较大，约为红细胞直径的 1/3；胞质淡蓝色；核 1 个偶见 2 个，红色	环纤细，约为红细胞直径的 1/5；核 1～2 个，虫体常位于红细胞的边缘	环较粗壮，约为红细胞直径的 1/3；胞质深蓝色；核 1 个	与三日疟原虫相似
大滋养体	形状不规则，有伪足伸出，空泡明显，核 1 个；疟色素棕黄色，细小杆状，分散在胞质中	开始集中在内脏毛细血管内，外周血中不易见到。卵圆形，体小致密，胞质深蓝色；疟色素棕黄色，集中	带状或卵圆形，空泡小或无，疟色素棕黑色颗粒状，分布虫体边缘	虫体圆形，较三日疟原虫大，空泡不明显，核 1 个，疟色素似间日疟原虫
未成熟裂殖体	核开始分裂，胞质渐呈圆形，空泡消失；疟色素开始集中	外周血中不易见到。虫体仍似大滋养体，核开始分裂	体小，圆形或宽带状，空泡消失；核开始分裂	圆形或椭圆形，体小，空泡空泡消失；核开始分裂
成熟裂殖体	裂殖子 12～24 个，常为 16 个，排列不规则；疟色素集中，虫体充满胀大的红细胞	外周血中不易见到。裂殖子 8～36 个，排列不规则；疟色素集中	裂殖子 6～12 个，常为 8 个，排成一环；疟色素集中	似三日疟原虫
配子体	圆形，占满胀大的红细胞。雌配子体核致密，较小，深红色，偏于一侧；雄配子体核疏松，较大，淡红色，位于中央；疟色素分散	雌配子体新月形，两端较尖；雄配子体腊肠形，两端钝圆；核 1 个，疟色素核周较多	圆形。雌配子体核 1 个，小而致密，深红色，位于一侧，胞质深蓝色；雄配子体核大而疏松，浅红色，位于中央，胞质浅蓝色。疟色素分散	虫体似三日疟原虫，疟色素似间日疟原虫
被寄生红细胞的变化	除环状体外，其余各项均胀大，色淡；大滋养体期开始出现鲜红色薛氏小点	不胀大，常有数颗粗大紫褐色的茂氏点	不胀大，偶见浅蓝色齐氏小点	略胀大，色淡，不少细胞呈椭圆或不规则形，边缘呈锯齿状，有粗大、红色的薛氏点

（二）生活史

四种疟原虫的生活史基本相同，需要人和按蚊两个宿主。在人体内进行裂体增殖，并形成配子体进入有性生殖的初期阶段；在按蚊体内除完成有性生殖外，继而完成孢子生殖。由于有性生殖阶段主要在按蚊体内进行，所以一般认为按蚊是疟原虫的终宿主，人是其中间宿主。现以间日疟原虫为例对疟原虫的生活史加以说明（图 16 - 1）。

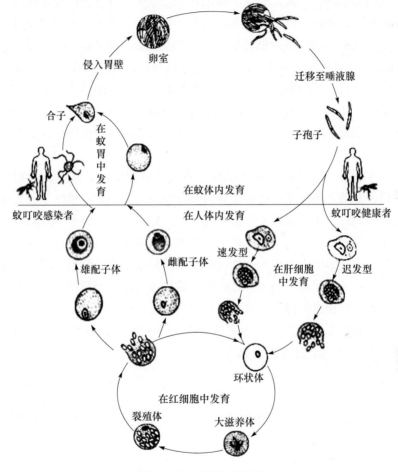

图 16 - 1　疟原虫生活史

1. 人体内发育　疟原虫在人体内先后寄生于肝细胞和红细胞，分别称为**红细胞外期**（exo - erythrocytic cycle）和**红细胞内期**（erythrocytic cycle）。亦简称红外期与红内期。

（1）**红外期**　当唾液腺中含有成熟子孢子的雌性按蚊刺吸人血时，子孢子随蚊唾液进入人体皮下的毛细血管，约经 30 分钟后随血流陆续侵入肝细胞，随着子孢子变圆，核开始分裂，进入红外期裂体增殖阶段，产生大量红细胞外期裂殖子。此后，成熟的红细胞外期裂殖体胀破肝细胞，裂殖子被释出，一部分被巨噬细胞吞噬，其余部分侵入红细胞，开始红细胞内期的发育，此发育过程见于多数子孢子，亦成为速发型子孢子。近年发现，间日疟原虫和卵形疟原虫除有速发型子孢子外，有部分子孢子侵入肝细胞后，需要休眠一段时间后才进入红外期裂体增殖，称为迟发型子孢子或休眠子，恶性疟原虫和三日疟原虫没有迟发型子孢子。四种疟原虫速发型子孢子完成红外期所需的时间不同，间日疟原虫约为 8 天，卵形疟原虫约 9 天，恶性疟原虫约为 6 天，三日疟原虫约为 11 天。

（2）红内期　裂殖子侵入红细胞后，先形成环状体，随后发育为大滋养体、裂殖体。裂殖体成熟后红细胞胀破，裂殖子随之释出，其中一部分被巨噬细胞吞噬，其余部分再侵入其他正常红细胞，重复红细胞内期由环状体至裂殖子的裂体增殖过程，称为疟原虫红内期增殖周期。间日疟原虫完成一个红内期增殖周期约需 48 小时，恶性疟原虫需 36 ~ 48 小时，三日疟原虫约需 72 小时，卵形疟原虫约需 48 小时。疟原虫经几代红细胞内期裂体增殖后，部分裂殖子侵入红细胞后不再进行裂体增殖而是发育成雌、雄配子体。雌、雄配子体只有进入按蚊体内才能继续完成有性生殖，否则经一段时间后，出现变性而被吞噬细胞吞噬。红内期原虫还可经输血或通过屏障作用有缺陷的胎盘，由母体传播给胎儿。

2. 按蚊体内发育　当雌性按蚊刺吸病人或带虫者血液时，红细胞内期原虫随血液进入蚊胃，但仅有雌、雄配子体能在蚊胃内继续发育，成为雌、雄配子，其余各期原虫均被消化破坏。此后，雌、雄配子结合形成合子。数小时后，合子由圆球状逐渐变成香蕉形、能活动的动合子。动合子穿过胃壁上皮细胞或其间隙，到蚊胃弹性纤维膜下形成圆球形的卵囊。卵囊继续发育长大，其内核和胞质反复分裂进行孢子增殖，形成数以万计的子孢子。成熟子孢子细长呈梭形，由囊壁钻出或随卵囊破裂释出，经血淋巴腔到达唾液腺。子孢子是疟原虫的感染阶段。当蚊再吸血时，子孢子即可随唾液侵入人体。在适宜条件下，间日疟原虫在按蚊体内发育成熟为 9 ~ 10 天，恶性疟原虫为 10 ~ 12 天，三日疟原虫为 25 ~ 28 天，卵形疟原虫为 16 天。

（三）致病性

1. 潜伏期　从疟原虫侵入人体至出现临床症状的间隔时间称为潜伏期。潜伏期的长短与进入人体的原虫种株、子孢子数量和机体的免疫力有密切关系。恶性疟的潜伏期为 7 ~ 27 天；三日疟的潜伏期为 18 ~ 35 天；卵形疟的潜伏期为 11 ~ 16 天；间日疟的短潜伏期株为 11 ~ 25 天，长潜伏期株为 6 ~ 12 个月或更长。由输血感染诱发的疟疾，潜伏期一般较短。

2. 疟疾发作　红内期疟原虫裂体增殖，引起机体出现寒战、高热和出汗退热 3 个连续阶段，称为**疟疾发作**（paroxysm）。疟疾发作与红细胞内期成熟裂殖体胀破红细胞密切相关。红细胞破裂后，大量的裂殖子、原虫代谢产物及红细胞碎片进入血流，刺激单核/巨噬细胞吞噬并产生内源性热原质，作用于宿主下丘脑的体温调节中枢，引起寒热发作。随着血内刺激物被吞噬和降解，机体通过大量出汗，体温逐渐恢复正常。由于红细胞内期裂体增殖是发作的基础，因此疟疾发作与红细胞内期裂体增殖周期一致。典型的间日疟和卵形疟隔日发作 1 次；三日疟隔 2 天发作 1 次；恶性疟隔 36 ~ 48 小时发作 1 次。若原虫发育不同步或不同种疟原虫混合感染时，发作则不典型。自然情况下，随着机体对疟原虫产生的免疫力逐渐增强，大量原虫被消灭，发作可自行停止。疟疾发作的次数取决于宿主免疫力增强的速度及患者是否得到及时有效的治疗。

3. 疟疾的再燃和复发　疟疾未经彻底治疗或发作自行停止后，无再感染的情况下，体内残存的少量红细胞内期疟原虫重新大量繁殖再次引起疟疾发作，称为**疟疾再燃**（recrudescence）。再燃通常与虫体产生抗原变异或宿主免疫力下降有关。红细胞内期疟原虫被药物或宿主免疫力全部消灭，经一段时间后，无感染情况下患者出现疟疾再次发作称为**疟疾复发**（relapse）。关于复发的机制目前尚未阐明，公认的机制是由肝细胞内的迟发型子孢子复苏、裂体增殖、释放的裂殖子进入红细胞繁殖引起的。恶性疟原虫和三日疟原虫无休眠子，因而只有再燃而无复发。间日疟原虫和卵形疟原虫既有再燃，又有复发。

4. 贫血　疟疾发作数次后，可出现贫血，发作次数越多，病程越长，贫血症状越严重，尤以恶性疟为甚。贫血的原因主要包括：①疟原虫寄生对红细胞的直接破坏。②脾功能亢进，吞噬大量正常红细胞。③免疫性溶血。受染红细胞抗原暴露，诱发自身抗体，导致红细胞被破坏；或疟原虫抗原抗体复合物附着在正常红细胞上，免疫复合物与补体结合，使红细胞膜发生明显改变，引起红细胞溶解或被巨噬细胞吞噬。④骨髓造血功能受到抑制，红细胞生成障碍。

5. 脾脏肿大　主要原因是脾充血和单核 - 巨噬细胞增生。初发患者多在发作 3 ~ 4 天后，脾开始肿大，疟疾长期不愈或反复感染者，脾重量可达正常者的数倍。早期积极治疗，脾可恢复正常。慢性患者，虽经抗疟根治，由于脾包膜增厚，组织高度纤维化，质地变硬，也不能恢复到正常。

6. 凶险型疟疾　大多数由恶性疟原虫所致，常发生于免疫力低下或因各种原因延误诊治的疟疾患者，因血中原虫数量剧增而出现凶险症状，如持续高热、剧烈头痛、谵妄、昏睡、昏迷、抽搐、呼吸窘迫、肺水肿、异常出血、黄疸、重症贫血、肾功能衰竭、水电解质失衡等，可分为脑型、超高热型、厥冷型、胃肠型等，症状来势凶猛，若不能及时治疗，死亡率很高。

由于疟原虫可通过母婴方式传播，还有先天性疟疾、婴幼儿疟疾等特殊情况，临床表现多样，病死率较高。

（四）实验室诊断

从外周血液中检出疟原虫是确诊的最可靠依据。取受检者外周血制作厚、薄血膜，经姬氏或瑞氏染液染色后镜检。厚、薄血膜各有优缺点，可以相互弥补。免疫学诊断多用于流行病学调查、防治效果评估及输血对象的筛选，常用间接荧光抗体试验、间接血凝试验和酶联免疫吸附试验等检测技术。PCR 和核酸探针等技术已用于疟疾的诊断，具有敏感性高等优点。

（五）防治原则

疟疾的防治采取预防为主、防治结合及加强监测、制止疫情等综合防治措施。

1. 预防　主要是蚊媒防制和预防服药。蚊媒防制主要是灭蚊、使用蚊帐和驱蚊剂。预防用药是给进入疫区的易感者服用抗疟药物，常用的药物有氯喹、乙胺嘧啶等。临床输血时应注意疟原虫的检查，防止含虫血液输入。

2. 治疗　通过治疗疟疾病人、带虫者可达到消灭传染源的目的。抗疟药物较多，根据中国疾病预防控制中心颁布的《消除疟疾技术方案（2011 年版）》，疟疾的规范治疗为：间日疟治疗首选磷酸氯喹片（以下简称氯喹）加磷酸伯氨喹片（以下简称伯氨喹）八日疗法进行治疗（此疗法也适用于卵形疟和三日疟患者的治疗）。治疗无效时，可选用以青蒿素类药物为基础的复方或联合用药的口服剂型（以下简称 ACT）进行治疗。青蒿素类药物主要指蒿甲醚、青蒿琥酯等相关制剂。恶性疟疾治疗采用 ACT 进行治疗。包括青蒿琥酯片加阿莫地喹片、双氢青蒿素哌喹片、复方磷酸萘酚喹片、复方青蒿素片等。重症疟疾治疗首选青蒿素类药物的注射剂型进行抢救性治疗。

二、刚地弓形虫

刚地弓形虫（*Toxoplasma gondii* Nicolle & Manceaux，1908）是猫科动物的肠道球虫，属真球虫目弓形虫科，简称弓形虫。弓形虫呈世界性分布，人和多种动物均可感染，引起人兽共患寄生虫病**弓形虫病**（toxoplasmosis）。弓形虫是机会致病原虫，在宿主免疫功能低下时，可致严重后果。

（一）生活史

弓形虫生活史复杂，包括无性生殖和有性生殖阶段，需要两个宿主。在猫科动物体内进行无性生殖及有性生殖，在人、哺乳动物、鸟类、鱼类及爬行类动物体内进行无性生殖，所以猫及猫科动物既是弓形虫的终宿主，也是中间宿主；人是中间宿主（图16－2）。人食入猫粪中的卵囊或动物肉类中的包囊、假包囊后，虫体穿过肠壁，随血液或淋巴液扩散至脑、心、肝、肺、肌肉等全身各组织器官的有核细胞内发育增殖。当宿主免疫功能正常时，滋养体在细胞内增殖缓慢，形成包囊，包囊可存活数月或数年，甚至终生。当宿主免疫功能低下时，包囊破裂缓殖子释出，侵入组织细胞内快速增殖，大量破坏组织细胞，引起临床症状甚至死亡。此外，弓形虫的感染方式还包括滋养体经过破损的皮肤感染人体，受感染孕妇在妊娠早期通过胎盘感染胎儿，亦有经输血或器官移植传播弓形虫的报道。

（二）致病性

弓形虫的致病作用与虫株毒力、宿主抵抗力密切相关。由于虫体反复增殖使细胞反复破裂，导致宿主局部组织的急性炎症和坏死，同时伴有单核细胞浸润。随着机体特异性免疫的形成，弓形虫速殖子在细胞内的增殖逐渐减慢并最终形成包囊，多见于脑、眼和骨骼肌等部位。包囊可在宿主体内长期存活，一般不引起炎症反应。一旦宿主免疫功能下降，组织内包囊中的缓殖子散出，可导致致死的播散性感染。弓形虫感染通常是隐性感染，无明显的症状和体征，但先天性感染和免疫功能低下者的获得性感染常引起严

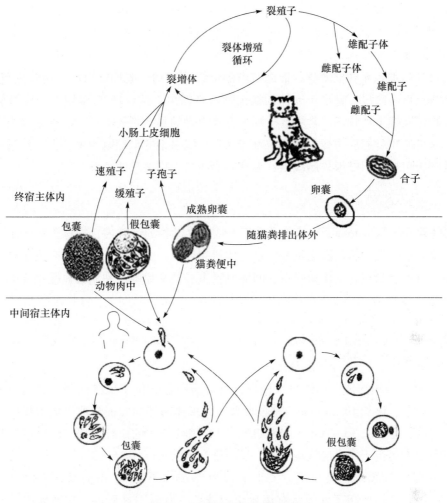

图 16-2　刚地弓形虫生活史

重的弓形虫病。受染孕妇的胎儿可有高达 50% 的感染率，引起先天性弓形虫病。在妊娠 3 个月内感染，可致流产、早产、畸胎或死胎；如在怀孕中、晚期感染，受染胎儿多数表现为隐性感染，有的出生后数月甚至数年才出现症状，患儿常表现为脑积水、小脑畸形、小眼球、脉络膜视网膜炎、精神和智力障碍等。成人若免疫功能正常，大多数感染者呈隐性感染。免疫功能低下者感染弓形虫引起获得性弓形虫病，患者出现长期低热、淋巴结肿大、肝脾肿大、肌肉不适等症状，甚至引起视网膜炎、心肌炎、脑炎、癫痫、精神异常等。重症弓形虫病常继发于艾滋病、淋巴肉瘤、白血病及免疫抑剂使用之后。

（三）实验室检查与防治

弓形虫的实验室检查包括涂片检查法、动物接种分离法和血清学检查。弓形虫病至今尚无特效药物治疗。乙胺嘧啶、磺胺类药物对增殖期弓形虫有抑制作用，急性感染病人可以使用，如两类药物联合应用疗效更好。

第二节　常见致病蠕虫

蠕虫为多细胞无脊椎动物，借助肌肉的伸缩而蠕动，故称蠕虫。生活阶段包括卵、幼虫和成虫三个阶段。寄生于人体的蠕虫称医学蠕虫，涉及环节动物门、扁形动物门、棘头动物门和线形动物门。常见致病蠕虫有吸虫纲的日本裂体吸虫、华支睾吸虫，绦虫纲的链状带绦虫、肥胖带绦虫、细粒棘球绦虫，线虫纲的似蚓蛔线虫、十二指肠钩口线虫、美洲板口线虫、蠕形住肠线虫、毛首鞭形线虫、旋毛形线虫等。

一、日本裂体吸虫

裂体吸虫（Schistosome）成虫寄生于人或哺乳动物的静脉内，亦称为血吸虫或住血吸虫，隶属于扁形动物门吸虫纲复殖目裂体科裂体属。寄生于人体的血吸虫主要有埃及血吸虫、日本血吸虫、曼氏血吸虫、间插血吸虫、马来血吸虫和湄公血吸虫 6 类，我国流行的是**日本血吸虫**（*Schistosoma japonicum* Katsurada，1904），引起血吸虫病，危害较大。

（一）形态与结构

1. 成虫　雌雄异体。虫体呈圆柱形，有口腹吸盘，位于虫体前部。雄虫粗短、体扁平，灰白色，体长 10～18mm。自腹吸盘后，虫体两侧向腹面卷曲形成抱雌沟。雌虫较细，呈圆柱形，长 13～26mm，因其肠管内充满被消化的血红蛋白，故虫体后半部呈黑色。雌虫常居留于雄虫的抱雌沟中，呈雌雄合抱状态（图 16-3）。

2. 虫卵　椭圆形，淡黄色，大小平均为 89μm×67μm。卵壳薄，无卵盖。卵壳一侧有一小棘，但因卵壳表面常有坏死组织残留，有时不易看清。成熟卵内含一毛蚴（图 16-3）。

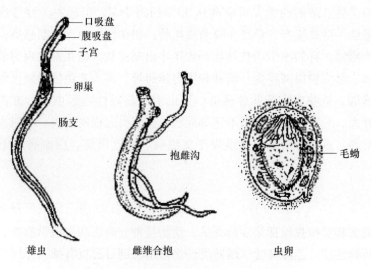

图 16-3　日本血吸虫成虫及虫卵形态图

（二）生活史

日本血吸虫生活史包括卵、毛蚴、母胞蚴、子胞蚴、尾蚴、童虫和成虫等阶段。终宿主为人或与人类生活密切的猪、牛、犬等哺乳动物，中间宿主为钉螺（图 16 - 4）。

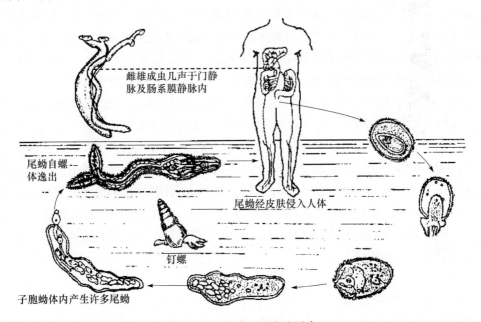

雌雄成虫几声于门静脉及肠系膜静脉内

尾蚴经皮肤侵入人体

尾蚴自螺体逸出

钉螺

子胞蚴体内产生许多尾蚴

图 16 - 4　日本血吸虫生活史

成虫寄生于人等终宿主门脉 - 肠系膜静脉系统。雌雄虫交配后，雌虫产卵于肠系膜静脉末梢。一部分虫卵随肝门静脉系统流至肝脏，并沉积在肝脏组织内，另一部分虫卵沉积在肠壁组织，约 11 天后虫卵发育成熟。卵内毛蚴分泌的溶组织物质透过卵壳，引起血管壁及周围组织的炎症、坏死，部分虫卵随破溃组织落入肠腔，随着宿主粪便排出体外。虫卵入水后，孵化出毛蚴，毛蚴钻入中间宿主钉螺体内，经母胞蚴、子胞蚴，最后发育成尾蚴，尾蚴逸出螺体，浮聚于水面。当人或其他哺乳动物接触疫水，尾蚴即借助穿刺腺分泌蛋白酶类物质溶解皮肤组织，钻入皮肤，脱去尾部，变为童虫。童虫进入血管随血流进入肝门静脉，当性器官初步分化后，即开始雌、雄合抱，并移行到肠系膜静脉定居、交配、产卵。尾蚴侵入宿主 7 周后，在宿主粪便中可检获虫卵。

（三）致病性

日本血吸虫的致病阶段包括尾蚴、童虫、成虫及虫卵，其中以虫卵所致的损害最为严重。

1. 尾蚴致病作用　尾蚴穿透宿主皮肤引起局部皮肤发炎，表现为瘙痒和丘疹，称为尾蚴性皮炎，多见于重复感染者。

2. 童虫致病作用　童虫在静脉移行时，因其机械性损伤、代谢物及分泌物的刺激，造成其所经过的器官出现血管炎、毛细血管栓塞、破裂、局部细胞浸润和点状出血；移行过程中亦可引起童虫性肺炎，患者可出现发热、咳嗽、咯血、食欲减退等症状。

3. **成虫致病作用** 成虫主要引起静脉内膜炎。虫体发育所脱落的表膜、分泌物和排泄物在宿主体内可形成免疫复合物，引起Ⅲ型超敏反应。

4. **虫卵致病作用** 成虫所产虫卵除部分经破溃肠黏膜随粪便排出外，多数虫卵沉积于肠壁、肝脏和门脉系统，卵中毛蚴分泌可溶性虫卵抗原（SEA），渗入周围组织，引起Ⅳ型超敏反应，虫卵周围组织的炎症、坏死，同时诱发淋巴细胞、巨噬细胞、嗜酸性粒细胞、中性粒细胞及浆细胞聚集于虫卵周围，形成虫卵肉芽肿，逐渐发展为纤维化。这是血吸虫病肝肠纤维化病变的发病基础，因此血吸虫病的致病因子主要是虫卵。

血吸虫病临床表现随病变的进展而变化，可分为急性期、慢性期和晚期。①急性期：主要病变是嗜酸性脓肿，可使肝脏急剧肿大，出现显著疼痛；肠黏膜下层的嗜酸性脓肿可向肠腔破溃，使含有虫卵的坏死物质落入肠腔，此时病人出现腹痛、脓血便、发热、轻度脾肿大及嗜酸性粒细胞增多等症状、体征。②慢性期：由于病变组织肉芽肿形成并逐渐纤维化，病人可无症状或有轻度肝、脾肿大及间歇性腹泻、乏力、消瘦等症状。③晚期：随着肠壁组织和肝脏纤维化越来越严重，病人可出现严重的消化不良及营养不良。此外，还可能表现为门静脉高压、巨脾、腹水等症状；儿童甚至出现严重的生长发育迟缓，造成侏儒症。

（四）实验室诊断

粪便中或组织中检获虫卵或孵出毛蚴，是血吸虫病确诊的主要依据。可通过直接涂片法、粪便水洗沉淀法和孵化法查找虫卵。对可疑病人，经多次粪检结果阴性者，可用直肠镜钳取小块黏膜组织压片镜检，也可使用血清学免疫方法检查。

（五）防治原则

防治本病应在疫区进行普查普治，及时查治病人及病牛，严格处理其他病畜、野生病兽，消灭传染源。此外，消灭钉螺是防治血吸虫病的重要措施之一。加强粪便管理，防止粪便污染水体，并注意个人防护。吡喹酮是目前治疗血吸虫病的首选药物，具有高效、低毒、疗程短的优点。

二、华支睾吸虫

（一）形态与结构

中华分支睾吸虫（*Clonorchis sinensis* Cobbold，1875），简称华支睾吸虫。成虫寄生于人及哺乳动物的肝胆管内，故又称**肝吸虫**（liver fluke）。肝吸虫成虫虫体大小平均为17.5mm×4mm，雌雄同体，体狭长，背腹扁平，形如葵花子。前端较窄，有口吸盘。肝吸虫卵在人体寄生虫卵中最小，平均大小为29μm×17μm，黄褐色，形如芝麻。卵的一端较窄，有明显小盖，与小盖相连处的卵壳隆起成肩峰，卵后端钝圆，有时可见一小的疣状突起。卵内含一毛蚴。

（二）生活史

肝吸虫生活史包括成虫、虫卵、毛蚴、胞蚴、雷蚴、尾蚴、囊蚴阶段。终宿主为人及猫、犬等哺乳动物；第一中间宿主为淡水螺类，如豆螺、沼螺等；第二中间宿主为淡水鱼、虾。成虫寄生在人等终宿主的肝胆管内。虫卵产于胆汁，进入消化道随粪便排出体外。虫卵入水后被第一中间宿主淡水螺吞食，在其消化道内孵出毛蚴，并继续在螺体内进行无性增殖，经胞蚴、雷蚴和尾蚴的系列发育，最后大量的尾蚴从螺体产出入水，当遇到第二中间宿主淡水鱼、虾时，侵入其体内形成囊蚴，并分布于皮下、肌肉等处，当宿主食入含活囊尾蚴的鱼、虾时，囊蚴在十二指肠内经消化液作用脱囊成为幼虫，再沿总胆管入肝胆管发育为成虫。

（三）致病性

肝吸虫的致病程度与感染的虫数多少及虫体寄生时间的长短有关。感染轻者常无明显症状及体征。其致病机制为虫体在胆管内的机械刺激、分泌物及代谢产物的毒素作用，使胆管上皮细胞损伤、脱落、增生，管壁增厚，管腔变窄、胆汁淤积而出现阻塞性黄胆；由于胆汁流通不畅，易发生细菌感染，而引起胆囊炎、胆管炎及胆石症。晚期病人由于肝细胞坏死、纤维组织增生可出现肝硬化并出现相应的临床表现。

（四）实验室检查与防治

粪便中检出虫卵为确诊依据。近年也可用免疫学、分子生物学技术进行检查，影像学如B超检查有助于肝胆病变检测。肝吸虫病以预防为主，治疗病人及带虫者选用吡喹酮，效果较好，也可选用阿苯达唑等。

三、链状带绦虫

链状带绦虫（*Taenia solium* linnaeus，1758）又称猪肉绦虫、猪带绦虫，我国古代医学典籍中称其为"白虫"或"寸白虫"，并指出是因"炙食肉类而传染"，是我国主要的人体寄生绦虫，成虫和幼虫（囊尾蚴）均可寄生于人体引起相应病变。

（一）形态与结构

1. 成虫　虫体乳白色，略透明，长2~4m，扁长呈带状，前端较细，向后逐渐变宽。虫体分节，整个虫体由700~1000个节片组成。分头节、颈节和链体3部分（图16-5）。头节呈圆球形，直径约1mm，有4个吸盘，呈深杯状，和一个位于最前端能伸缩的顶突，顶突上有25~50个角质小钩，排列两圈。颈节紧接于头节之后，是虫体最细的部分，具有再生作用，可由此不断的生出新节片。虫体其余部分为链体，从颈节开始至末端，根据发育成熟度不同又人为分为幼节、成节和孕节3部分。至末端的孕节内仅有充满虫卵的子宫，从子宫主干向两侧伸出许多不规则树枝状的侧支，子宫内含虫卵数可达3万个以上。

2. 幼虫 又称囊尾蚴或囊虫。为卵圆形、乳白色、略透明、黄豆大小的囊状体，大小平均为 9mm×5mm，囊内充满液体，囊壁内层有一小米粒大小的白点，即为凹入卷缩在囊内的头节。

3. 虫卵 圆球形，直径 31~43μm，卵壳薄，镜下仅见具有放射状条纹的棕黄色胚膜，内含一发育成熟的六钩蚴。

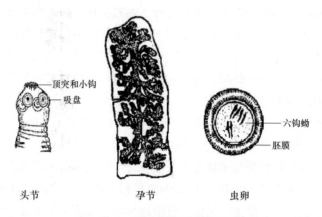

图 16-5 链状带绦虫各期形态图

（二）生活史

人类是猪肉绦虫的终宿主，亦可为其中间宿主；猪和野猪是猪肉绦虫的主要中间宿主。

猪肉绦虫成虫寄生于人的小肠内，借助头节上的吸盘及小钩固定于小肠黏膜上，靠体壁吸收肠内营养物质。孕节常多节连接在一起，不断地脱落入肠腔，孕节及散出的虫卵随粪便排出体外后，若被中间宿主猪食入，虫卵在其消化液作用下，经 1~2 天孵出六钩蚴，六钩蚴钻入肠壁，随血流到达猪的全身各部位，经 60~70 天发育成囊尾蚴。囊尾蚴多寄生于猪运动较多的肌肉内，其分布以股、颈、肩、舌、心等处为多。被囊尾蚴寄生的猪肉俗称"米猪肉"或"豆猪肉"。人生食或食入未熟的含有囊尾蚴的猪肉后，囊尾蚴在消化道内经胆汁的刺激，头节翻出，固定在肠黏膜上，从颈节不断的长出节片，经 2~3 个月，发育为成虫。人体内通常寄生一条成虫，少数也可寄生多条。成虫寿命可达 25 年以上。

如果感染虫卵，人体可作为链状带绦虫的中间宿主，虫卵在胃、小肠孵出，六钩蚴随血流播散人体各组织，发育为囊尾蚴，引起囊虫病或称囊尾蚴病。人体感染虫卵的方式有自体内感染、自体外感染和异体感染 3 种方式。统计数据表明，猪带绦虫成虫寄生患者合并囊虫病者约为 1/4，诊断时要考虑到这种情况。

（三）致病性

1. 成虫致病 成虫寄生于人体小肠内称为猪带绦虫病。成虫的致病一般较轻，除夺取营养外，成虫的头节吸附在肠黏膜上，可引起机械性损伤。病人可有腹部不适、腹痛、腹泻、消化不良、恶心、乏力、体重减轻等；由于虫体代谢产物的毒素作用，病人还可出现头痛、头晕、失眠等症状。也曾有少数病人出现肠穿孔及继发性腹膜炎或肠梗阻等。

2. 幼虫致病　猪带绦虫的幼虫即囊尾蚴寄生于人体时，引起囊虫病或囊尾蚴病。这种病对人体的危害远比成虫所致病严重。

囊尾蚴对人体的危害取决于其寄生部位和寄生的数量。囊尾蚴在人体内常见的部位依次为皮下组织、肌肉、脑、眼、心、肝、肺、腹膜等。依据寄生部位不同，囊虫病主要分为三种类型：

（1）皮肌型囊虫病　囊尾蚴寄生在皮下或肌肉组织内，形成皮下结节，约黄豆大小，触之中等硬度，不痛，活动度良好。数量不定，少者1个，多者可达成千上万。常分批出现，并可逐渐自行消失，以头部及躯干较多，四肢较少。一般无明显症状。寄生虫数较多时，可出现肌肉酸痛、无力等症状。

（2）脑囊虫病　囊尾蚴寄生在脑内引起，因其寄生的部位、数量及病人反应情况的不同，临床表现复杂多样，轻者无症状，重者可突然死亡。以癫痫、头痛为最多见，有时可出现偏瘫、失语及精神症状等。由于颅内压增高，病人可出现恶心、呕吐，甚至视物模糊、神志不清、昏迷等症状。

（3）眼囊虫病　囊尾蚴寄生在眼组织内，可致视力障碍，重者可致失明。眼内囊虫寿命一般为1~2年，虫体死后可产生更强烈的刺激，导致视网膜炎、脉络膜炎、脓性全眼球炎甚至视网膜剥脱，也可并发白内障、青光眼，最终引起眼球萎缩而失明。

（四）实验室诊断

1. 绦虫病检测方法　在粪便中检测到猪带绦虫虫卵或孕节即可确定诊断。必要时，可采取试验驱虫法来确定诊断。

2. 囊虫病检测方法

（1）活体组织检查　对皮下或浅部肌肉内的结节，采取手术摘除检查的方法确定诊断。

（2）影像学检查　脑或深部组织内的囊虫病可通过CT扫描进行诊断；X线检查仅能发现囊尾蚴死后的钙化斑，对早期诊断无意义。眼囊虫病的诊断可通过眼底镜发现囊尾蚴。

（3）免疫诊断　囊虫病还可通过皮内试验、补体结合试验、间接血凝试验和酶联免疫吸附试验等免疫学诊断方法进行辅助诊断。

（五）防治原则

1. 预防　本病应严格肉类检查，禁售含囊尾蚴的猪肉。疫区应进行卫生知识普及教育，做好粪便管理，改善生猪饲养方式，提倡吃熟透的猪肉；生、熟刀具及菜板要分开。积极治疗病人，对病人及早进行驱虫，不仅可避免自身感染囊虫病，而且可达到消灭传染源的目的。

2. 治疗

（1）绦虫病的治疗　常用驱虫药为吡喹酮和中药槟榔、南瓜子合剂，效果都较好。中药驱虫效果好，副作用小。虫体驱出后，应检查头节及相连的颈节是否排出，如未能检获，病人3个月后如仍有孕节排出须再次驱虫。

（2）囊虫病的治疗　吡喹酮是有效的药物，可使虫体变性坏死，对皮肤肌肉型效果更显著。应值得注意的是，由于治疗脑型病人时可出现急性颅压升高及过敏反应等，因此，对脑囊虫的治疗应慎用。眼囊虫病应尽早采取手术治疗。

四、似蚓蛔线虫

似蚓蛔线虫（*Ascaris lumbricoides* Linnaeus，1758）简称蛔虫，是最常见的人体消化道寄生虫，寄生于人体小肠内，引起蛔虫病。本虫为全球性分布，尤其在温暖、潮湿、卫生条件差的地区，感染率更高。在我国是感染率最高的寄生虫病，感染率农村高于城市，儿童高于成人。

（一）形态与结构

1. 成虫　虫体为长圆柱形，形似蚯蚓。活时淡红色，死后呈灰白色。雌雄异体，雌虫长 20~35cm，尾端尖直；雄虫长 15~31cm，尾端向腹侧卷曲。口孔位于虫体顶端，口周有三个"品"字形排列的唇瓣，肛门开口于末端。

2. 虫卵　有受精卵和未受精卵两种。受精卵为短宽的椭圆形，大小为（45~75）μm×（35~50）μm，卵壳厚，卵壳外被一层凹凸不平的蛋白膜，因胆汁染色而呈棕黄色，卵内含有一个大而圆的卵细胞；未受精卵呈长椭圆形，大小为（88~94）μm×（39~44）μm，卵壳和蛋白膜均较薄，卵内充满大小不等的折光性卵黄颗粒（图16-6）。

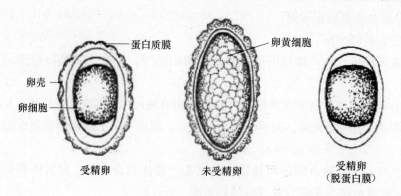

图 16-6　蛔虫卵形态图

（二）生活史

蛔虫为土源性线虫，不需要中间宿主。成虫寄生于人体小肠上段内，以肠内半消化食物为食。雌雄虫交配后，雌虫产卵，卵随粪便排出体外。受精卵在潮湿、荫蔽、氧气充足的土壤中，在适宜的温度（21℃~30℃）下，经2~3周卵细胞发育成幼虫，蜕皮一次，发育为感染期卵。人若食入感染期卵，则幼虫在小肠内由卵内逸出，侵入小肠黏膜及黏膜下层，进入静脉或淋巴管，经肝、右心到肺，穿过肺微血管壁入肺泡，在肺内停留两周脱皮两次，逐渐发育长大。然后沿支气管、气管移至咽部，被咽下后，经食道、胃回到小肠，再脱皮一次后逐渐发育为成虫。从食入感染期卵到雌虫开始产卵需60～75天。成虫在人体内可存活1年左右。

（三）致病性

蛔虫的幼虫和成虫对人体都有致病作用。其症状的轻重与感染虫数的多少及宿主反应情况不同而异。多数感染者无明显症状或仅有轻微腹痛，一般不易引起注意。

1. 幼虫致病作用　幼虫致病机制主要是由于虫体移行和免疫病理损伤，可引起蛔蚴性肺炎，虫体释放抗原性物质引起机体局部和全身的超敏反应，如支气管哮喘或过敏性皮炎。临床表现主要为咳嗽、咳黏痰或血痰、哮喘、呼吸困难、发热、荨麻疹等症状。多数感染者症状较轻，一般在1～2周内自愈。幼虫偶可发生异位寄生，引起相应组织器官病变。

2. 成虫致病作用　蛔虫对人体的损伤主要为成虫所致。

（1）夺取营养　蛔虫在小肠内夺取宿主的营养及虫体机械性损伤和代谢产物刺激，均影响消化和吸收，可造成营养差或感染重者出现营养不良，儿童可影响生长发育。

（2）损伤肠黏膜　成虫寄生和移行可引起肠黏膜的损伤和炎症，患者常有食欲不振、恶心、呕吐等症状，间隙性腹痛部位常位于脐周围，有时出现疝痛和腹泻。

（3）超敏反应　由虫体抗原（如代谢抗原）被人体吸收后，引起IgE介导的超敏反应所致。患者可出现荨麻疹、皮肤瘙痒、血管神经性水肿、视神经炎、结膜炎及蛔虫中毒性脑病等症状。

（4）并发症　由于蛔虫有钻孔习性，当患者出现发热、肠道病变、辛辣食物刺激或驱虫不当等寄生环境变化时，虫体可钻入开口于肠壁上的管道中，导致并发症。其中胆道蛔虫病发病率最高，还能引起蛔虫性胰腺炎、阑尾炎等，也可引起肠梗阻和肠穿孔。

（四）实验室诊断

在粪便中检出虫卵或成虫即可诊断本病。常用方法有：

1. 直接涂片法　由于蛔虫产卵量大，用此法检查粪便中的虫卵效果较好，一张涂片的检出率约为80%，三张涂片可达95%。

2. 浓集法　必要时可用饱和盐水漂浮法或沉淀法查粪便中的虫卵，检出率更高。

3. 试验驱虫法　对仅有雄虫寄生者，应结合临床症状，给予适当的驱虫药，进行试验驱虫。

（五）防治原则

蛔虫病在我国感染率较高，主要原因是蛔虫产卵量大，卵抵抗力强，生活史简单，农村粪便管理不当及易感人群卫生习惯不良等。因此，预防本病的措施包括开展卫生宣传教育，注意饮食卫生和环境卫生，切断传播途径。对患者及带虫者进行治疗，是控制传染源的重要措施。常用药物有甲苯达唑、阿苯达唑、左旋咪唑、噻嘧啶、哌嗪（驱蛔灵）；中药苦楝根皮、使君子仁等均有杀虫作用，乌梅丸（汤）治疗胆道蛔虫症疗效显著。

五、十二指肠钩口线虫和美洲板口线虫

寄生于人体的**钩虫**（hookworm）主要有**十二指肠钩口线虫**（*Ancylostoma duodenale* Dubini，1943）和**美洲板口线虫**（*Necator americanus* Stiles，1902），分别简称十二指肠钩虫和美洲钩虫。钩虫为世界上分布极为广泛的寄生虫，也是人体消化道线虫中对人体危害最严重的寄生虫，可引起钩虫病，在我国钩虫病为五大寄生虫病之一。

（一）形态与结构

十二钩虫成虫长约 1cm，雌雄异体。虫体半透明，活时肉红色，死后呈灰白色。头端有口囊，口囊内腹侧有钩齿或板齿，头端两侧有一对单细胞腺体，可分泌抗凝素。雌雄异体，雌虫较雄虫略粗长，尾端呈圆锥形，雄虫尾端膨大为交合伞。虫卵椭圆形，平均为 $60\mu m \times 40\mu m$，卵壳薄，无色透明，卵内含 2~8 个卵细胞，卵壳和细胞之间有明显的空隙。

（二）生活史

两种钩虫的生活史基本相同。成虫寄生于人体小肠上段，以其钩齿或板齿咬附在肠黏膜上，以宿主血液、淋巴液及组织液为食。雌雄虫交配后，雌虫产卵，卵随粪便排出体外，在荫蔽、潮湿、温度在 25℃~30℃左右的土壤中，约经 24 小时，杆状蚴自虫卵内孵出，并以土壤中的细菌及有机物为食，约经一周发育为丝状蚴，即感染期幼虫。丝状蚴生活在土壤的表层，不进食，靠体内贮存的营养物质生活。具有向温、向上移行的习性。当其与人体皮肤接触时，则钻入皮下，在局部停留约 24 小时，然后进入淋巴管或小血管，随血流经右心至肺，穿过肺微血管进入肺泡，再沿支气管、气管至咽部，随吞咽而至小肠发育为成虫。丝状蚴除主要经皮肤进入人体外，还可经口感染。经口进入的幼虫，可因虫体未被胃酸杀死而直接在肠腔内发育成熟或进入口腔后，自口腔或食管黏膜侵入血管，再经上述移行途径至小肠发育为成虫。

（三）致病性

两种钩虫的致病作用相似，其临床症状与感染虫体的种类、数量及人体的营养、免疫状况的不同而异。比较而言，十二指肠钩虫对人体的危害更大。钩虫幼虫侵入宿主及其移行过程引起钩蚴性皮炎和钩蚴性肺炎。钩虫对人体的危害，主要是成虫引起的贫血。钩虫感染引起贫血的原因主要包括：①虫体吸血，而后经其消化道迅速排出；②钩虫钩齿或板齿咬附人体肠黏膜，并分泌抗凝素，使伤口不易凝血，持续失血；③钩虫有

经常更换咬附部位的习性，使肠黏膜多处伤口不断出血；④虫体活动造成肠黏膜损伤出血。病人可出现皮肤黏膜苍白、头晕、乏力。严重时出现心慌、气短及面部和下肢浮肿等贫血性心脏病的表现。儿童或婴幼儿感染钩虫所致的贫血可导致生长发育迟缓，严重者导致侏儒症或智力障碍等。妇女感染钩虫常导致停经、流产等。另外钩虫定居在肠道还会引起患者消化道功能紊乱、异嗜症和消化道大出血等。

（四）实验室检查与防治

粪便中检出虫卵或孵出幼虫即可诊断。饱和盐水漂浮法检出率较高，操作简单，是目前钩虫病普查中最常用的方法。加强粪便管理是切断钩虫传播途径的重要措施。同时要做好个人防护防止或减少感染的发生。治疗病人及带虫者是控制传染源的有效措施。常用药物有甲苯达唑、阿苯达唑、噻嘧啶、氟苯咪唑等。

复习思考题

1. 比较似蚓蛔线虫、链状带绦虫和日本血吸虫的感染阶段、感染途径。
2. 链状带绦虫的幼虫和成虫都能寄生于人体，它们各引起何种病变？
3. 日本血吸虫的生活史中哪些阶段在人体完成？主要引起哪些病变？
4. 似蚓蛔线虫的并发症有哪些？

主要参考书目

1. 曹雪涛. 医学免疫学. 第6版. 北京：人民卫生出版社，2013.

2. 钱国英，陈永富. 免疫学. 杭州：浙江大学出版社，2010.

3. 李凡，徐志凯. 医学微生物学. 第8版. 北京：人民卫生出版社，2013.

4. Richard A. Harvey，Pamela C. Champe，Bruce D. Fisher. 佘菲菲，强华译. 图解微生物学. 北京：科学出版社，2011.

5. 曹雪涛. 免疫学前沿进展. 第2版. 北京：人民卫生出版社，2014.

6. 祝满辉. 病原生物学与免疫学. 武汉：武汉大学出版社，2013.

7. 王易，袁嘉丽. 免疫学基础与病原生物学. 第3版. 北京：中国中医药出版社，2012.

8. 刘荣臻，曹元应. 病原生物与免疫学. 第3版. 北京：人民卫生出版社，2014.

9. 许正敏. 病原生物与免疫学基础. 第6版. 北京：人民卫生出版社，2005.

10. 杨黎青. 免疫学基础与病原生物学. 第2版. 北京：中国中医药出版社，2012.

11. 肖纯凌，赵富玺. 病原生物学和免疫学. 第6版. 北京：人民卫生出版社，2009.

12. 沈关心. 微生物学与免疫学. 第7版. 北京：人民卫生出版社，2011.

13. 吕瑞芳. 病原生物学. 北京：科学出版社，2012.

14. 夏克栋. 病原生物与免疫学. 第3版. 北京：人民卫生出版社，2013.